작가의 말

나는 문학에 대해 잘 알지 못한다. 하지만 운동에 관한 내용들을 재미있게 서술하기 위해 소설과 편지 등을 섞어서 새로운 장르의 책을 만들어보았다. 이전부터 책으로 출판할 계획을 가지고 작성한 칼럼들을 모아 한 권으로 출판하고자 한다. 전자책 시대에 텍스트로 출판하는 것은 아직 나부터도 전자책이 익숙하지 않다는 이유에서다. 1판을 읽는 독자들에게 먼저 사과를 전하려고 한다. 나는 소규모 출판을 지속함으로써 독자들의 질문과 피드백을 반영하여 나의 오류를 최소화할 것이다. 마치 내가 30년에 걸쳐 시행착오를 이겨내고 몸만들기를 업그레이드해 온 것처럼 책 또한 지속해 개정할 예정이다. 확실하게 내가 알고 있는 것은 완벽은 존재하지 않는다는 것이다. 무모한 책을 출판하려는 어리석음보다는 오류를 수정해 나가면서 개정판을 낼 수 있는 용기를 내려고 한다.

 책 속 내용은 크게 세 가지로 분류해 볼 수 있다. 첫 번째는 보디빌딩을 하며 살아가는 이야기를 담은 소설이다. 이야기 속에서 몸만들기뿐만 아니라 인간이란 무엇일까에 대해서도 함께 고민할 수 있을 것이다. 시합을 준비하는 나의 모습을 담았다. 두 번째는 편지다. 제자에게 쓰는 편지 형식의 글로 그동안 제자들에게 꼭 하고 싶었던 이야기를 편지 형식으로 글을 써봤다. 누군가에게 마지막으로 내가 아는 것을 전달한다면 '어떤 말을 해줘야 할까.'라는 상상을 하며 글을 쓰기 시작했다. 세 번째는 이전에 출판한 적 있는 내추럴을 위한 52가지 이야기에 도움이 될 만한 내용들을 보강했다.

  이 책은 그동안 내가 써왔던 글의 모음집이다. 이러한 글들을 통해서 내가 전달하고자 하는 메시지는 '헬스토피아'이다. 건강으로 나아가기 위해 우리는 다양한 방식으로 노력하고 있다. 하지만 본질적인 것을 놓치고 있는 것은 아닌가 고민해 보아야 한다. 우리는 많은 매체에서 다양한 정보를 접하면서 여러 가지 고정관념 속에 살아가고 있을 수 있다. 이 책을 통해 건강의 이상에 대해 더욱 고민할 수 있는 시간이 되길 바란다. 건강한 몸만들기에 대한 이해가 몇 가지 설명으로 가능한 것이 아니라고 생각했다. 따라서 누군가의 이해에 도움이 되길 바라는 마음에서 여러 가지 형식을 빌려 서술하였다. 이와 같은 과정에서 비현실적인 부분도 있지만 독자들의 이해를 돕고자 함이니 전달하고자 하는 메시지에 집중해 주셨으면 한다. 우리는 이상을 바라볼 때 가장 인간다워진다. 이 책을 통해 건강의 이상에 대해 고민해 보고, 함께 헬스토피아를 누리기를 기대한다.

프롤로그

호모트레이너스

'인간이란 무엇인가?'에 대한 의문은 인류 역사에 있어서 아주 오래된 질문이다. 인간을 어떻게 바라볼까 하는 고민은 인류 공통의 가장 오래된 질문이다. 너 자신을 알라고 했던 선인의 질문에 우리는 과연 어떤 존재인가에 대한 고민을 하지 않을 수 없다. 학술적인 용어를 사용해서 인간을 표현하면 호모 사피엔스(homo sapIens)이다. '호모'는 사람을 나타내는 학명이다. 즉 오스테랄로피테쿠스와 같은 우리의 조상에게는 호모라는 단어가 붙지 않는다. 최초로 호모라는 명칭을 얻는 인류는 호모 하빌리스이다. 손을 사용하여 여러 가지 일을 벌여서 뇌의 용량이 커진 최초의 인류이다. 지금 우리 인간을 표현하는 호모사피엔스에서 '사피엔스'는 지능을 가졌다는 뜻이다. 그 외에도 직립해서 다닌다는 뜻을 지닌 호모 에렉투스(homo erectus), 상호 간의 소통을 위해 언어를 사용한다는 뜻의 호모 로퀜스(Homo loquens), 다양한 도구를 이용해 살아간다는 뜻의 호모 파베르(homo faber) 등 다양한 인간의 특징을 그 이름을 통해 드러내고 있고, 조금이나마 인간을 이해하는 데 도움을 받고 있다. 이러한 학명이 아니라도 인간을 이해하는 데에 도움이 되는 이야기들은 우리 주변에 많다. 우리에게 익숙한 단군신화도 인간을 나타내는 이야기 중 하나이다. 단군신화를 단순히 쑥과 마늘의 우수성을 강조하는 이야기라고 생각한다면 매우 어리석은 일이다.

 보는 시각에 따라 황당한 이야기처럼 들릴 수도 있는 이 이야기는 인간이 되고 싶어 하는 두 동물의 이야기로 시작된다. 호랑이와 곰은 인간이 되고 싶었다. 호랑이는 동물 중에 가장 용맹했지만, 인간이 가진 그 무엇을 갈망했다. 곰도 마찬가지였다. 큰 덩치에 강인한 신체 능력을 지닌 곰이지만 인간이 가진 그 무엇을 가지고 있지는 못했다. 호랑이와 곰은 우리의 마음을 대변한다. 과연 동물과 다르게 인간이 가지고 있는 능력은 무엇이기에 인류는 이렇게 진화하고 지금도 끊임없이 발달하고 있을까?

 엄청난 발전을 가져오는 인생들에서 발견되는 공통된 것은 가장 진보된 사람됨이라고 말할 수 있다. 호랑이와 곰은 환웅. 즉 전지자를 찾아간다. 환웅은 인간 세상이 궁금해 하늘에서 내려온 하나님의 아들이다. 인간의 모습으로 현현한 환웅은 동물들에게 황당하면서도 간단한 답을 준다. 바로 쑥과 마늘만 먹으면서 백일동

안 동굴에서 지내라는 것이다. 인간이란 무엇일까. 인간은 '만약'이라는 질문이 가능한 동물이다. 이러한 행동을 한다면 어떠한 결과가 나에게 올 것인가를 스스로 상상할 수 있는 유일한 동물이다. 즉 현상만을 바라보는 것이 아니라 행동의 본질을 바라볼 수 있는 눈이 있는 것이다.

 바둑기사인 친구의 이야기를 들어보니 100수 앞까지도 내다볼 때가 있다고 하니 얼마나 놀라운 일인가. 인간을 제외하고 지능이 높은 동물들에 관한 연구 결과를 보면, 현상의 판단 자체는 인간보다 우수한 때도 있다. 하지만 인간은 아이큐가 높지 않더라도 만약에 대한 생각이 가능하다. 보이지 않는 것을 인지할 수 있는 능력이 있는 것이 바로 인간인 것이다.

 성경에서 강조하는 믿음을 히브리서에서는 믿음은 바라는 것들의 실상이요. 보이지 않는 것들의 증거니. 라고 말하고 있다. 뜬구름 잡는 것, 실상이 없는 것에 대한 맹목적인 믿음이 아니라 보이지 않아도 우리는 만약이라는 기전을 이용해서 거시적인 시각을 가질 수 있는 것이다. 지금의 행동이 현상에는 영향을 미치지 않는 것처럼 보이지만, 결국 나의 인생에 있어서 방향을 바꿔주고 도착 지점을 변경해 줄 것이라는 사실을 인지하고 그것을 위해 행동하는 것이다. 호랑이는 중간에 도망을 간다. 며칠 해보니까 사람이 될 기미가 보이지 않았을 것이다. 운동도 그렇다. 작심삼일을 하는 사람이 많은 이유는 성과가 즉각적으로 눈에 보이지 않기 때문일 것이다. 운동을 할 때에는 죽어라 '한 개 더'를 외치지만 결국 그 한 개는 몸짱이 될 거라는 착각만 심어줄 뿐이다. 누군가는 헬린이들에게 마지막 그 한 개가 몸을 바꿔주는 것처럼 이야기하지만 실상은 그렇지 않다. 몸의 변화는 장기적인 트레이닝의 결과로 오늘의 과부하가 몸에 적응되어 더 이상 과부하가 아니게 되고, 자연스럽게 다루는 중량이 늘어가는 원칙에 기인하는 것이다. 시작할 때의 부푼 꿈처럼 운동을 하자마자 멋진 근육질의 몸이 되거나 원하는 체지방 감량이 바로 이루어진다면 운동을 포기할 사람은 없을 것이다. 하지만 우리는 인간이다. 현상이 아닌 바라는 것을 인지할 수 있는 존재이다. 호랑이처럼 살 것인가 쑥과 마늘을 참고 먹은 곰이 될 것인가?

 인간은 어떻게 보면 확률 게임에 살고 있다. 왜냐하면 예외가 없는 100%의 명제는 몇 개 없기 때문이다. 어느 정도의 확률에 도박을 거는 것이 인간이다. 100%의 미래는 존재하지 않는다. 뭐 좀 우스운 이야기지만 미래를 예측한다는 사람의 인터뷰에서 뒤통수를 때리는 장면이 기억에 남는다. 미래를 예측한다는 사람의 뒤통수를 갈기며, 미래를 예측하는데 내가 니 뒤통수를 때리는 건 왜 몰랐냐고 하는 장면이다. 하지만 100%의 가정은 존재한다. 변인이 통제된다는 가정하에 어떤 일의 결과는 이루어질 수 밖에 없는 몇 가지 확실한 명제들이 있다. 인간은 물과 음식 없이는 3일 이상 생존하기 힘들다. 이러한 명제에서 예외는 없다. 공기 없이는 3분 이상 생존하기 힘들다. 하지만 이러한 명제는 우리의 삶에 별다른 영향을 끼치지 못한다. 예외가 없는 명제들은 중요하긴 하지만 당장 우리의 삶에 직접적인 영향을 주지 못하는 명제들이다. 누구나 보다 나은 삶을 원한다. 인간은 본능적으로 무엇인가 결과를 얻기 위해 자기도 모르게 변인을 통제시키는 능력을 지니고 있다.

 단군신화에서도 목적을 달성하기 위해 다른 변인을 통제하고 쑥과 마늘만 먹는다. 아쉽게도 호랑이는 성공하지 못했지만, 이 이야기를 통해 인간의 속성을 조금이나마 들여다보고 목적의 성취를 위해 필요한 것은 변인의 통제라는 것을 배울 수 있다.

 클린푸드와 주당 운동강도 확보는 얼마 되지 않는 100% 명제 중 하나이다. 곰이 100일간 쑥과 마늘을 먹어서 인간이 된 것처럼 100일간 클린푸드를 하고 주당 운동강도를 확보하면 우리는 원하는 결과를 얻을 수 있다. 단군신화는 오늘을 사는 우리에게 교훈하고자 한다. 단기간의 성과가 나타나는 비법을 찾기보다는 자신의 삶을 통제하고 100%의 명제에 집중하라. 며칠간 쑥과 마늘을 먹다가 뛰쳐나간 호랑이로 살 것인가 아니면 100일간 변인을 통제하여 인간이 된 곰의 모습으로 살아갈 것인가.

인간이 되자.

목차

PART 1
리빌드(rebuild):
건강은 원칙 위에 세워진다   11

CHAPTER 1. 현재의 삶   12
CHAPTER 2. 타인의 삶   63
CHAPTER 3. 과거의 삶   191

PART 2
돌마리의 편지   239

1. 몸만들기 원칙과 심관장 & 헬스토피아   241
2. 심관장의 복음   263
3. 복음의 기원   279
4. 자유로운 트레이닝   284
5. 신체 발달지수   296

PART 3
건강운동을 위한 52가지 이야기   303

운동과 건강   304
트레이닝을 위한 체력   316
내츄럴을 위한 패러다임   322
운동의 원칙   335
트레이닝 방법론   361

부록 1. 식이계획표   406

부록 2. 무분할 아카데미 법전   409

부록 3. 인슐린 개선 프로그램 14일   413

PART 1
리빌드(rebuild):
건강은 원칙위에 세워진다

CHAPTER 1. 현재의 삶

CHAPTER 2. 타인의 삶

CHAPTER 3. 과거의 삶

CHAPTER 1. 현재의삶

D-10

 하체운동이 좀 심했던 것 같다. 오랜만에 시합 준비라서 창쌤과 파트너 운동으로 하체운동을 하고 있다. 벌써 창쌤과의 시합 준비는 2번째다. 창쌤은 내가 대학에서 강의할 때 제자로 만나 지금은 사업 파트너로 같이 지내고 있다. 특히 하체가 좋아서 하체운동은 항상 창쌤과 함께 한다. 최근 여러 가지 복잡한 일이 있었다. 이혼하면서 생겼던 문제가 또 발목을 잡는다. 전 와이프에게 문자가 왔지만 읽지 않았다. 보나 마나 돈 얘기일 것이다. 오늘은 그냥 하체하고 죽어버리자는 생각이 들었다. 시합도 이제 2주 정도 남았으니 강도를 올려야 할 때다. 스쿼트부터 시작했다. 빈 봉으로 워밍업을 하고 바로 20kg 원판을 끼워나가기 시작했다. 스쿼트는 고중량으로 하고 브이 스쿼트 고반복과 레그프레스 고중량 그리고 런지로 마무리할 계획이다. 고중량 체험을 위해 벤치를 엉덩이에 대고 하는 박스 스쿼트로 시작한다. 60kg 후 바로 100kg, 140kg으로 올라간다. 운동 말고는 생각하고 싶지 않았다. 10개씩 하면서 점차 무게를 올린다. 180kg으로 가려다가 10kg 원판을 꺼낸다. 일단 160kg을 들어본다. 오늘따라 바벨의 휘청거림이 몸의 리듬을 타고 쉽게 느껴진다. 짓누르는 느낌이 아니라 탄력봉의 탄성이 느껴진다. 180kg으로 올렸다. 나도 창쌤도 3개씩 했다. 200kg. 무겁다. 하지만 오늘은 여기서 멈출 수는 없다. 시합은 10일 남았고 예전 최고중량까진 해야 한다. 220kg까지 올린다. 보조는 뒤에 붙어서 몸이 흔들리지 않게만 도와준다. 창쌤 먼저 10개를 했다. 좋다. 나도 최소한 12개는 할 수 있다는 확신이 온다. 7개부터 몸이 떨린다. 하지만 10개를 하고 나서야 보조를 부탁한다. 두 개 더... 첫 세트가 끝났는데 땀이 흐르기 시작했다. 230kg을 자연스럽게 꽂는 창쌤. 2세트째를 하려는데 문자가 온다. 나도 모르게 문자에 신경이 쓰여서 휴대폰을 보고 있었다. 전 와이프인줄 알았는데 I였다. 반가운 마음을 뒤로하고 일단 230kg을 든다. 무게감이 다르다. 한 개부터 몸이 떨리기 시작하지만 우린 보조를 하면서 8개를 하기로 한다. 같이 8개씩하고 하이파이브를 한다. 원판을 빼고 200kg. 12개를 하고 보조를 받아 15개까지 간다. 기분이 좀 좋아진다. 정신 차리고 문자를 확인한다. I가 고기를 사주겠다고 한다. 3세트 180kg으로 20개 목표다. 그런데 기분이 업이 된 나머지 무리했나 보다. 다리에 살짝 경련이 온다. 12개에서 중단. 4세트. 무게를 확 내린다. 140kg. 창쌤이 30개를 해버린다. 다시 나도 30개를 한다. 5세트는 100kg으로 내린다. 창쌤이 92년생이라 92개를 한다고 한다. 그러더니

100개를 해버린다. 나도 100개를 하려고 했지만 마음의 병 때문에 72개하고 내려놓는다. 72년생. 50세… 오늘도 이렇게 하루가 지나간다.

D-9

난 무분할 트레이닝을 한다. 10년 전 무분할 트레이닝을 고안하고 지도하기 시작했을 때 주변에서 초보자에게나 적합한 프로그램일 뿐이라고 얘기했다. 직접적으로 깎아내린 것은 아니다. 초보자 프로그램이라며 점잖게들 말했다. 하지만 난 확신이 있었다. 초보자용 프로그램이 아니라 주당 강도를 확보할 수 있는 우수한 프로그램이라는 것을. 그 당시만 해도 내가 무분할로 시합에 나간다고 하면 다들 비웃었다. 분할 트레이닝을 이길 수 없다는 것이다. 하지만 몇 년 전부터 나는 늦은 나이임에도 불구하고 시합에서 좋은 성적을 거두고 있다. 무분할 트레이닝의 우수성을 직접 증명하고 있다.

어제 고강도 훈련으로 근육통이 좀 있지만 오늘은 60kg으로 스쿼트 10세트를 한다. 운동이라기보다는 워밍업이라고 생각하고 시작한다. 무분할의 원리는 간단하다. 고강도 훈련을 고반복으로 마무리하면 좋지만 체력이 부족한 경우 운동을 여러 번으로 나누는 것이다. 그것을 이틀, 사흘, 나흘로 나눠서 주당 운동강도를 고강도 훈련자와 비슷하게 맞추는 것이다. 이해하지 못 해도 상관없다. 그냥 몸으로 증명하면 되니까. 그래서 오늘도 6시에 헬스클럽 문을 열고 운동을 시작한다. 스쿼트 10세트를 하니 아카데미 학생들이 하나 둘 들어온다. 아무래도 기초훈련이 부족한 것 같았다.

  오늘은 백데이(100Day)다. 종목마다 한 세트에 백 개가 가능한 동작과 무게를 찾아 훈련을 해야겠다. 30BPM으로 팔굽혀펴기부터 시켰다. 나는 당연히 맨 아래 칸에서 한다. 첫 세트 150개. 오랜 시합 준비 기간 동안 체력을 엄청나게 끌어올렸다. 초보자라면 10개도 하기 힘든 강도가 150개가 된다. 대학교 때 처음 벤치 50kg 5개를 했던 기억이 떠오른다. 2세트는 50kg 벤치 30BPM으로 100개를 성공한다. 땀이 조금 나는 것 같다. 이마에 땀을 닦고 회원들 벤치 자세 잔소리를 조금 해본다. 무작정 천천히 내리는 게 아니라 동작을 컨트롤하는게 진징한 네거디브리며 시범을 보였다. 알아 듣는지는 모르겠다. 닿자마자 마치 스치는 것처럼 컨트롤 해야 한다고 시범을 보이고 동작을 해보라고 하니 천천히 내리다가 정작 마지막에는 가슴에 튕긴다. 내가 뭐라고 얘기를 해줘도 워낙 인터넷을 많이 봐서 천천히 내리는 게 네거티브 아닌가요. 이 지랄을 하길래 못 들은 척하고 그냥 내 운동을 했다.

D-8

시합 전에 컨디셔닝을 하는 애들이 있다. 25년 전 코치아카데미에서 청소년 국가대표 선수를 본적이 있다. 3시간 정도 하체 운동을 하는데 어린 나이에 어울리지 않게 엄청난 고강도 훈련을 하고 있었다. 역시 선수는 다르다고 생각했는데 샤워를 마치고 협회 이사가 그 선수에게 하는 이야기를 들었다. "오늘 출국인데도 운동하나?" "할 수 있는데 까지는 해봐야죠" 그날이 세계대회 출국 날이었다.

지역대회에서 예선 통과를 겨우 할까 말까 하는 수준에서도 일주일 전부터 운동을 쉬며 컨디션을 조절하고 밴딩에 로딩에, 시합 당일 사탕을 입에 무는 것을 멋으로 생각하는 애들도 있다. 하지만 난 전날까지도 최선을 다해 운동하는 게 더 멋있어 보였다. 내 시합이 일주일 남은 날이었다. 아니나 다를까 질문들 하기 시작했다.

"관장님 운동은 며칠 전부터 쉬어요?"
"하체는 쉬어야 한다던데..."
"수분조절은?"
"밴딩 로딩은요?"
이제 조금 귀찮아진다.
그냥 못 들은 척하고 스쿼트를 시작한다.

"전 주니까 너희 하고 싶은 대로 해라. 난 마지막 날까지 조질 예정이야."
이 정도면 알아들어야 하는데 "그럼 컨디션 조절하고 유산소나 해야겠다" 이 지랄을 한다.
 하체운동으로 지쳐있지만 오늘도 다시 하체다. 시합 전이니까 고중량보다는 140kg 100개 채우기를 하기로 한다. 10시에 창쌤과 호돌이, 나까지 셋이 함께 운동하기로 한다.
 멈끝(세트 중 동작을 멈추면 세트를 끝내는 방식)으로 하려다가 그냥 10개씩 10세트를 3명이 바로 들어가면서 하기로 한다. 순서는 나이순이다. 내가 먼저 10개를 한다.
 첫 세트라 그런지 버겁게 느껴진다. 3명 모두 안정적으로 10개씩 한다. 5세트까지는 거의 쉬는 시간 없이 3명이 바로바로 돌아가면서 성공했다. 5세트가 끝나고 잠시 숨을 돌린다. 휴식 겸 다음 종목에 대해 이야기한다.
 "오늘은 워킹런지로 갈까요?" 막내 호돌이가 제안한다. 덤벨을 들고 워킹런지 20분으로 결정했다. 스쿼트를 마무리하고 무난하게 10kg을 선택한다. 창쌤도 10kg. 10kg 덤벨이 두 개다. 호돌이는 망설이다가 막내답게 12kg을 든다. 사무실에서 복도 사이 구간을 왕복하기로 한다. 15-20걸음 정도 될 것이다. 런지를 시작하려는데 건물주가 오더니 잠깐 보자고 한다. 둘이 런지를 하라고 하고 나는 이야기를 하러 나갔다. 건물이 팔리게 되어서 6개월 후에 나가야 한다는 말을 던진다.

벌써 3번째.

 자영업자의 삶이 왜 이리 고달픈지. 남들은 한자리에서 30년도 한다는데 20년 동안 3번 쫓겨나는 것도 특별한 재주다. 어떻게 방법이 없겠냐며 이 얘기 저 얘기 하다가 담배만 5개비는 피운 것 같다. 이야기를 하느라 땀도 식어버리고, 시합이 1주일 전인데 멘탈이 흔들린다.

'젠장'

 파도치는 삶을 사는 것이 싫을 때도 있었다. 내 삶은 왜 이렇게 파도가 끊이질 않을까 고민한 적도 있다. 건물이 팔리고, 인테리어 다 해놓고 회원 수백 명 모아놓은 헬스클럽에서 쫓겨나고, 이런 일뿐 아니라 이혼 그리고 여러 가지 일들. 생각해보니 나는 잔잔한 호숫가에서 낚시를 하다가 귀여운 아이들이 도시락을 들고 와서 한가롭게 점심을 즐기는, 그런 평온한 삶을 상상해본 적이 단 한 번도 없다는 것을 느꼈다. 광활한 바다 위에서 엄청난 파도를 서핑보드로 헤쳐 나가는 장면을 항상 떠올렸다. 바다가 좋다기보다는 호숫가에 살 생각이 애시당초 없었던 것 같다. 잔잔한 삶을 동경한 적이 없는데 삶이 잔잔할 확률이 있을 리가. 바다에 살면서 파도가 치지 않기를 바라는 것은 미친것이지. 그래서 마음먹었다.
"그래. 파도가 오면 이번엔 즐겁게 서핑해보자."

D-7

토요일이다.

 그냥 전신 타바타로 돌려야겠다.
건물이 팔리건 말건 시합은 열릴 것이다. 일주일 늦게 건물을 알아본다고 해서 달라질 것은 없다는 건 알지만 걱정을 떨쳐내기가 쉽지 않다. 운동 전에 담배만 피우고 있다. 겨우 자리 좀 잡아가나 했더니 또 이사라니. I에게시 문지가 왔다. 오늘 바람 쐬러 가자고 한다. 기분이 풀린다. 잘됐다. 차라리 운동하고 바람이나 쐬고 오자.
 부스터를 마시고 바로 발박수부터 타바타로 조진다. 오늘은 전 종목 300개 채우기다. 가동범위를 최대로 해서 매번 높이 뛰어오른다. 하체운동을 하고 나니 온몸에 땀이 나면서 오히려 컨디션이 좋다. 잡념도 사라진다. 벤치는 60kg으로 300개를 타바타 방식으로 채운다. 지난주에 200개를 9세트에 끝낸 기록을 찾는다. 더 집중해서 300개를 15세트 안에 끝내는 것으로 목표를 정해본다. 타바타 음이 울리는데 온몸에 전율이 느껴진다. 300개를 14세트 만에 끝내버렸다. 가동범위가 크지는 않았지만 펌핑감이 좋다. 상탈해서 상체를 확인해본다. 징그러울 정도다. 이미 전국대회 1위를 3번 이상 했지만 아직 타이틀이 없다. 통합우승을 위해서는 한 단계 업그레이드가 필요하다. 인력거를 가벼운 무게로 20세트 조진다. 개수는 세지 않는다. 타바타 세트 간에 동작을 멈추지 않고 계속해서 움직이는 것에만 초점을 두고 실시한다. 3종목이 끝나고 나니 몸이 거의 만신창이다. 중간에 포징 점검을 한다. 턱걸이 타바타와 복근, 팔운동으로 오늘 운동은 마무리해야겠다.

 I에게서 다시 문자가 온다. 2시간 후쯤 데리러 오겠다고 한다. I는 내가 이혼하고 난 후 나에게 유일하게 위안이 되는 여자다. 우연히 교보문고에서 그녀를 만났다. 그날따라 생전 잘 보지도 않는 패션잡지를 들춰보고 있었다. 그런데 문득 '심관장님 아니세요?'라고 누군가 말을 걸어왔다. 유튜브 구독자의 99%는 남자이고 1%는 중학생이 엄마 아이디로 들어온 것이라고 말할 정도로 여자들은 나를 잘 모른다. 그런데 그중에 I가 나의 팬이라며 인사를 건넸다. 사슴 같은 눈을 가진 그녀는 항상 웃으며 말을 한다. 전쟁과도 같은 부부싸움에 지쳐있던 나에게 단비 같은 사람이었다. 패션과 관련된 일을 해서 그런지 옷을 잘 입고 매우 세련된 그녀는 일주일에 한 번 정도 연락을 한다. 자세히 듣지는 못했지만 항상 바쁜 것 같은데 시간이 날 때면 나에게 연락

을 한다. 오늘도 그런 날이다. 난 운동에 집중하느라 뭘 해야 할지 뭘 먹어야 할지 고민도 못했는데 다이어트 식단이 가능한 힐링하기 좋은 장소를 찾아놓는다.

 약속 시간이 되었는데 다른 이에게 전화가 온다. 건물 사장이다. 6개월이 아니라 3개월 뒤에 나가야 할 것 같다고 말한다. 젠장 왜 오늘 말하는 걸까. 차라리 월요일에 와서 이야기하지…. 기분이 풀릴까 하면 또 이런 일이 일어난다. 담배나 펴야겠다고 조금 일찍 나갔는데 I가 미리 와서 기다리고 있다. 불붙이던 담배를 버려버리고 I의 차에 올라탔다. I는 랜드로버 이보크 버건디 색상을 타고 다닌다. 난 이혼하면서 차가 와이프 명의로 되어있어서 지금은 차가 없다. I의 차는 항상 좋은 향기가 나고 약간 어지른 듯하면서도 깔끔하다. 서류 몇 가지가 항상 뒷자리에 있지만 지저분해 보이지는 않는다. I는 웃으며 "오늘 운동 잘하셨어요? 아까 잠깐 실시간 틀어놓은 거 봤어요" 이상한 여자다. 실시간 방송까지 보면서 나를 좋아하는 여자가 있다는 사실이 신기하다.

"우리 횡성 가서 한우 먹고 바다 보고 와요."

복잡한 일이 순간 머릿속에서 지워진다. 나도 운동하다 생긴 웃긴 이야기를 한다. 솔직히 재미없을 것 같은데 I는 깔깔대고 웃는다. 시간이 어떻게 지나가는지도 모르게 횡성에 도착한다.

D-6

어제 I가 모처럼 일요일에 쉬게 되었다고 하면서 한우를 먹으며 '우리 강릉에서 하루 잘래요?'라고 물어봤다. 40대 초반의 I는 세련된 외모를 가진 밝은 여성이다. 30대로 보일 정도로 피부가 좋고 까무잡잡하지만 밝은 톤의 피부를 가졌다. 나를 만나고 97% 정도는 항상 웃는 얼굴이라 무표정한 얼굴이 어떤지는 생각이 나지 않을 정도이다. 하지만 나는 I에 대해 잘 모른다. I는 SNS나 유튜브를 통해서 나에 대한 많은 것을 알고 있지만 난 I에 대해 잘 모른다. 직장이 청담동이라는 것과 나이, 사는 동네 그리고 인스타에 올린 친구들, 자주 가는 곳, 몇 가지 일들, 좋아하는 식당….

처음 식사한 날이 떠오른다. 그녀의 밝은 모습에 매료되어 나답지 않게 손을 먼저 잡았다. 그녀는 수줍어 하며 손을 놓으려고 했지만 난 그냥 꽉 잡았다. 어쩌다 자연스럽게 손을 잡았는데 그 느낌이 너무 좋았다. 유일하게 내가 살아있음을 느끼는 순간이었다. 그런 그녀가 나에게 하루를 같이 보내자고 제안한 것이다. 40대에 이런 일쯤은 아무렇지도 않을 줄만 알았는데…난 시합 일주일 전 꿈같은 휴식을 취하고 있다. 바다가 보이는 방에서 I와 같이 누워있다.

사랑에 빠지는 메커니즘이 있다. 사람들은 사랑에 빠

지면 콩깍지가 씌어져 장점만 보인다고 말하곤 한다. 하지만 난 그렇게 생각하지 않는다. 개인마다 취향이 존재하는 것처럼, 내 눈에 보이는 장점이 많은 사람에게 사랑에 빠진다. 장점을 보고 사랑에 빠졌지만 그것이 오래가지 못하는 이유는 그 장점 외에 더 이상 다른 장점이 보이지 않으면 마치 콩깍지가 벗겨진 것처럼 느껴진다고 생각한다. 사랑도 이성적으로 하는 내가 웃기기도 하지만 그녀는 장점이 많은 여자다. 그녀에 대해서 아는 것이 많지는 않지만 매일 그녀의 새로운 장점을 알아가는 것이 좋다.

각자 다른 위치에서 40년이 넘게 살아오면서 만들어진 퍼즐의 조각들이 맞춰진다는 것은 놀라운 일이다. 각자마다 얼마나 복잡한 일들을 겪고 얼마나 많은 사연이 있었을까. 그 조각들이 맞는다는 것은 어떻게 보면 기적이 아닐까…. 내 아픔의 조각과 퍼즐이 그녀와 맞아가는 것을 느낄 때, 아마 그녀도 비슷한 아픔을 겪었으리라는 생각에 눈을 감는다.

D-5

어제저녁에 돌아와서 복근과 팔운동 유산소를 하고 잠자리에 들었다. 어제는 운동량이 적어서 동해안에서 회를 먹고 탄수화물을 섭취하지 않았다. 체중은 79kg이다. 내가 출전하는 클래식 보디빌딩의 체중 제한은 77kg이다. 2kg을 더 빼야 한다. 마지막 수분조절로

1kg을 날릴 것을 감안하면 1kg 정도만 날리면 된다. 공복 하체운동으로 몸을 지치게 만들고 오늘도 탄수화물을 줄일 것이다. 그동안 양 조절을 안 하는 다이어트를 했다.

 내가 시합에 나가는 데에는 여러 가지 이유가 있겠지만 시합을 통해 몇 가지 대중에게 알리고 싶은 것들이 있다. 보디빌딩의 본질이 분할이나 닭가슴살, 고구마가 아니라는 것이다. 이 사실을 알려줘야 한다는 의무감이 내가 시합을 나가는 이유 중 하나다. 대부분의 질문들은 탄단지 비율과 영양소 그램 수 등에 초점이 맞춰져 있고 어떠한 루틴으로 운동해야 하는지를 물어본다. 하지만 인간의 몸은 그런 변인 외에도 고려해야 할 변인이 많다. 이러한 사실을 잊고, 본질적이지 못한 것에 집중하기 때문에 보디빌딩을 지옥처럼 경험하게 된다. 억지로 올리는 운동 강도와 억지로 제한하는 칼로리는 지옥이다.

 시합을 준비하면서 한 번도 칼로리를 계산하지 않았고 분할훈련도 하지 않았다. 물론 체급 제한 때문에 막바지엔 나도 양 조절을 한다. 하지만 이런 것은 일반인에게는 필요 없는 것이다. 시합선수들이 시합을 위해 경험하는 과정을 일반인이 건강한 몸만들기를 할 때 적용할 이유는 없다. 6시에 헬스장을 열자마자 공복 유산소를 한다. 일단 오전 운동을 통해 땀까지 포함해서 1kg을 날려서 체중계 숫자 78kg을 봐야 직성이 풀릴 것 같다.

한 시간 정도 싸이클로 땀을 빼고 나서 혼자 벤치를 시작한다. 무리해선 안된다. 평소에 130kg으로 10개 정도까지 들었지만 오늘은 100kg부터 시작한다. 짧은 부분 반복으로 일단 30개를 해서 펌핑을 시킨다. 다시 완전 가동범위로 10개, 다시 부분 반복 20개를 1-2분 간격으로 번갈아 가며 실시한다. 보통은 사용하지 않는 방법인데 시합 마지막 주라 무리하지 않으면서 운동이 되는 강도를 찾은 것이다. 5바퀴 정도를 돌렸더니 이미 가슴은 터질 것 같다. 평소에는 하지 않는 케이블 운동으로 조져야겠다.

 케이블을 무겁게 꽂고 시작한다. 한쪽에 50kg으로 시작한다. 이미 대흉근이 충분히 펌핑되어 있으므로 반동을 써서 움직여도 가슴에 자극이 엄청나게 온다. 케이블의 중량을 오직 대흉근에 가하면서 18개를 성공한다. 혈관이 피부를 뚫고 나올 기세이다. 온몸에 있는 혈액의 대부분이 상체에 쏠린 것 같은 느낌이 들 정도로 부풀어 올랐다.

 이 느낌을 이어서 어깨운동을 해야 하는데 체력적 부담을 줄이기 위해 컴파운드 세트를 선택한다. 딥머신과 인력거조합이다. 두 개 다 플레이트 로딩 기구이고 일정한 자세로 고반복 하기에 매우 적합한 머신들이다. 머신 두 개 모두 60kg으로 설정을 하고 50회, 50회 컴파운드로 5세트 진행한다. 이미 상체가 많이 펌핑된 상태라 머신으로 해도 자극이 엄청나다. 마무리하고 BPM레이즈를 하려고 하는데 문자가 온다.

I에게서 온 문자이다. 오늘 퇴근 후 잠깐 보자고 한다. I와 만나기로 하니 마음의 여유가 생긴다. 일상 속 데이트는 삶의 여유를 만들어준다. 지옥 같은 삶은 나의 지난 인생에서 겪은 것으로 충분했다. 더 이상 보디빌딩도 삶도 지옥에서 살고 싶지 않다.

1kg 덤벨로 동작을 완전하게 통제하고 프론트, 사이드, 리어, 프레스까지 30개씩 이어서 실시한다. 3세트쯤 되니 어깨가 뻑뻑해져 팔이 잘 올라가지 않을 정도로 펌핑이 되었다. 가슴과 어깨를 마무리하고 데드리프트를 한다. 오늘은 렉풀로 실시할 것이다. 5칸에서 240kg 10회 정도 수행을 유지해야 한다. 내 목표는 다이어트를 하면서도 최고의 수행 능력을 찍는 것이다. 일반적으로 다이어트라고 하면 힘이 빠지고 무기력하다고 생각한다. 하지만 그런 무가치한 일을 하고 싶지는 않다.

엄청난 근육량을 타고나서 굶으면서 지방과 근육을 같이 빼도 멋진 몸이 나온다면야 나도 그런 선택을 했을지도 모른다. 하지만 근육량을 타고나지도 않았고 굶으면서 운동강도를 끌어올릴 수도 없다. 5칸 데드 최고 기록은 250kg 12개이다. 10회 정도 유지하는 것을 목표로 본 세트에 들어간다. 연속동작으로 10개가 된다. 마지막 고중량일지도 모른다는 생각이 머리를 스치고 한 개씩 한 개씩 호흡을 가다듬으면서 한다 15.. 16... 17.... 스트랩이 풀리기 직전이다. 18...
손이 풀렸다. 10개 정도 했다면 220kg, 200kg, 180kg,

160kg까지 하려고 했는데 이번 세트에 모든 것을 쏟아낸 것만 같다. 등 전체가 얼얼하다. 바로 가벼운 무게로 내려서 100kg으로 바벨로우를 한다. 25개씩 5세트를 하고 나니 등 전체가 아리다. 어깨에 부담을 줄이기 위해 9칸 턱걸이를 30개씩 천천히 자극 위주로 실시한다. 데드의 여파로 등 운동은 잘됐는데 하체를 어떻게 해야 할지 고민이다. 시합이 5일 남았으니 고반복으로 조지는 것을 택해야겠다. 마침 창쌤이랑 호돌이도 운동하러 왔다. 60kg 1000개. 2018년 시합 때 2주간 매일 했던 트레이닝이다. 이번에는 체력이 더 올라가서 40회씩 25세트 하기로 한다. 그 당시에는 25개씩 40세트로 진행했었다. 이번 시합은 지난번보다 운동 강도가 높다. 몸의 강도도 지난번보다 강력하기를 기대한다. 아침부터 시작한 운동이 오후 1시가 돼서야 끝이 보인다. 마지막 일주일, 조금만 더 가면 된다. 시합을 준비할 때면 항상 시간이 부족함을 느낀다. 2주만 더 있었더라면.

 낮잠을 자고 일어나 저녁때는 I를 만났다. 근처에 새로 생긴 샐러드바에서 만났다. 유산소 겸 일찍 나와서 40분 정도 걸었다. 걸을 때 마다 다리에 쥐가 나려고 한다. 약속 장소에 가보니 I가 미리 와있다. 청바지에 반팔 티셔츠를 입고 가죽으로 된 힙색을 두르고 있었다. 건강한 피부와 코디 탓인지 오늘따라 더욱 어려 보였다. 난 다이어트를 해서 뺨이 달라붙어 노인의 모습처럼 보일까 마음이 불편했다.

그런데 내가 온 것을 모르고 앉아있던 I의 얼굴이 어두웠다. 거의 97%의 확률로 밝은 모습을 보였던 그녀의 얼굴이 어둡다. 평일에 보자고 한 적이 흔하지 않은데 오늘이 월요일인데 보자고 한 것도 좀 이상했다. 내 얼굴을 보자마자 환하게 웃어 보이는데 눈시울이 약간 붉다. 내게 할 말이 있는 눈치다. 정적이 흐른다. 평소 항상 환하게 웃던 그녀의 모습이 오늘따라 어둡다.
"어떻게 하다가 말 못했는데. 사실 저 지금 이혼 소송 중이에요." 난 애써 태연한 척 표정을 지으려고 했는데 그녀의 붉어진 눈시울을 보고 웃음이 나오지 않았다. 여유 있게 미소 지어 보이고 싶었는데…. 내 얼굴도 굳어버렸다. 가뜩이나 다이어트 때문에 삭막한 내 얼굴이 웃지도 않는다면 아마…. 끔찍하다.
나도 모르게 말이 나왔다.

"내가 어떻게 해주길 바래요?"

"…."

전 와이프가 애인이 생겼을 때가 떠오른다. 그 애인이라는 새끼는 여자를 쟁취하기 위해 물불을 가리지 않았다. 가정이 깨지건 어떻게 되건 돌진했다.
그런데 나의 모습은….
"내가 어떻게 해주길 바래요?"
한심하다. 그녀는 아무 말도 하지 않는다. 마음에도 없는 말이 또 내 주둥이를 통해 흘러나온다.

"그럼 정리될 때까지 기다릴까요?"

 아무 말도 하지 않는다. 내가 생각해도 한심하다. 그런데 입이 말을 안 듣는다. 마음처럼 되지 않는다. 나를 믿고 따라오라던가 사랑한다던가 뭐라도 지껄여야 하는데 입은 떨어지질 않고 입만 열면 점잖은 말뿐이다. 망했다.

D-4

 어제 잠이 안 와서 와인 한 병을 마시고 자려다가 마시다 보니 나도 모르게 두 병을 마셨다. 그래서 그런지 아침에 목이 마르다. 일어나자마자 담배 한 대를 태우고 시계를 보니 5시다. 몸이 좀 부은 거 같다. 그래도 취한 와중에 이상한 음식은 먹지 않았다. 시합 4일 전에 이런 일이라니…. 뭔가 항상 내 앞을 가로막는 장벽이 존재하는 것은 아닌가 원망을 해본다. 하지만 이것은 분명히 내가 만든 장벽이다. 넘을 수 없을 것이다. 중요한 순간에 한 발 뒤로 물러서는 착함병이 또 도졌다. 가정을 지키려면 전 와이프의 애인을 찾아가 주먹다짐이라도 해야 했었던 것 아닌가 하는 생각도 들었다. 하지만 그런 상황에서도 난 뒷걸음질 쳤다.
 난 내가 넘을 수 없는 양심의 벽이 있다. 양심 없이 살아가는 수많은 사람들을 보면서 오히려 나의 벽은 점점 더 견고해져 간다. 이혼 소송 중이라는 말에 역시나 난 뒷걸음질 쳤다. I가 했던 그 말이 자신을 조금 더 붙잡아달라는 말인 것도 알지만 입이 떨어지지 않았다. 담배만 쌓여간다. 5개. 어지럽다. I의 카톡 프사를 보니 바뀌어있다. 어둡다. 무슨 의미인지는 모르겠지만 먹구름이 낀 하늘을 프로필 사진으로 변경했다.

 난 누군가의 햇살이 될 수는 없는 걸까. 벽을 넘지 못하는 내 자신이 싫어도 어쩔 수 없다는 생각만 가득하다. 그 벽 안에서 몸부림치다가 죽어가는 장면을 상상한다. 벽만 넘어가면 새로운 세상이 열릴 것 같은데, 그 벽이 나를 가로막는다. 난 내가 견고하게 만든 벽 안에서 다시 운동을 시작한다. 다시 아무렇지 않은 척 출근을 하고 헬토 문을 열고 복근운동을 하며 생각을 지워버린다. 머릿속에 한 조각의 생각도 남기고 싶지가 않다.

 원판을 들고 가장 높은 각도의 윗몸일으키기를 미친 듯이 한다. 배가 찢어질 것 같은데 그 기분이 지금은 가장 행복하다. 그냥 이 느낌이 좋다. 시합이고 나발이고 갑자기 관심이 없어진다. 그냥 운동이 좋다. 아무 생각 하지 않고 이렇게 움직이는 게 좋다. 나이 50에 일반부대회에 나가서 직업선수도 아닌데 무엇을 얻으려 하냐며 비아냥거리던 수많은 주변 사람들의 이야기가 이제는 아무렇지도 않다. 그들의 말이 맞다. 정확하다. 이 나이에 직업선수도 아닌데 그렇게까지 하냐고 나에게 말한다.

왜 하냐고? 목표가 뭐냐고?

그런 건 이제 모르겠다. 그냥 '운동할 때가 가장 행복하다'라고 했지만 후드를 쓰고 윗몸일으키기를 하는데 갑자기 눈물이 난다. 그래. 그냥 눈물이 마를 때까지 일어나지 말자. 실컷 울고 실컷 운동하고 일어나자.

I에게서 문자가 왔다. "어제 제 얘기 때문에 시합 전인데 신경 많이 쓰이시죠? 죄송해요. 그런데 관장님을 너무 좋아하게 돼서 말하지 않을 수 없었어요. 오늘 잠깐 시간 내주세요. 보고 싶어요." 나를 너무 좋아하는 것도 이상하고 보고 싶다는 것도 나에겐 익숙지 않다. 하지만 나도 모르게 기분이 좋아져 있었다. 보고 싶다는 말을 들어본 지가 언제였더라….

시합 4일 전이지만 고강도로 훈련했다. 그냥 컨디션 조절이고 뭐고 고깅도 운동이 좋다. 더 스마트한 선택이 있는지 아닌지 관심이 없다. 난 그저 고강도 훈련을 소화하고 그 몸이 어떻게 표현될지가 궁금할 뿐이다.

D-3

눈이 떠졌다. 시계를 보니 4시 30분. 옆에는 I가 누워 있다. I는 어제 집에 찾아왔다. 한우를 사서 이것저것 싸 들고 영양 보충을 해주겠다고 준비해왔다. 내가 좋아하는 샐러리부터 아스파라거스, 아보카도 등등 비싼 야채를 이것저것 얼마나 많이 샀는지 짐이 한가득이다. 오랜 기간 사회생활을 하느라 요리를 해본 적 없다고 했던 그녀다. 물론 준비하는 모습을 보니 정말 처음 하는 것 같았다. 핸드폰을 한쪽에 켜놓고 이것저것 찾아보면서 뚝딱거린다. 그냥 야채를 썰고 고기를 구워서 소고기 샐러드를 만드는 것 같은데 1시간이 좀 넘게 걸리고 있다.

자신이 만든 장벽 안에 꼭꼭 숨어 살아가는 나 같은 사람에게 이렇게 찾아와서 뭔가를 해주려는 그녀가 너무 예뻐 보였다. 그런데 난 아무 말도 하질 않았다. 사랑한다던가 아니 심지어 좋아한다는 말조차 꺼내지 못했다. 그 대신 우리는 주절주절 살아온 이야기를 나눴다. 웃고 울고 새벽 2시가 넘도록 이야기하다가 우리는 같이 잠들었다.

새벽 4시 반. 난 I에게 입을 맞췄다. 그녀가 날 강하게 끌어당긴다. 이제 놓치면 절대 안 된다는 듯 도망갈 생각도 없는 나를 세게 끌어안는다. 포즈 연습을 위해 사놓은 전신 거울에 우리의 모습이 비친다. 시합 3일 전 몸은 완벽했다. 그동안 뭔가 우울했던 마음과 낮아졌던 자존감이 모두 사라지는 장면이다. 어떤 영화도 이런 장면은 드물다. 마치 십 대 소년의 첫 경험처럼 설레지만 완전히 하나가 되는 장면을 두 눈으로 보고 있어서 그런지 흥분이 극도에 달했다. I가 잠든 것을 확인하고 나는 출근했다.

마치 내 인생은 끊임없는 파도가 치는 것 같다. 천당과 지옥을 오고 가는 것을 단기 중기 장기적으로 일어난다. 또 건물매입자들이 찾아와서 설레발을 친다. 트집 잡기 시작이다. 원래 구조가 어쩌고저쩌고…. 아마도 보상금을 적게 주기 위해 겁을 주려는 것 같다. 이번에도 마찬가지로 지랄을 해서 어떻게든 보상금을 더 받아야 했지만, 역시 또 뒤로 물러선다. 그저 내 상황을 말할 뿐이고 운동에 관심도 없는 매입담당자에게 운동 이야기만 주구장창한다. 내츄럴로 시합에 도전하는 중이고 이건 매우 가치 있는 일이라고 말하지만 뭔 개소리인가 하는 눈치다. 내가 한심하기도 하지만 내가 말할 수 있는 건 내추럴 보디빌딩의 가치, 내가 하는 일의 가치 말고는 없었다. 무슨 말을 해야 보상금을 더 받을 수 있는지 어떻게 해야 그들을 곤란하게 해서 내가 이득을 볼 수 있을까에 대해 아무런 생각이 들지 않는다. 내 자신이 한심하다는 생각이 들면서도 머릿속은 보디빌딩의 가치에 대한 생각들로 가득하다. 물론 그 직원은 '이런 도라이가 있나?'라는 듯한 표정으로 쉬운 상대인 것을 직감한 듯, 서류 보낼 테니 잘 읽어보라고 말하고 자리를 뜬다.

 아침부터 컨디션이 무너진 것 같지만 기분 탓일 뿐. 이미 내 몸은 완성단계였다. 마지막으로 고중량 데드리프트를 해야겠다는 생각이 든다. 무릎 아래까지 내리는 루마니안 데드를 200kg으로 100회 채우기로 이번 시합 마지막 데드를 하기로 정했다. 첫 세트는 최소 20개로 이미 마음을 먹었다. 바닥에서 해도 20개가 가능한 것을 알기에 무조건 20개 이상한 것이다.

첫 세트. 가동범위를 조금 줄였다. 무릎을 스치듯 실시했더니 20개까지가 연속동작으로 된다. 21개부터 무릎아래까지 깊숙하게 내려본다. 24, 25, 동작을 멈추고 소리를 질러본다. 26, 27. 손이 풀린다. 내려놓았다. 한 세트 만에 굳었던 몸이 완전하게 풀린다. 등 근육 전체가 꿈틀거리는 것처럼 느껴진다. 2세트 15개까지 쉽다. 한 개씩 끊어가며 20개를 채운다. 2세트에 47개···. 53개가 남았다. 100개 채우기를 5세트에 끝낸다면 데드리프트는 만족스러울 것 같다. 3세트를 20개 한다면 4세트는 17개, 5세트는 16개를 하면 딱 100개를 채우게 된다는 계산을 머릿속으로 그린다. 충분하다. 3세트. 20개를 조금 버겁지만 성공시켰다. 3세트를 하고 나니 숨이 가라앉지 않는다. 33개가 남았기 때문에 여기서 포기할 수는 없다. 이제 4세트. 10개까지는 수월했는데 숨이 갑자기 차오른다. 자세를 유지하기가 쉽지 않다. 무릎 아래까진 못 내리고 억지로 7개를 한다. 16개 남았다. 5세트에 끝내버릴까 아니면 가동범위를 확보해서 10개 하고 6개로 마무리할지 고민이 된다. 숨을 돌리고 마지막 세트, 결국 10개까지 하고 난 다음에 한 세트를 더 하는 것보다 6개를 이어서 하는 것을 택한다. 숨이 턱까지 차올랐지만 1개씩 하면서 다시 숨을 고른다. 결국 16개 성공. 이미 체력이 많이 고갈돼었다. 체중도 아침에 측정해보니 76.8···. 거의 시합 체중이다.   하지만 여기서 멈출 순 없다. 체중이 가벼워져서 그런지 턱걸이가 수월하다. 85kg일 때는 겨우 15

개 정도 하지만 데드를 조지고 난 다음인데도 30개가 된다. 200개 채우고 등을 마무리하기로 한다. 종목을 다양하게 하기보다는 데드와 턱걸이로 조지는 것을 택한다. 200개를 9세트에 채우고 나니 뭔가 의욕이 꺾인 느낌이다. 하체운동을 하기엔 너무 지쳤다. 그래서 결국 20분 런지를 택한다. 타이머를 켜놓고 20분간 쉬지 않고 런지를 하고 오전 운동을 마무리하기로 한다.

 오늘은 아무래도 오전 운동 후 밥을 먹고 다시 저녁에 상체운동을 해야 할 것 같다. 시합 막판에 한 번에 높은 강도로 전신을 몰아붙인다는 것은 불가능에 가깝다. 런지를 시작해서 2분 정도 지나니 땀이 흐르기 시작한다. 다리에 자극이 이미 강하게 온다. 그동안 누적된 운동강도가 전해지는 것 같다. 다리 전체에 혈관이 올라오고 있다. 10분이 지나자 온몸이 땀에 젖었다. 그리고 나리엔 혈관이 뒤어나온다. 이젠 느낌이 없다. 그냥 시간이 가기만을 바랄 뿐이다. 결국 3종목으로 오전 운동을 마무리했다. 런지가 끝나고 몸을 보니 온몸에 혈관이 타고 올라왔다.

솔직히 이젠 조금 징그러운 수준이다.

 전각 400g과 아보카도 2개, 아스파라거스 3개, 샐러리 1줄 토마토 4개, 마늘 2개, 양파 1개를 냄비에 넣고 끓였다. 오전 운동 회복을 위한 점심 식사다. 오트밀 200g도 같이 넣고 죽을 만든다. 저녁 운동을 위해 먹고 낮잠을 자야 한다. 눈을 떴더니 딱 1시간 잤다. 좀 더 자고 싶었지만 긴장한 탓인지 오래 숙면을 하지는 못했다.

저녁 운동에 대한 구상을 시작한다. 가슴 어깨를 한 다음 케이블로 등 운동을 하고 팔운동으로 마무리를 할 것이다. 시합 3일 전. 운동 기회는 얼마 남지 않았다. 오늘 운동한다고 몸이 바뀌겠냐? 컨디션 조절이나 잘해. 라는 말은 내가 듣고 싶은 이야기가 아니다.

수많은 제자 중 한빛이라는 학생이 있었는데 20년 만에 다시 시합을 나갈 때 마지막 주에 몸이 잘 안 나와서 고민할 때 나에게 이런 말을 했다. "교수님 말씀대로 몸은 언제 변할지 몰라요 그게 시합 하루 전날일 수도 있어요." 난 제자의 말에 감동했다. 안 변할 수도 있지만 변할 수도 있다. 시합이라면, 변할 가능성이 조금이라도 있다면 배팅하는 것은 당연하다. 언제 나에게 빛이 비출지 모른다. 몸도 인생도. 집을 나선다.

헬토는 회원들로 북적거린다. 퇴근 시간이라 사람이 많다. 오랜만에 몸이 보이는 끈 나시를 입고 근육의 움직임을 보면서 운동을 한다. 그냥 아마 가장 좋은 몸 상태를 보이고 싶었는지도 모른다. 일반인들은 이 정도까지의 근육은 원치 않을 수도 있다. 징그럽다고 생각할 수도 있지만 몸을 드러내고 싶다. 운동이 잘된다. 벤치프레스는 무리하지 않고 90kg으로 계속 조진다. 부분 반복으로 40-50개씩 쉬는 시간을 짧게 가져가며 30분 정도 걸려서 10세트를 끝낸다.

굳이 벗지 않아도 몸이 보이는 민소매를 입었지만, 벤치가 끝난 후 상탈하고 케이블 머신으로 가서 마지막 자극을 준다. 온몸이 해부도처럼 갈라지고 혈관이 올라온다. 몇몇 헬창들은 이미 몰려와서 구경을 한다. 이번 시합은 역대급으로 몸을 만들었다. 50대지만 긴 시간 동안 철저하게 준비한 덕분이다.

 사람들은 과하다고 말하기도 한다. 하지만 과한 것의 기준이 무엇일까? 남들보다 너무 좋으면 과한 것일까?

과유불급

　과한 것보다는 모자란 것이 좋다는 공자 선생의 발언이다. 하지만 이런 것이 적용되는 상황은 비정상적인 상황에서 주로 사용된다. 예를 들어 음식의 경우 다양한 야채와 육류, 생선, 가공되지 않은 탄수화물을 많이 먹는 것은 문제가 되지 않는다. 이번 시합을 준비하면서도 칼로리를 측정한 적은 없다. 그저 깨끗한 음식을 골고루 먹는 것에 집중했다. 하지만 인스턴트 음식을 먹는 사람에게는 과유불급이 정확하게 적용된다. 칼로리를 계산하며 그람까지 측정해야 하는 지옥에서 살아야 한다. 돈의 경우도 그렇다. 불법적인 방법이 아니라 합법적으로 일한 대가를 받는 것은 많으면 많을 수록 좋다. 하지만 자신이 하는 것에 비해 불법적으로 많은 재산을 축적하다 보면 오히려 적을 때보다 불행하게 사는 경우가 많다.

　근육도 마찬가지다. 운동을 시작할 때는 옷이 안 맞을 정도로 근육이 과하게 커지면 어떻게 하지? 라는 걱정을 하지만 헬린이에서 벗어나고 지방을 뺀 자신의 모습을 본다면 정신이 번쩍들 것이다. 아직도 멸치구나. 하지만 내추럴이 아니라 불법 약물을 사용한다면 과하게 커질 확률이 있고, 당연히 건강에 좋을 리가 없다. 내추럴로 과유불급은 불가능하다. 우리의 삶이 원칙 안에서 정직하게 살고 있다면 과유불급보다는 다다익선이 더 안성맞춤일지 모른다. 사실 나도 아직 근육이 부족하다.

과유불급

D-2

  시합 이틀 전이다. 공식적으로는 오늘 마지막 운동을 할 것이다. 어제 I와 인사도 못 하고 헤어졌다. 자는 걸 보고 나왔는데 출근하면서 "저 출근해요"라는 문자와 함께 그녀는 떠났다. 뭔가 그녀에게 미안한 마음이 든다. 시합을 준비한다는 이유로 그녀에게 너무 소홀한 것 같기도 하고 여러 가지로 마음이 쓰인다.
  마침 오랜만에 병아리가 운동하러 왔다. 평생 운동 안 해도 건강하다고 자만을 떨던 놈이다. 하지만 마흔을 넘어가면서 살이 찌더니 당뇨에 고혈압까지 없는 병이 없는 종합병원이다. 병아리는 나랑 가장 친한 친구 중의 한 명이다. 방배동에서 비스트로를 운영하는 오너 셰프이다. 고집불통의 통통이였는데 나의 말을 듣고 셰프답게 클린푸드를 맛있게 만들어 먹으며 몸만들기를 시도하고 있다. 어릴 때부터 고집이 세고 남의 말을 안 듣는 것으로 유명한데 몸이 망가지니 죽기는 싫었나보다. 다행히 운동할 때는 말을 잘 들어서 지금은 종종 운동을 나온다. 매일 나오면 좋겠는데 이 핑계 저 핑계를 댄다.
  '오늘은 중요한 택배를 받을 게 있어서….
머리가 아파서….' 불쌍한 척을 자주하고 핑계를 지어내는 것을 보니 소시오패스의 기질을 가지고 있는 것 같다. 내가 몸이 그 지경까지 갔다면 차라리 며칠 굶고 매일 운동해서 살을 뺄 것 같은데 답답한 인간이다.

 물론 요리 실력은 보통이 아니다. 특히 클린푸드(설탕과 가공 탄수화물을 사용하지 않는)요리는 최고다. 내가 좋아하는 병아리의 요리 몇 가지를 소개하자면 고수를 곁들인 마라 수육이나 내장을 넣고 끓인 이탈리아식 수프인 카르파초 등이 있다.

 운동을 하며 클린푸드에 집중하다 보면 음식다운 음식을 먹는 것이 쉽지만은 않다. 요리 실력이 좋다면 좋은 재료로 맛깔나게 음식을 하면 좋겠지만 그렇지 못한 경우에는 외식에 의존하는 경우가 많다. 하지만 음식에 설탕을 넣는지, 다른 어떠한 재료를 넣는지 알 길이 없기에 시합을 준비할 때면 거의 비슷한 음식만 먹게 되는 것이 일반적이다. 오늘까지 운동하고 내일은 고급스럽게 미지막 휴식을 취하고 싶다는 마음이 들었다. 시합 전날 섭취하면 좋을 영양소를 맛있는 요리로 먹으면서 긴장을 풀고 싶었다. 모처럼 I에게 문자를 해본다.

"혹시 내일 저녁에 시간 어떠세요?"
"시합 전날인데 무슨 일 있으세요?"
"아뇨 그냥 힐링 좀 하려고요….'"
자세한 이야기는 하지 않고 병아리에게 전화해서 예약을 했다. 오늘까지만 운동하면 이제 끝이다. 전날 힐링을 하고 마음의 준비만 하면 시합까지의 길었던 여정은 마무리다.

스쿼트부터 시작한다. 시합 전주에는 하체운동을 하지 않는 것이 좋다고도 하지만 난 그냥 최고의 컨디션을, 최고의 체력을 유지한 모습을 무대에서 보이고 싶었다. 내 수준이 컨디셔닝이라는 것을 할 정도라고 생각하지도 않는다. 이미 스쿼트를 80kg으로 1000개를 해도 근육통이 생기지 않은 지가 오래인데도 말이다. 오늘은 부분 반복으로 40개씩 25세트로 깔끔하게 마무리한다. 창쌤과 번갈아 가며 바로바로 들어간다. 10세트 정도 지나자 유산소 하는 느낌이다. 땀이 나고 숨은 차오르지만, 다리가 힘들지는 않다. 언제 끝나는지 모를 정도로 정신없이 스쿼트를 했다. 50분 정도 걸렸던 것 같다. 벤치프레스도 부분 반복이긴 하지만 70kg으로 1000개 채우기를 시작한다. 스쿼트와 동일하게 40회씩 25세트를 실시한다. 체중은 77.5kg이지만 수행 능력은 인생 최대치까지 끌어올렸다. 반복 능력은 거의 끝까지 올라왔다. 스쿼트 1000개를 한 다음 벤치를 하는데도 지치지 않는다. 마지막 운동이라는 절박감까지 더해져 집중력이 최고조다. 400개를 하고 상탈했다. 평생 최고의 몸이다. 사진기를 꺼내 사진을 찍는다. 다리는 아직 펌핑이 풀리지 않아서 분리도가 평소보다 떨어지는 것 같지만 그래도 직근이 선명하게 분리된다. 골반부터 타고 올라온 혈관들은 가슴과 어깨까지 이어질 정도로 뒤덮였다. 하지만 근육의 갈라짐 때문에 혈관보다는 근육의 결이 선명하게 보인다. 다시 운동복을 주워 입고 그냥 아무 생각 없이 벤치에 눕는다. 무엇을 위해 달려왔는지는 사실 잘 기억나지 않는다. 달리다 보면 내가 왜 뛰고 있는지 모를 때가 있다.

경주마도 왜 그토록 열심히 뛰는지 모른 채 앞만 보고 질주하는 것처럼 왜 이토록 간절하게 달리고 있는지 잊어먹은 것 같다. 최근 몇 년간, 이혼 후 나에게 중요하지만 급하지 않은 것을 찾아 집중하려고 노력했다. 결혼 생활을 이어오면서 항상 우선순위에 있던 가정과 일과 학교. 그리고 교회. 좋은 가장, 좋은 관장, 좋은 교수, 좋은 집사님으로 살기 위해 걸어왔었는데 결과는 그리 좋지 못했다. 나에게 맞지 않는 옷을 억지로 맞춰 입고 뒤뚱거리며 살아왔던 것 같다. 그래서 이혼 후에는 급하지는 않지만 가치가 있는 일을 찾게 되었다. 젊었을 때 해야 했지만 하지 못했던 것. 바로 보디빌딩 시합 도전이다.

40대 후반부터 꾸준하게 시합에 출전해서 점점 더 완성도 있는 몸을 만들어가고 있다. 사업처럼 돈이 벌리는 것도 아니고 대학에서 강의하는 것처럼 명예가 따라오는 것도 아니다. 어떻게 보면 아무런 대가가 없다. 1등을 해도 상금이 있는 것도 아니다. 이 나이에 내가 실업팀 선수가 될 수 있는 것도 아니다. 하지만 가치 있는 일을 하는 것처럼 상처 입은 마음에 좋은 약은 없는 것 같다. 덕분에 난 상처를 많이 치유해가고 있고 언젠가는 상처 없이 밝게 살 수 있을 것 같은 희망을 품고 달리고 있다. 끝이 있는지 없는지는 모르지만, 가

끔은 열심히 달리고 있는 내 모습이 안쓰러워 보이기도 하지만, 그래도 소망이 있다는 사실에 위안이 된다. 이런저런 생각을 하다 보니 벤치 1000개를 마무리했다. 왜 이렇게 까지 운동하냐는 질문은 수도 없이 받는다. 100개만 해도 되는 운동을 1000개 하는 이유를 10배의 효과 때문이 아니라는 것을 사람들은 모른다. 101이라도 얻기 위해 노력하는 것이라는 사실을 이해하지 못한다. 사람들은 이런 나를 바보라고 생각할지도 모른다. 하지만 난 바보가 아니다. 바보는 1을 얻을 수 있는데도 하지 않는 게 바보다. 난 보디빌딩에 미쳤을 뿐이다.

D-1

새벽 4시 눈이 떠진다. 목이 마르다. 오늘 운동은 쉬지만 헬토는 출근해야 한다. 더 자고 싶어서 알람을 맞춘다. 5시 30분 알람. 눈을 감자마자 다시 울리는 것 같다. 5분 뒤 다시 알림 버튼을 누른다. 35분. 또 5분 연장. 40분…. 억지로 일어난다. 출근 시간만 되면 졸린 건 왜일까? 20년을 6시까지 출근했는데도 하루도 더 자고 싶지 않은 적이 없다. 눈은 5시가 조금 넘으면 떠지지만, 이 시간에 1시간만 더 자면 얼마나 좋을까라는 생각을 매일 같이 한다. 시합 전날까지 출근해야 한다는 사실이 오늘따라 힘에 부친다. 20년간 매일 해오던 일이 힘이 드는 걸 보니 시합 준비라는 게 쉽지는 않은 것 같다.

 문을 나선다. 이럴 때 피우는 담배가 위안이 된다는 게 기분이 씁쓸하다. 한숨을 내뱉고 있는 건지 담배 연기를 뿜고 있는 건지는 모르겠지만 우는 것보다는 이게 나은 것 같다. 인생이 힘들다. 오늘 하루는 쉬어가고 싶다. 아침부터 전 와이프에게 문자가 온다. 세금 체납이 어쩌고저쩌고 내일이 시합인 걸 아는지 모르는지 그놈의 돈 얘기뿐이다. 오늘 같은 날 꼭 이런 일이 생긴다. 오늘 처리하고 싶지 않다. 마침 호돌이가 와서 헬토를 부탁하고 다시 집에 돌아왔다. 계속 있다가는 아무래도 너무 힘들 것 같았다. 오늘같이 중요한 날, 아니 특별한 날이 아닐 수도 있지만 수개월간 준비한 시합 전날만큼은 나도 여유를 누리고 싶다.

 안달복달하면서 살아온 인생이지만 하루 정도는 나에게 좋은 휴가를 주고 싶다. 연락하기 싫지만 오랜만에 대형 헬스클럽을 운영하며 떼돈을 번 H에게 전화를 했다. 오늘은 좋은 차를 타고 I를 데리러 가고 싶었다. 오늘 저녁에 병아리셰프의 비스트로에서 약속이 있는데 그녀의 차를 얻어타고 싶지는 않았다. 예전에 운영하던 강남역 부근에 대형센터를 차려서 대박이 났다고 한다. 처음에 헬토에서 아르바이트할 때 엄청 구박했던 녀석인데 사업수완이 좋은지 어느 순간 부자가 됐다. 구박하긴 했어도 백수였던 H에게 운동도 알려주고 헬스클럽 운영 노하우도 알려줘서 그런지 나한테 엄청 잘한다. 시합 준비한다고 까불다가 결국 중도 포기를

4번 정도 했던 놈이다. 결국 시합 몸 한번 만들어보지 못하고 프로필 사진만 있는데도 피티가 줄을 선다고 한다. 역시나 오전 시간인데도 헬스장이 붐빈다. "H야 몸 한번 만들어야지?"
들어가면서 어깨를 툭 치면서 인사처럼 말을 건넨다.
"관장님 한번 해야죠. 헤헤"
사장님이 되면 거만해질 법도 한데 내 앞에서는 예전처럼 착하게 군다. 이러니까 사업에 성공하나 싶다. 하여간 본론부터 말한다.
"차 뭐 가져왔냐. 오늘?"
"관장님 차 필요하세요? 말씀만 하세요. 원하시는 걸로 가져올게요. G바겐 가져가실래요?"
"전기차 궁금한데 테슬라 하루만 쓰자"
부드럽게 미끄러지듯 차가 나간다. 최고 사양에 튜닝을 해서 그런지 승차감이 좋다. 무중력상태를 지나가는 느낌이다. 내 스타일과 전기차가 어울리진 않는 것 같지만 원래의 나보다 더 세련된 모습으로 보이고 싶었던 것 같다.

I와 만나기 전 조용하고 좋은 사우나에 가고 싶었다. 인터넷에 호텔사우나를 검색해서 가능한 곳을 찾는다. 마땅치가 않다. 차라리 호텔을 잡아야겠다는 생각이 든다. 혹시 오늘 밤 I랑 함께 시간을 보낼 수도 있지 않을까? 김칫국부터 마시고 본다. 그래. 일단 호텔을 잡자. 좋은 호텔을 잡고 오늘 나에게 선물을 주자. 꼭 I가 아니더라도 오늘만큼은 포근한 잠자리에 들고 싶었다.

예전 같으면 프로탄때문에 잠도 편하게 못 잤겠지만 이번에는 기계 태닝을 30번이나 해서 거의 흑인처럼 까맣다. 시합 전에만 얇게 탄을 바르면 될 정도로 만들어놓았다.

특급호텔 로비에 내린다. 발렛 서비스에 키를 주고 마치 영화의 주인공이 된 것처럼 행동했다. 한강이 보이는 호텔 방을 잡고 일단 누웠다. 나도 모르게 잠이 들었다. 눈떠보니 4시 반이다. I의 퇴근 시간이 7시라 아직은 시간 여유가 있다. 한 시간 정도 사우나를 하고 30분 거리의 회사로 출발하면 된다. 사우나엔 사람이 없다. 온탕에서 한강이 보이는 좋은 곳이다. 얼마만의 여유인가. 이번 시합이 끝나면 나도 새로운 삶을 살고 싶다. 여러 가지 문제들보다는 나의 행복을 위해 살아갔으면 하는 생각이 간절하다. 그동안 내 스스로가 행복을 막고 달리기만 해왔다는 것을 누구보다 잘 알고 있다. 여기까지만 내일까지만 달리고 이제는 달리지 않기를 다짐한다. 이제 그만. 달리지 말자.

시간이 정말 빠르다. 어느 순간 난 멈추지 못하고 달리고 있음을 알았다. 하지만 이제라도 멈춰보려고 해도 멈추는 방법을 잊어버린 것 같다. 도착지에 도착하지 못하고 헤매는 운명의 굴레 속에 있는 것 같다. 그래 이제 이번 시합이 도착지다. 나의 여정에도 종착역이 있었어야 해. 이번엔 좀 멈추어 설 수 있을까 고민하다 보니 시간이 금세 지나가 벌써 6시다. 빨리 씻고 몸을 말린 후 I에게로 출발한다.

I의 회사는 청담동이다. 회사 앞 골목에 잠시 주차하고 있는데 이 시간부터 주차 전쟁이다. 골목에서 주차요원들이 바쁘게 움직인다. 1분 정도 일찍 도착해서 차를 대고 있으려는데 쉽지 않다. 아무래도 골목에 나와 한 바퀴 돌아야겠다. 돌아가려는데 여기저기 차가 막혀있다. 금요일이라 차가 막히는 건 당연한 거였는데 그 자리에서 기다릴 걸 그랬다는 마음이 든다. 이러다가 오히려 늦을 것 같은 불길한 예감이 든다. 결국 차들이 뒤엉켜 움직이지 못하게 되어 담배에 불을 붙였다. 점심때부터 수분조절을 시작해서 목이 타는데 담배까지 피우니 목이 따갑다.

겨우 골목에서 빠져나와 크게 돌아가려는데 전화가 울린다. I다. 사실 문자 말고 통화를 한 적이 별로 없다. 원래 전화 통화를 자주 하는 편도 아니고 항상 문자로 연락을 했었다.

"관장님"

이 목소리가 너무 달달하다. 누군가의 목소리가 좋게 들린 적이 있나 생각해봤는데 그런 적이 없다. 아니 목소리를 느낄 정도의 여유마저 없이 살아왔는지도 모른다. 조금 일찍 끝나서 나왔다고 한다. 서둘러 차를 움직여보지만 골목이 너무 복잡하다. 괜히 움직여서 I를 기다리게 하게 생겼다. 이참에 급하지 않은척하면서 전화를 걸어본다.

"어디세요?"

목소리에 웃음기가 가득하다. 누군가의 목소리에 이렇

게나 관심을 기울이게 되고, 목소리가 좋다고 느끼게 되니 행복했다. 회사 앞까지 가는 시간이 즐거웠다. 테슬라에서 내려 I가 가지고 있는 여러 가지 짐을 테슬라 수직 도어를 자연스럽게 열면서 넣어준다.
"어머 이 차 뭐예요? 차 샀어요?"
"아…. 그냥 친구 차 빌렸어요."
멋지게 보이고 싶었지만 그래도 거짓말을 하기는 싫었다. 청담동에서 방배동까지 네비로 37분 나온다. 수분 조절을 해서 입이 너무 마르지만 태연한 척 이야기를 시작했다.
"오늘 바빴어요?"
"근데 관장님 내일 시합 아니세요? 저 때문에 무리하시는 거 아니에요?"
이런저런 이야기를 나누며 시간이 금방 지나간다. 그동안 너무 달려온 것 같아서 오늘 소중한 시간을 보내고 싶었다고 말했다. 좋아하는 것 같다. 나도 기분이 업 되어서 시합 영양에 대한 강의를 했다. 그런데 재미있다는 표정으로 웃으면서 들어주는 그녀의 표정에 나는 노잼인것도 잊은 채 열변을 토하고 있었다.

 그러다 보니 금세 병아리셰프의 비스트로에 도착했다. 음식 냄새가 가득했다. 병아리셰프가 열심히 음식을 준비하고 있다. 평소에는 육류 위주로 양을 많이 준비해줬다면 내일 시합도 있고, 여성분과 함께한다고 하니 오마카세 느낌으로 좋은 재료를 본연의 맛을 살려 멋진 플레이팅으로 준비했다고 한다. 신선한 해산

물과 다양한 육류를 조금씩 아주 예쁘게 담았다. 식전주로는 드라이한 샴페인을 준비했다. 수분조절 중이라서 한 모금만 마셨는데 목이 더 말라온다. 화장실을 한 번 다녀오니 마시기 전보다 목마름이 심하다. 그녀는 기분이 좋은지 내 술까지 마셔버린다.

호모 제네시스

 강의를 꽤 오랜 시간 했었는데 학생들을 지도하다 보면 제발 좀 시키는 대로만 하면 안될까? 라는 생각을 하게 된다. 왜냐하면 창의력을 발휘하는 수강생들이 많기 때문이다. 어디서 나왔는지 다양한 창의력을 발휘한다. 분명히 시킨 과제는 3-4가지 정도인데 창의적으로 9-10가지를 하려고 한다. 하지만 9-10가지를 창의적으로 도전하기 전에 창의력에 대한 이해가 선행돼어야 한다.

 창의력이라는 것의 발현 즉 창조적 능력의 발휘는 변인의 통제에서부터 시작된다. 알파고가 창의적 플레이로 세계적인 바둑기사를 제압할 수 있었던 이유는 무엇일까? 그것은 알파고의 데이터에는 수많은 변인이 입력되어있기 때문이다. 지금까지 대국했던 수많은 프로기사들의 데이터가 1%의 오차도 없이 저장되어있고 그 데이터를 100% 통제하는 것이 알파고이다. 원인과 결과 사이의 프로세스. 즉 어떠한 변인들의 영향으로 이러한 결과가 도출되었는가를 이해해야 한다. 우리는 이런 것을 알고리즘이라고 표현한다. 알고리즘은 아주 간단한 것부터 인간의 머리로는 계산할 수 없는 엄청 복잡한 것도 존재할 것이다. 창의적인 능력은 기적과도 같은 결과를 가져온다. 하지만 결과 자체를 도출하지 못하는 경우도 있다. 통제할 수 있는 변인이 2개인 사람이 20가지 변인을 신경 쓰다 보면 기적과 같은 결과는커녕 엉뚱한 결과. 최악의 결과를 도출하게 된다.

인간이 종종 창의적 활동을 통해 기적과 같은 결과를 도출할 수 있는 이유는 변인의 통제 범위를 학습과 연습을 통해 확장시키기 때문이다. 물론 결과의 도달점을 높이기 위해서는 변인의 수가 많아야 한다. 그리고 특정 과제에 대한 이해가 선행되어야 하고 그 결과에 영향을 미치는 변인에 대한 이해도 선행되어야 한다. 변인을 늘리려다 결과에 영향을 미치지 못하는 변인을 추가시킬 확률만 높아진다.

자 그렇다면 이제 200가지 운동을 시작해야 할까? 아니다. 객관적인 자기평가가 선행되지 않는다면 어느 정도의 변인의 수만큼 통제가 가능한지 알 수 없다. 운동 초보자의 경우 통제할 수 있는 변인의 수는 매우 제한적이다. 다룰 수 있는 중량도 낮고 운동을 오랜 시간 지속할 수 있는 능력 또한 가지고 있지 않다. 이럴 때는 2-3가지 운동을 반복하는 것 이외에는 방법이 없다. 하지만 경력자의 경우 중량도 무겁게 다룰 수 있기에, 선택할 수 있는 중량의 범위도 다양해지고 할 수 있는 종목도 많아지며, 할 수 있는 가동범위, 세트 모든 것이 늘어난다. 부익부 빈익빈이라는 말처럼 운동도 경력이 늘어나고 체력이 높고 근육이 많을수록 더 좋은 결과를 끌어내기가 수월하다. 똑같은 다이어트를 해도 숙련자와 초보자의 성과 차이는 실로 엄청난 차이를 보인다.

 상급자 흉내 내기는 초보자가 가장하지 말아야 할 1순위이다. 자신에게 영향을 미치지 않는 변인까지 추가시키게 되면 열심은 열심대로 힘은 힘대로 들지만 결과에는 별다른 영향을 주지 못하는 경우를 접하게 된다. 드라마틱한 결과를 원한다면 일단 평범한 결과부터 얻어야 한다. 원인과 결과 사이의 변인을 이해하는 노력이 선행되어야 한다는 것이다. 초보자라면 팔굽혀펴기 하나라도 제대로 통제해서 수행의 변화를 통해 발전해가는 몸의 변화를 이해할 수 있는 수준까지 끌어올려야 한다. 제한된 종목 안에서 중량과 반복, 세트만 통제하는 것도 어려운 것이 초보자의 수준이다. 상급자라면 중량, 반복, 세트의 범위도 큰 것은 물론 가동범위나 동작 속도, 빈도 등의 변인을 추가시켜서 수많은 경우의 수를 가지고 조합할 수 있게 된다. 변인이 증가하면 할수록 통제해야 할 변인은 기하급수적으로 증가한다. 내가 할 수 있는 운동을 다 해도 되는 것이 아닌 이유가 바로 이것이다. 변인만 늘리고 통제를 하지 못한다면 결국 방향을 잃기 마련이다.

변인을 이해하고 통제하는 것이 창의력의 시작이다. 변인의 가짓수만 늘리는 것은 창의력이 아니다. 인간이 동물과 가장 다른 점은 창조적인 존재라는 것이다. 그렇다고 해서 무턱대고 시도하는 것이 창조의 길은 아니다.

창조적인 결과를 얻는 사람들은 자신이 통제 가능한 변인을 하나둘 늘려간 사람들의 것이다. 엉뚱한 시도를 하다가 기적처럼 창조물이 나타나지는 않는다. 자신이 통제할 수 있는 변인을 점차 늘려가다가 평범한 사람들이 상상도 못할 정도의 통제력을 갖게 되면 비로소 그때 창조적인 결과가 나타나게 된다. 기적은 모두의 것이다. 하지만 아무나 기적을 경험하지는 못한다. 나는 성경을 통해 기적을 경험하는 간증을 자주 접하게 된다. 창세기는 인간에 대한 흥미로운 부분을 우리에게 보여준다. 성경에서 가장 인상 깊었던 부분이 바로 이 구절이다.
'하나님이 자기 형상 곧 하나님의 형상대로 사람을 창조하시되 남자와 여자를 창조하시고'
여러 가지 이야기를 통해서 우리는 인간에 대해 이야기한다. 과연 인간은 그냥 말하는 동물일까. 그냥 걸어 다니는 동물일까.
'진리가 너희를 자유케하리라.'
내가 가장 좋아하는 예수가 말한 구절이다.
인간에게 가장 중요한 것은 자유를 지닌 존재라는 것

이다. 스스로 어떤 삶을 살 것인가를 결정할 수 있는 유일한 존재이기도 하다. 동물은 개미로 태어나면 개미로 살아가야 하지만 인간은 개미처럼 살 수도 있고 뱀처럼 살 수도 있고 개처럼 살 수도 있다. 곰 같은 놈, 여우 같은 년 등 동물에 비유하는 이유는 인간은 자유의지를 통해 다양한 삶을 살아가기 때문이다.

 곰 같은 놈도 개과천선이 가능하다는 것인데 그러한 자유는 진리를 인식함을 통해 가능하다. 하기 싫은 것을 하지 않을 수 있는 상황으로 자신을 이끌어가는 것이다. 하지만 그 과정에서는 역설적으로 하기 싫은 것을 할 용기가 필요하다.

 인간에게 가장 어려운 것은 순종이다. 청개구리 병이라는 말이 있는 이유도 어쩌면 이러한 인간의 순종을 거부하는 본성 때문일 것이다. 기독교에서 순종을 강조하는 이유가 순종 그 자체에 의미가 있어서가 아니다. 하기 싫은 것을 하지 않기 위해서 하기 싫은 것을 받아들일 수 있는 사람이 되어야 하기 때문이다. 그러나 하기 싫은 것을 궁시렁거리고 불평불만 하면서 억지로 하라는 것과는 다르다.

 기독교에서 중요한 믿음이라는 개념도 이러한 상황에 기인한다. 지도자가 하기 싫은 것을 시켰을 때 그것을 받아들이기 위해서는 지도자에 대한 믿음이 필요하다. 예수가 우리에게 자유를 주기 위해 오른뺨을 맞았을 때 왼뺨을 돌리라는 어려운 과제를 요구했던 것처럼 지도자의 지시를 따르기 위해서는 믿음이 선행되어야 한다. 왜 왼뺨을 돌려야 하는지 따지기보다는 예수를 믿고 그러한 상황에서 왼뺨을 내어줄 때 우리는 기적을 경험한다.

몸만들기에서 정말 싫은 것은 고반복 고세트이다. 누군들 많이 하는 것을 좋아하겠는가? 몸이 설기관 선수 몸이라면 굳이 고반복을 할 필요도 많은 세트를 할 필요도 없다. 체대 입시를 할 때에도 2분 윗몸일으키기와 같은 종목의 기록이 150개가 나오는 학생에게 매일 1000개를 시키는 바보는 없다. 하지만 2분에 100개의 기록도 내지 못하는 학생은 어쩔 수 없이 1000개와 같은 고반복의 고통을 감내해야 높은 확률로 개수를 높일 수 있고 고반복으로부터의 자유를 얻을 수 있다. 스쿼트를 매우 안정된 자세에서 200kg 12회 5세트를 할 수 있다면 발박수 타바타 1000개 따위는 버릴 수 있다. 난 누구나 자유를 얻기를 희망한다. 무분할 아카데미 카페에서 유행하는 고반복도 결국은 자유를 얻기 위한 과정이지 이상향은 아니다. 이상적인 몸을 만들기 위해서 단군신화에서 곰이 쑥과 마늘을 먹으며 참았던 시기가 우리에게 필요하다는 것이다. 곰이 왜 쑥과 마늘이에요? 사과 먹으면 안되나요? 라고 묻는 장면이 나오지 않는 것을 보며 우리는 교훈을 얻어야 한다. 쑥과 마늘이 특효약인 것이 아니라 순종의 과정이 특효약이라는 것을 인지해야만 한다. 클린푸드를 권유할 때, 대답하기 애매한 음식을 어떠냐고 질문하는 사람들을 보면서 실패 확률이 99.2025%라는 확신을 가지는 이유가 바로 여기에 있다. '왜 하나'라는 질문을 하기 전에 일단 주어진 과제를 순종하며 해나가는 것이 기적을 경험할 수 있는 지름길이라는 것을 인지했으면 한다. 쑥과 마늘이 특효약이 아닌 것처럼 내가 추천하는 운동이 특효약은 아니지만 운동을 연습하는 과정을 통해 얻을 수 있는 것이 많기 때문에 추천하는 것이고 그것을 믿고 순종한다면 기적을 경험할 수 있다.

호모 제네시스

반응

인간은 동물과 다른 면이 여러 가지 있다. 그 중 중요한 것은 책임감이다. 책임은 영어로 'responsibility'인데 'response'와 'ability'의 합이라고 한다. 즉 책임은 반응을 선택하는 능력이라는 말인데 무엇에 반응하는 것 인고하니 외부의 자극에 반응하는 것을 말한다. 우리는 어떠한 일이 있을 때 그것에 어떠한 반응을 할지 스스로 결정할 수 있다. 환경에 의해 자연스레 나오는 습관적인 반응이 아닌 문제의 인과관계와 상황을 파악하여 의도대로 반응하는 것이 가능하다. 파블로프의 개 실험에서 나오는 개와 인간을 동일시했던 시절에는 인간은 환경의 영향에 따라 그의 삶이 결정된다는 주장을 했던 적도 있었다.

인간이 환경에 어느 정도 영향을 받는 것은 사실이지만 우리는 괜찮은 반응을 선택하기 위해 노력해야 한다. 매 순간 우리의 의도로 좋은 반응을 선택해 낸다면 여태까지의 인류처럼 수많은 예외를 만들어내며 역경을 이겨낼 수 있을 것이다. 좋지 못한 상황에서도 예상을 뛰어넘는 반응을 보였던 인류는 우리에게 큰 교훈을 준다.

똑같은 고문을 당해도 국가와 민족을 팔아먹는 인간

도 있고 끝까지 입을 열지 않는 인간도 존재한다. 인간이 스스로의 삶을 개척할 수 있는 이유는 의도대로 반응할 수 있는 능력이 있기 때문이라고 많은 학자들은 주장한다.

 즉 자신의 삶을 제3자의 입장에서 투사할 수 있는 존재라는 것. 그러한 능력을 통해 자극과 반응 사이에 선택할 수 있는 공간을 만들 수 있다고 말하고 있다. 인간의 진정한 자유라는 것은 자극에 대한 반응을 선택할 수 있는 자유이다. 뒤통수를 맞았을 때 개처럼 짖을 수도 있지만 아무렇지도 않게 참을 수 있는 선택의 자유가 있는 것이 인간이다. 둘 중에 어떠한 것이 선인지 악인지를 구별하려고 말하는 것이 아니다. 인간에게는 선택의 자유가 있고 그 선택에 따라 인생이 변한다는 것이다.

 예수의 오른뺨을 맞았을 때 왼뺨을 내밀라는 것은 진리가 너희를 자유케하리라는 말씀과 일맥상통한다. 힘든 상황에서도 반응은 스스로 선택 가능하다는 메시지를 우리에게 주고 싶었던 것이다. 오른뺨을 맞을 때 왼뺨을 내밀지 않으면 망한다가 아니라 그러한 상황 속에서도 자신의 반응을 선택하는 것이 가능한 존재라는 것을 알려주는 메시지이다.

 우리는 수많은 환경을 만난다. 수많은 자극이 우리에게 다가오고 우리에게는 수많은 선택권이 있다. 여기서 반응할 수 있는 능력이 있다는 것이 바로 인간의 책임이다. 운동은 우리에게 인위적인 다양한 자극을 가하고 우리의 몸은 그것에 반응하는 능력이 있음을 아주 조금은 일깨워준다. 과부하에 적응이 가능하고 그러한 반응이 가능한 위대한 존재라는 것.

 예수가 우리에게 전하고자 했던 것은 항상성이 파괴되는 자극을 가한다 할지라도 오히려 몸이 성장하는 것처럼 우리의 삶에 어려운 환경이 다가와도 그것을 적응하고 이겨내는 반응을 선택하면 삶은 더 나아진다는 메시지를 우리에게 주고 싶었을 것이다. 십자가형이라는 지옥 같은 상황 속에서도 반응의 자유에 따라 묵묵히 자신의 길을 가는 모습은 참인간의 모습을 몸소 보여주었던 역사적 사건이기에 우리는 예수 이후 2025년에 살아가고 있는 것이다. 어떠한 상황에도 인간은 진실할 수 있는 자유가 있다. 어떠한 상황에도 인간은 원칙을 지킬 수 있는 자유가 있다. 어떠한 상황에도 인간은 자신의 길을 갈 자유가 있다.

반응

D-day

시합 날이라서 일찍 잠에서 깬다. 이제 마지막으로 체중만 확인하면 된다. 그런데 해가 중천에 떴다는 것을 느꼈다. 알람 소리를 못 들은 건가? 보통 시합 날은 긴장해서 일찍 눈이 떠지기 마련인데 이상하게도 오랜 시간 잠든 것 같은 기분이 든다. 일어나려는 생각보다는 더 자고 싶은 생각이 간절하다. 시합을 준비하면서 알람 소리보다 늦게 눈이 떠진 적이 없었다. 항상 수면 시간을 비슷하게 유지하려고 노력했기에 일찍 잠자리에 들었다. 그래서 아침에 눈을 늦게 뜨는 일은 없었다. 하지만 오늘 유독 몸이 무겁다. 억지로 일어나서 전신 거울 앞에 섰다. 마지막 점검이다. 뭐지? 내 모습이 아니다. 꿈을 꾸고 있는 것 같다. 시합이라 긴장해서 이런 꿈도 꾸는구나. 팔다리엔 근육이 하나도 없이 가늘고 가슴은 흉측하게 튀어나와서 처져 있고 배는 올챙이 같고 옆구리에는 튜브가 달려있다. 꿈에서 깨자. 하지만 깨어지지 않는다. 이제 보니 어제 내가 묵은 호텔 방이 아니다. 얼굴은 내 얼굴이랑 비슷해 보이긴 한다. 나랑 조금 닮은 추한 아저씨다. 침대 옆에 보니 치킨과 맥주가 널브러져 있다. 1.5리터 콜라가 한 병은 비어있고 한 병은 반쯤 남아있다. 그런데 문득 내가 방금 그것을 마시고 내려놨다는 것을 내려놓으면서 인식했다. 뭐지? 심지어 입안에 치킨을 씹고 있다는 것을 알았다. 뱉으려고 했지만 이미 식도를 타고 내려가고 있었고 내 손에는 치킨 두 조각이 더 들려있었다. 놀라서 던져버리고 휴대폰을 찾아보았다. 혹시 시합 준비하느라 무리를 해서 내가 기절해 깨어나지 못하고 몇 개월이 지나버린 걸까? 기억상실증에 걸려서 이러고 있는 것은 아닐까 상상도 해본다. 날짜를 봐야 한다. 2022년 7월 16일 그냥 그날이다.

시합 날….

CHAPTER 2. 타인의 삶

Day 1

 휴대폰을 찾아보니 아이폰이 저 구석에 던져져 있다. 다행히 페이스 인식으로 로그인이 된다. 문자를 확인해보니 내가 보낸 문자가 몇 개 있다. 내 사랑이라고 쓰여있는 마지막 문자를 보니 "시간 되면 담배 좀 사 와라."였다.
미친 것 같다. 지난 문자들을 확인해 보는데 쓰레기 같은 이야기들뿐이다. 싸우는 내용이 있는데 어떤 이유 때문인지는 파악하지 못했다. 집에 있는 것이라고는 과자와 초콜릿뿐이다. 냉장고엔 탄산음료와 맥주 몇 병, 소주뿐이다. 그런데 냉동고에 신기하게 몇 개월 지나서 돌덩이처럼 얼어버린 닭가슴살이 있다. 비만 회원이 오면 항상 이렇게 이야기했다. 만약 나라면 그냥 며칠 굶고 체중을 줄인 다음에 시작하겠다고. 운동량을 엄청 몰아칠 때도 2-3일 굶는 것은 일도 아니었다. 시합을 준비하면 엄청난 칼로리가 필요하겠지만 정신력으로 그 정도는 그렇게 힘든 일도 아니었다. 그런 회원들을 보며 한심해했던 기억이 떠오른다. 그런데 지금은 겨우 오전 7시 15분. 배고파서 미칠 지경이다. 어제는 집에 있는 과자, 냉장고에 있던 피자 몇 조각 그리고 나도 모르게 맥주 4캔이랑 소주 한 병을 먹고 잠들었던 흔적이 있다. 그런데 배가 고파서 잠이 깼다. 이유는 모르지만 이런 몸으로 살아갈 수는 없다.

체중계에 올라가 보니 78kg이다. 신기하게도 시합 체중과 같다. 같은 체중 다른 몸이다. 과자와 몸에 좋지 못한 음식들부터 버려야겠다. 일단 냉동고에 있는 닭가슴살을 먹는 것으로 시작해야겠다. 과자를 챙기는데도 벌써 숨이 차고 온몸이 땀범벅이다. 땀 냄새도 심한 것 같다.

일단 쉬자…. 잠이 들었다.

시간을 보니 낮 1시다.

버리려던 과자와 맥주를 마시고 잠들었다.

젠장…. 이런 식으로는 안 되겠다. 자신을 통제할 수 없다는 사실이 짜증 나지만 어쩔 수 없다. 내 사랑이라고 등록되어있는 사람에게 다시 문자를 해본다. "뭐해?" 누군지 모르는 미지의 여인에게 문자를 하는 거라 설렌다. 어떤 사람일까…. 하지만 너무 추한 내 모습 때문에 만나고 싶지 않다. 그녀가 누구든 일단 정신을 차리고 회복을 해야 할 것 같다. 역시 읽지 않음이다. 집을 둘러보니 결혼 생활하는 집이 아니다. 일단 운동을 시작해야겠다. 헬토를 찾아갈까? 내가 없는데 운영이 되고 있을까? 아니면 내가 그곳에 있을까? 용기가 나지 않는다. 일단 집을 나왔다. 동네를 걷는 것부터 시작해야겠다. 주변을 보니 청담동이나 삼성동 부근이다. 가볍게 뛰면 뚝방길을 따라 헬토까지 40-50분이면 갈 수 있는 거리다.

오늘은 일단 헬토까지 가보자. 헬토는 있는지 나는 어떻게 된 건지 알아볼 겸 가보자. 가는데 땀이 너무 나서 더 이상 못 갈 것 같다. 뛰는 것도 아니고 빠른 걸음으로 걸은 것 뿐인데 너무 힘이 든다. 중간에 편의점에 들러서 나도 모르게 이온 음료를 샀다. 헬스장 회원이 이온 음료를 먹으면 당이 들어있는 음료를 먹는다고 구박했었는데 이온 음료를 먹지 않으면 해소될 것 같지 않은 갈증이다. 이온 음료를 마셨는데 좀 살 것 같더니만 한 개로는 안 될 것 같아서 다른 맛으로 한 개를 더 산다. 편의점에서 담배를 사서 편의점 앞 의자에 앉아서 담배를 피운다. 어지럽다. 토할 것 같은 느낌이다. 한 시간 정도 걸었는데 이렇게 힘들다니...

빨리 가고 싶지만 너무 멀다. 뛰어가는 것은 이 몸뚱이로는 무리다. 문자가 누구에게도 오지 않는다. 단톡방이 있긴 한데 뭔 소리 하는지 모를 것 같아 일부러 들어가지 않고 있다. 시답지 않은 농담들이 올라오는 방도 있는 것 같기는 한데 들어가기 두렵다. 중요한 일이면 갠톡하겠지.

'내 사랑'이 누구인지 궁금하다.

난 스토커인가?

연락이 오지 않고 보낸 문자마저 읽씹당했다.

Day 2

카톡을 둘러봤지만 휴대폰이 새 휴대폰이라 별 내용이 없다. 대꾸가 몇 개 있긴 한데 단답식이라 잘 모르겠다. 그런데 차단당해서 업무폰으로 다시 카톡 한 것 같았다.

왜인지는 모르겠지만 "알았으니까 차단하지 마. 나도 빨리 마무리할게."라고 보낸 문자가 있다. 뭘 마무리 한다는 것일까? 그리고 기존 문자는 왜 차단당한 것일까….

 어제 냉장고에 있는 닭가슴살을 5개나 먹었다. 아무리 먹어도 배가 채워지지 않는다. 다행히 맥주가 있어서 맥주 5캔과 함께 먹고 그냥 뻗어서 잤다. 닭가슴살 5개랑 맥주 5캔이라니. 끔찍하다. 그런 고민할 때가 아니라 일어나보니 10시다. 지금 헬토에 가면 원래 내가 있을 시간인데, 한번 가볼까. 어젠 걷기 때문에 실패한 것이니 차를 타고 가서 일단 볼까? 나를 대신해서 누군가 있을 수 있다. 관장이 바뀐 것일까. 헬토 이전에 관한 문제는 어떻게 해결되고 있을까? 서랍에 보니 차 키가 있다. 포르쉐 키이다.

걸어가는 건 포기다. 어제 한 시간 걸은 것 때문에 종아리와 허벅지에 근육통이 있다. 생각보다 근육통이 심하다. 회복과 휴식이 필요한 것 같다. 몸이 천근만근이다. 지하 주차장에 내려가 보니 타이칸이 있다. 문을 열어보니 열린다! 가볼까 고민하다가 너무 피곤하다. 뭘 하더라도 오늘은 쉬고 내일부터 해야겠다.

 배도 너무 고프다. 집 앞 편의점에 갔다. 지갑에 있는 현금카드를 조회해보니 잔고가 너무 많았다. 눈을 의심했다. 66억 6천만 원이 있었다. 뭐야 이 악마의 숫자는. 악마가 나를 가지고 놀고 있는 건가. 이런 생각이 들면서도 생각보다 잔고가 너무 많이 있어서 다행이라는 생각이 들었다. 당분간 일은 안 하고 몸만들기에 집중할 수 있겠다. 퇴직금을 주식으로 받았는데 대박이 난 걸까? 하여간 왜 이렇게 큰돈이 있는지 모르겠다. 집으로 돌아왔다. 집이 유부남의 집은 아니었다. 여자의 옷가지라고는 찾아볼 수가 없다.

 그건 그렇고 돈도 넉넉하니 오늘까지만 먹자. 찌장면이랑 탕수육을 세트로 시켰다. 배달은 정말 거짓말처럼 빠르게 도착했고 난 5분 만에 모두 먹어버렸다. 배달앱을 열어보니 최근 주문에 온갖 치킨 리스트가 나온다.

Day 3

 근육통이 더 심해졌다. 한 시간 걸었다고 이렇게 몸이 만신창이가 되다니…. 그래도 더 미룰 수는 없다. 일단 가서 잘못하더라도 운동을 시작해야겠다. 체중계에 올라가 보니 첫날보다 3kg이 늘었다. 81kg이다. 오늘은 그래도 일찍 눈이 떠졌다. 오전 8시. 땀범벅으로 가기보다는 말끔하게 샤워도하고 옷장에 있는 깔끔한 티셔츠를 골라 입는 것이 나을 것 같았다. 옷장에 보니 고가의 브랜드의 옷들이 많았다.

 몸뚱아리에 비해서 옷은 정리도 잘돼 있고 좋은 운동복이 많았다. 골프웨어도 있는 것을 보니 골프도 치는 것 같다. 혼란스럽기도 하니 헬토에 가는 것 보다는 주변 헬스클럽 아무 곳이나 가보자. 예산의 여유가 있으니 일단 카드를 가지고 나가보면 되겠다. 포르쉐 타이칸도 몰아볼 겸 서랍에서 차 키를 챙기면서 다른 지갑을 꺼냈다. 신분증이 있었다. 내 이름은 뭐고 나이는 몇 살일까? 면허는 있겠지? 면허증을 보니 82년생 한태중이다. 내 나이보다 10살이 어린데 나보다도 더 늙어 보인다. 한태중이라니 너무 낯선 이름이다. 청담동 쪽으로 가보면 될 것 같다. 발렛이 되는 고급스러운 곳으로 가야겠다. 내 돈인지 아닌지는 모르지만 66억 6천이 있으니까. 타이칸을 세우고 1층에 통유리로 상담실이 있는 좋은 헬스장에 들어갔다. 떨린다. 운동은 할 수 있을까? 자신감이 계속 떨어진다. 헬토 말고 다른 헬스장을 가본 적이 없어서 그런지 처음 헬스를 하는 것처럼 떨렸다. 예쁘장한 여직원이 엄청 반겨준다. 내 차를 보고 친절해진 것 같기도 하다.
"어떻게 오셨어요. 무엇을 도와드릴까요?"
"운동 좀 해볼까 하고요…."
"네 이쪽으로 들어오세요. 커피 드릴까요?"

태블릿을 꺼내더니 여러 가지 자료를 능수능란하게 보여준다.
"정말 잘됐네요. 특별 할인 기간에 오셨어요"
"아 전 그냥 한 달만 해보려고."
말이 끝나기가 무섭게 여자 트레이너 한 명이 들어온다. 거의 비키니 수준의 노출이 있는 탑을 입고 있다. 가슴이 터질 것 같이 꽉 차 있다. "저희 센터에서 가장 유명한 쌤인데 마침 딱 한자리가 비어있네요. 쌤 인사해요."
"안녕하세요. 회원님 제니예요."
"책임지고 회원님 몸을 만들어 드릴게요. "
눈웃음이 장난이 아니다.
어쩌고저쩌고 하는 사이 이미 내 카드는 그녀의 손에 들려있었다. 280만 원을 결제했다.
"내일부터 열심히 해보실게요. 내일 오전 8시에 뵙겠습니다~"
"네 출근 전에 간단히 하고 가면 되겠네요"
라고 되도 않는 거짓말을 한다. 제니가 말을 걸때마다 말도 안 되는 거짓말이 쉬지도 않고 나온다. 10시에 임원 회의니까 어쩌고저쩌고….

나에게 왜 이런 일이 일어난 걸까?

내 자신이 파도에서 서핑을 즐기고 있는 줄 알았는데 반복되는 파도에 지쳤던 것은 아닐까? 나는 '차라리'에 대한 이야기를 자주 한 적이 있다. 인간의 언어 중에는 정말 강력한 것 몇 가지가 있다. 그중에 가장 강력한 것은 '차라리'이다. 백수로 오랜 시간 지내는 사람의 마음에는 이런 일을 할 바에는 차라리 일 안 해라는 '차라리'의 힘이 숨어있다. 이렇게 바쁠 바에는 차라리…. 이렇게 힘들 바에는 차라리….

 몸만들기에 실패하는 사람들의 마음에도 차라리가 도사린다. 이렇게 귀찮게 매일 헬스클럽 올 바엔 차라리 편하게 사는 게 좋겠다는 생각은 이루어지고 만다. 불평불만의 가장 강력한 의지 표명이다. 이렇게 살 바엔, 이렇게 할 바엔 차라리…. 라는 말을 되뇌면 마음을 정말 잘 움직인다. 차라리 아픈 게 낫겠다. 차라리 일을 안 하는 게 좋겠다. 차라리 혼자가 편하겠다. 차라리 차라리….

 지난 일을 돌아보면 '차라리'는 다 이루어져 버렸다. 난 얼마 전 이렇게 힘들 바엔 차라리 돈 많은 백수가 되면 좋겠다고 생각했다. 그렇다고 이렇게 이루어진다는 것이 말이 되나? 영화에서나 나오는 일이다. 그렇다면 지금 내 몸 속에는 이 녀석의 영혼이 들어간 것일까? 운동을 해야 하지만 영혼이 바뀐 것인지 어떻게 된 일인지 먼저 알아봐야겠다. '차라리'의 힘으로 이런 일이 벌어진 걸까…

 문득 내가 생각했던 '차라리'에 이상한 느낌이 들었다. I에게 적극적으로 대시하지 못하고 붙잡지 못했던 자신을 한심하게 생각하며 한 생각이 떠올랐다. 차라리 내가 I의 전남편이면 좋겠다고 생각을 했었다. 휴대폰을 봐야겠다.
　인스타에 어떤 사진이 있는지, 인스타엔 음식사진 말고는 없다. 갤러리를 봐야겠다. 사진들을 보면 내가 누구의 몸인지 알 수 있을 것이다.
그런데, 갤러리에 I의 사진이 있다.

Day 4

　알람이 울린다. 6시부터 20분 간격으로 7시 20분까지 해놨다. 꿈속에서 알람 소리를 듣고 있는 건지 깬 건지 모르겠다. 세 번째 알람이 울릴 때쯤에야 겨우 몸을 일으킨다. 몸이 무겁다. 진짜 무거운 건지 컨디션이 안 좋은 건지는 알 수 없지만, 어제 자기 전에 라면을 끓여 먹어서 그런지 몸이 더욱 무겁다. 배고파서 라면 한 개를 끓여 먹었었는데 먹고 난 후에 배가 더 고파져서 결국 짜파게티까지 먹었다. 그것도 두 개나. 살이 더 찐 것 같다. 혼란한 마음때문인지 아니면 이 몸이 알콜에 중독되어버린 건지는 몰라도 술을 먹지 않으면 잠이 안 온다. 다행히 집안에 와인 냉장고가 있고 수십 병의 와인이 있어서 매일 한 병씩 마시고 잠에든다. 급하게 마시고 나면 잠이 든다기보다는 뻗어버린다. 술이 약한 것을 경험해본 적도 없고 내 몸일 때의 기억을 가지고 그때의 속도로 술을 마시니 다 마시기가 무섭게 잠들어버린다. 거의 기절이다. 내가 원하던 대로 나는 I의 전남편이 됐지만 반대로 내 몸속엔 이 인간이 들어가서 지금 I와 좋은 관계일 것을 생각하니 미칠 것 같다.
 지나가는 말로 했던 I의 말이 떠오른다. "제가 회사에서 받은 스톡옵션이 있었는데 남편 이름으로 되어있었어요. 그걸 안 줘서 골치가 아프네요. 솔직히 큰돈이긴 하지만 돈이고 뭐고 빨리 정리하고 싶을 뿐이에요.
그 돈으로 절 잡아두려고 하는데 정말 미칠 것 같아요."
이제 와서 돈을 준다면 그 돈으로 내 몸에 들어간 그 나쁜 자식이 어떻게 할 것을 생각하니 미칠 것 같다. 이런 상황이 오다니.
그건 그렇고 지금 내 모습은 I의 호감을 살 수 있는 모습이 아니다. 가뜩이나 나쁜 이미지에서 내 추한 모습이 거울에 비추는데 참기가 힘들다. 일어나야 한다. 그래. 이왕 이렇게 된 거 새로운 인생을 살아보자. 내가 사랑하는 I도 되찾고 건강한 몸도 만들자. 아닌가. 언젠가 다시 내 몸으로 돌아가게 되면 어쩌지…. 차라리 이 몸을 망가뜨려 버릴까. 다시 돌아가지 못하면 과연 모두 행복해질까? 내가 새사람이 되어야 할까. 아니면 다시 내 몸으로 돌아가는 방법을 찾아야 할까.

Day 5

　배달 음식을 미친놈처럼 4-5가지는 시킨 것 같다. 술병과 먹다 남은 음식들이 방 안에 가득하다. 체중계에 올라가 봤다. 88kg이다. 또 3kg이 늘었다. 시간을 보니 오전 6시다. 그래 일단 운동하러 가야 한다. 어제와 같은 실수를 할 순 없다. 어제는 고민만 하다가 운동을 하지 않았다. 몸만들기를 하자고 다짐했지만 몸이 말을 듣지 않았다. 등록하고 쉽게 포기하는 회원들을 보면서 한심해했건만 이 상황이 되어보니 몸을 움직여 시작하는 것도 쉽지가 않다. 술 냄새가 나지만 지금 움직이지 않는다면 오늘도 못 갈 확률이 높다. 지금 상태에서 운동하지 않으면 아마 얼마 지나지 않아 돌이킬 수 없을 정도의 체중이 되어있을 것 같다. 걸어갈지 차를 탈지 고민된다. 괜히 걸어갔다가 며칠 전처럼 체력이 고갈되어 폭식을 할 수도 있다. 하지만 움직여야 산다. 걷기 시작했다. 5분 정도 걸었는데 토할 것 같다. 어제 과음한 탓이다. 그래. 시간도 있고 하니 무조건 오고 가는 길을 걷자. 이 정도를 이겨내지 못하면 다시는 건강한 삶을 살 수 없을 것이다. 그리고 I도 되찾을 수 없다. 하지만 무릎과 허리가 아프다. 결국 도착했다. 제니쌤의 수업을 첫날부터 펑크냈기 때문에 오늘은 해야 한다.

'사업 때문에 바빠서'라고 거짓말을 해본다. 그런데 "1회는 차감됐어요. 당일 취소는 안 돼서요. 오늘부터 열심히 하시면 되죠"라고 웃으며 말한다.
"운동 해보신 경험은요?"
러닝머신을 걷게 하면서 기구 옆에 가슴골을 드러내고 기대어 나에게 물어본다.
"사업 때문에 바빠서…."
"어머 사업을 크게 하시나 봐요. 사장님."
"네 핀테크 쪽으로 사업을 하다 보니 너무 바쁘네요"
여기저기서 들은 단어로 지껄여본다.
"핀테크가 뭐에요?" 사실 나도 모른다. 대충 웃으면서 넘어간다.
"인바디 측정할게요. 이쪽으로 오세요."
인바디 측정치를 가지고 한참을 떠든다. 사실 귀에 들어오지 않는다. 운동 안 했다고 말했는데 좌우 팔다리 균형 문제까지 이야기하는데 정말 듣기가 싫다.

 운동 시작하는 줄 알았더니 매트에서 이 자세 저 자세를 취해보라고 한다. 나한테 딱 밀착해서 몸을 늘려주는데 마사지 수준이다. 이쪽이 뭉쳐있네요. 이쪽이 굳어있네요. 하면서 여기저기를 늘려준다. 솔직히 너무 시원하다.
움직이기 싫은데 이렇게 잡아서 늘려주고 풀어주니 살 것 같다.
"회원님은 불균형이 심하고 몸이 많이 뭉쳐있어서 스포츠마사지와 필라테스 결합 형태로 추가 결제해주시면 좋을 것 같아요. 그냥 운동해서는 다칠 위험도 있고…."
결국 180만원을 추가 결제했다.

무엇을 알아야 하는가?

무분할 아카데미를 운영하다 보면 자신이 왜 좋아졌는지를 모르는 경우가 많다. 본질을 보지 못하고 방편을 바라보기 때문이다.

방편 (方便)
[명사] 1. 그때그때의 경우에 따라 편하고 쉽게 이용하는 수단과 방법.

허리통증으로 일상생활을 하지 못했던 사람이 시합을 나갈 정도 활력적인 몸으로 변화하는 데는 여러 가지 방편이 사용된다. 체력을 키우기 위해 쉬운 운동으로 수백 개 혹은 천 개씩 반복을 하기도 한다. 자세 연습을 위해 다양한 방편이 사용되고 이것저것 하다 보면 하루에 5-6시간 운동을 할 때도 있다. 이런 것들은 필수적인 것은 아니지만 그때그때 때에 따라서 쉽게 할 수 있는 방편을 선택한다. 그 와중에 우리가 좋아하는 열정, 열심, 정신력이 동원되기도 한다. 또 꾸준함과 같은 단어들도 등장한다.

 하지만 허리 아픈 사람이 시합에 나가게 되는 것은 열정 때문도 꾸준함이나 정신력 덕분이 아니다. 무너져 있던 코어근육이 활성화되고 척추기립근이 강화되면서 주변 근육의 협응성이 증가했을 뿐이다. 우리가 알아야 할 것은 이러한 객관적인 결과이다. 만약 무너져 있던 코어근육이 활성화되고 척추기립근이 강화되면서 주변 근육의 협응성이 증가하였는데 열정이 없다고 해서 결과가 바뀔까? 정신력이 약하다고 결과가 변화할까? 만약 "열정은 있어야", "그래도 열심은 있어야"라는 생각이 든다면 정신을 차려야 한다. 예를 들어 벤치 40kg 10회 가능하던 사람이 120kg 벤치 20회를 가능하게 만들었다면 몸이 변하지 않을 수 있는 인간은 존재하지 않는다. 그 와중에 방편으로 열정이나 열심, 정신력이 동원되겠지만 그것은 방편일 뿐이다. 열정의 강함으로 결과를 예측할 수는 없다. 무분할 아카데미에서 성공하는 사람은 열정의 크기도 정신력의 강도도 아니고 운동시간 투자의 크기도 아니다.

 가능한 객관적인 시각으로 자신이 아는 것과 알아야 하는 것 모르는 것과 몰라야 하는 것을 인지한 사람이 성공한다.

부처는 이렇게 말했다.
방편은 중생의 근기에 따라 각양각색이기 때문에 천만 방편이라 한다. 그런데 방편은 상대방이 방편인 줄 모르게 사용해야 한다. 만약 방편인 줄 알게 되면 그 방편은 술수(術數)가 되어버리기 때문이다.
왜 좋아지는지도 모르고 방편에 매달려 살아가는 수많은 중생들을 구제하기 위해 오늘도 글을 쓴다.

나무아미타불.

무엇을 알아야 하는가?

인슐린 민감도

초보자는 왜 공복감을 느낄까? 왜 운동해도 변화가 없을까?

체전에 나갈 정도의 몸을 가진 엄청난 근육질의 선수도 시합 전에 보면 무탄을 하거나 단식을 해도 잘 버틴다. 하지만 근육량도 절반도 안 되고 운동강도도 10분의 1정도 되는 초보자는 다이어트를 시작하자마자 허기짐과 급 피로함을 느낀다.

이것이 바로 인슐린 민감도의 문제이다.

식생활이 건강하지 못한 초보자들은 혈액에 있는 영양소를 지속적으로 활용하는 데 익숙지 않다. 특히 설탕이나 가공 탄수화물의 무분별한 섭취로 인슐린 건강이 악화된 경우에는 설탕이 들어가서 인슐린을 확 올려주지 못하면 혈액에 있는 에너지를 쓸 수 있는 능력이 저하된다. 사실상 우리의 몸에는 며칠을 버틸 정도의 충분한 에너지를 보유하고 있다. 하지만 그것을 지속적으로 잘 활용하는가 아닌가의 문제는 전혀 다른 문제이다.

 초보자일수록 탄수화물을 섭취하지 못하면 힘을 못쓴다고 하는데 이는 틀린 말은 아니다. 바로 인슐린의 건강 문제로 인해 탄수화물 섭취로 인슐린을 올리지 않으면 에너지 공급에 문제가 생기는 것이다. 하지만 인슐린이 건강한 사람들의 경우에는 에너지를 적절하게 이용할 수 있는 능력이 있는 것이다. 운동의 효과라는 것은 운동을 통해 사용하는 우리 몸의 에너지를 얼마나 잘 활용하고 잘 회복하는가에 달려있다. 초보자라면 그러한 인슐린 기능을 회복하기 위한 노력이 필요하다. 한두 번 굶는 경험이나 몇 번 야채를 먹는다고 해결될 일이 아니다.

나는 한때 유행했던 디톡스 프로그램을 보고 영감을 얻있다. 다이어드 목적뿐 아니리 인슐린의 민감도를 높일 수 있는 방법이 있을까? 인슐린이 건강해지면 다이어트 뿐 아니라 근육의 성장 등 모든 건강에 도움이 되는데 인슐린 개선을 위한 프로그램은 없는 것 같다는 생각이 들었다. 단기간에 무언가를 얻으려는 것은 욕심이다. 그렇다고 초보자가 식단 조절을 5-6개월간 지속적으로 실수 없이 유지하는 것 또한 현실적이지 않다. 하루 이틀은 아니어도 2주 정도 노력으로 인슐린의 민감도를 개선하고 영양소에 대한 이해를 높일 수 있는 프로그램을 고민해 보았다.
이 프로그램을 통해서 자신에게 필요한 최소의 영양소

에 대한 이해를 하고 조금이나마 인슐린의 기능을 개선할 기회가 되었으면 한다. 살이 잘 빠지지 않거나 근육이 크지 않는다면 인슐린의 건강이 무너져있을 확률이 높다. 신체 조성에 가장 큰 영향을 주는 것이 바로 인슐린이다. 인슐린이 건강해진다면 신체 조성의 방향이 긍정적으로 변화하는 데 큰 역할을 할 수 있다. 당신이 운동의 효과를 100% 누리지 못하는 이유가 인슐린 때문이라면 고민해봐야 할 문제이다. 운동 효과가 높은 체질은 타고나는 것이 아니라 건강한 식생활에 달려있다는 것을 명심하자.

인슐린 민감도

Day 6

  그래도 I에게 문자를 해본다. 한태중과는 어떤 관계인지 내가 알 수는 없기에 일단 통화는 해봐야 할 것 같다는 생각이 든다. 그리고 I의 밝은 미소가 그립다. 최대한 질척거리는 느낌이 아니고 정말 무슨 일이 있는 것 같은 문자를 보내야 한다.
"꼭 할 말 있으니까 전화해요."
아니다. 이건 강요가 섞여 있다.
관계가 안 좋은 상황에서 오히려 최대한 감정이 없는 말투여야 한다.
"시간 될 때 전화 좀 부탁해요."

  딱 좋다. 전화가 오지 않는다. 일단 몸 만들어야 하니 제니에게 갔다. 오늘은 필라테스 수업이다. 필라테스라기보다는 마사지 수업에 가깝다. 나에게 밀착해서 내 몸을 움직여주고 대신 늘려준다. 아프지만 시원한 느낌이다. 몸이 망가져 있는데 뭔가 만족감이 든다. 건강해질 것 같은 착각이 든다. 건강이라는 것은 느낌이 아니라고 수없이 이야기 해왔던 나이다. 건강관련체력인 근력, 근지구력, 심폐지구력의 향상과 일정 수준의 체력 유지 없이는 건강은 불가능하다고···. 하지만 체력이 바닥인 상태에서 마사지를 받으며 몸을 늘려주니 이것으로 충분하다는 착각이 밀려온다. 힘든 운동보다 이렇게 스트레칭을 해주면 좋겠다는 마음이 들어온다. 행복감에 취해있을 때 전화가 울린다. I일지도 모른다. "잠시만요 바쁜 미팅이 있어서…."라고 쓸데없는 거짓말을 하고 바로 전화를 받는다.

I다. 하지만 나에게 친절하고 다정했던 목소리가 아니다. 차갑다. 안부를 묻지 않고 "이제 처리할 거지? 제발 빨리 마무리하자"

어떻게 마무리하기로 했는지 사실 난 모르기 때문에 일단 사실대로 말해야 할 것 같다.

"정말 미안한데 기록이 다 지워지고 요즘 정신이 없어서 내용 정리해서 한 번만 보내줄래요?"

"갑자기 왜 존댓말이야. 무슨 다른 꿍꿍이 있는 건 아니지? 그냥 내 계좌로 보내"

"그전에 한번 볼까요?"

"왜 그래. 일단 이체하고 서류 정리할 때 봐"

"그럼 문자로 계좌번호랑 금액…."

이라고 얼버무린다.

"돈 써 버린 거 아니지? 새 법인 만들고 건물 계약했으니까 빨리 줘 70억. 우리 팀원들이랑 준비 다 끝나가는데 정말 이럴 거야"

통장엔 66억 정도 있었는데. 3억…. 미치겠다….

제니와 벌써 9번의 수업을 했는데 제대로 된 운동을 한 적이 없다. 하고 나면 근육통이 없는 것은 아니지만 체력의 변화는 없다. 식욕은 늘고 살 빼려면 유산소를 추가하라는 말만 한다. 물론 스트레칭하고 몸을 만져주는 것이 나쁜 것은 아니지만 난 몸을 바꿔야 하는데 이렇게 해서는 가능성이 없다. 어제도 이런 말만 한다.
"닭가슴살이랑 고구마, 야채 이렇게 드세요"
"살 빼려면 유산소 추가하시면 되고요."
"불균형부터 맞춰야 하니까 필라테스를….."
"칼로리 1500칼로리 넘지 않게 잘 맞추시고"
"보조제 구입해서 드셔보는 건 어떠세요."

 이미 내 몸은 내가 강조하던 기초체력이라고는 찾아볼 수가 없다. 이 상태에서 제니가 말하는 모든 걸 다 한다고 해도 몸이 변할 확률은 매우 낮다. 돈이 아깝고 제니가 이쁘다고 계속 배우는 것은 바보짓이다. 아무래도 헬토를 찾아가 봐야겠다. 날짜는 8월16일. 4주 동안 별일 있는 건 아니겠지. 나를 알아볼 수 있는 사람은 없고 심관장이 그대로 나인지 다른 영혼이 들어간 건지도 알아봐야 한다. 내가 그대로라면 헬토는 기초체력 프로그램을 잘 운영하고 있을 것이다. 용기를 내서 마스크와 모자를 쓰고 찾아가 보기로 했다. 나와 영혼이 바뀐 것이라면 내 몸에 있는 한태중이 나를 알아볼 수도 있으니. 혹시 모르니 택시를 불렀다. 택시를 타고 헬토 앞에 내렸는데 이미 간판이 바뀌어있다. 입구에 처음 보는 젊은 트레이너들의 프로필 배너가 쫙 놓여있고 나 심관장은 보이지도 않았다. 여러 명의 트레이너가 정신없이 피티 영업을 하고 있었다. 내가 피티 없는 헬스장을 만들기 위해 20년 넘게 고민하고 노력해왔는데 어찌 된 일일까? 창쌤도 보이지 않는다. 피티 없는 헬스장을 만들 필요가 있을까? 이런 고민을 평생 해왔다. 지금도 후배들을 보면 수업 때문에 하루 14시간 이상 일하는 경우가 많다.

피트니스 피티의 기원은 미국의 모 피트니스 회사가 나스닥에 상장하면서 연구 개발한 성과이다. 같은 공간에서 최대의 수익을 창출할 수 있는 구조를 연구했고 그것이 세션 피티 제도이다. 수업 시간은 50분으로 하고 일주일에 2-3번 정도 출석해야 가장 큰 이익을 거둔다는 연구를 경제학자들이 했고 그 정보를 이어받는 쓰레기 같은 체육학자들은 그것과 같은 결과를 도출하기 위해 운동을 50분 정도 하는 것이 가장 효과적이다. 이 이상하면 코티졸이 나온다는 것에서부터 매일 운동하는 것보다 휴식이 중요하고, 주저리주저리 논문을 만들어갔다.

체육종사자들은 미국의 대형센터를 학습해서 돈을 벌기 위해 그러한 시스템을 한국식으로 만들어 피티 영업을 하고 있다. 회원들도 피티를 안 받으면 운동을 못할 것 같다고 하고 피티가 없으면 몸만들기에 성공할 수 없을 것 같다고 하니 피티 문화는 이미 정착된 것 같다. 그래서 그것을 없애기 위해서 평생을 노력했건만 헬스토피아가 이렇게 되다니.

 운명이다. 피티없이 몸만들기에 성공하고 I도 되찾아야겠다. 제니가 아무리 날 기분 좋게 해줘도 내 몸을 변화시킬 수 있는 건 오직 내 자신뿐이다. 서비스를 아무리 잘 받아도 몸은 변하지 않는다. 정신 차리고 내일부터 다이어트 1일 차다. 인슐린을 정상화하기 위해 단식을 시작한다. 예전에 내가 올렸던 인스타를 보니 60kg 데드리프트를 100회를 하고 있다. 일반인을 뛰어넘는 체력을 갖게 되면 분할이니 자극이니 루틴이니 식단이니 필요도 없이 건강한 몸을 만들게 된다. 정신 차리자. 20년 헬스장을 운영하면서 몇억의 현금만 있어도 몸만들기나 하며 편하게 살 수 있을 것 같다고 생각하곤 했다. 하지만 지금 몇십억의 현금이 있지만 나의 상황은 최악이다. 망가진 몸은 하루 굶는 것이 이렇게 힘든 것인지 몰랐다. 예전에 시합 준비할 때는 무탄을 1주일 넘게 한 적도 있고 금식도, 단수도 아무렇지도 않게 했다. 하지만 체력이 바닥인 상태에서는 한 끼를 거르는 것조차 버겁다. 일단 오래 앉아 있거나 서 있으면 허리가 아프다. 누워만 있다 보면 배가 안 고플 것 같지만 사실은 더 배고프다는 것을 알았다. 예전엔 누워만 지낸 적이 없다. 헬스클럽을 6시에 열고 회원들과 이것저것 하다 보면 하루가 어떻게 가는지 몰랐다. 유튜브 촬영과 몇 가지 일들을 하다 보면 금세 저녁 시간이고 피곤해서 쓰러져 자면 굶는 일은 다반사였다.

비만인 회원들에게 항상 해왔던 말. 나라면 며칠 굶고 확 빼고 시작하겠다는 그 말이 얼마나 어려운 것인지. 반나절을 버티기가 힘들다.

 이런저런 생각을 하다가 산책을 하기로 한다. 어차피 운동을 시작해야 하고 장소를 찾아야 한다. 제니가 있는 센터도 헬토도 갈 수 없다. 몇 분 걸어가다 보니 골목 사이에 눈에 익은 간판이 보였다. TS와 내가 함께 만들었던 어플인 올리의 로고가 보였다. TS는 내가 심관장이던 시절에 함께 작업했던 앱 개발자이다. 내가 알고 있는 지식을 공식화해서 앱을 만들고 올리짐을 만들기로 했었다. 난 나만의 고난에서 벗어나 I의 연인이 되고 올리짐을 만드는 상상을 했었다. 그런데 꿈이 정확하게 이루어졌다.

 성경 사사기에 입다의 이야기는 정말 무서운 이야기이다. 입다는 길르앗 지방에서 아버지 길르앗과 기생 출신 어머니에게서 태어난 자로 성경에 나온다. 하지만 아버지의 이름이 길르앗이라기보다는 창녀의 아들이기에 길르앗 사람 중 한 명이 아버지라는 뜻일 것이다. 천대받는 창녀의 아들이었던 입다. 아버지가 누구인지도 모르고 그저 동네에서 따돌림당하는 천대받던 인간이다. 결국 천대받고 길르앗에서 쫓겨나 돕 땅에 살면서 잡류의 우두머리가 되었다고 기록되어있다. 잡류. 뭐 건달, 양아치 이런 의미이다.(삿 11:2-3). 그러다가 길르앗 지방에 암몬과의 전쟁이 임박하게 되었는데 막상 전쟁에 나설 장수가 없었다. 길르앗 장로들의 요청으로 이스라엘의 부름을 받고 돌아와 이스라엘의 통수권을 부여받고서 전쟁에 나선다. 입다에겐 딸이 한 명 있었는데 평생 천대 받고 깡패의 딸로 살아가는 것이 마음이 아팠다. 그래서 전쟁에서만 승리하고 장관이 된다면 사랑하는 딸과 행복하게 살 수 있을 것 같았다. 그래서 입다는 하나님께 서원을 한다. 전쟁에서만 승리한다면 처음 마중 나오는 사람을 산 제물로 바치겠다고. 전쟁에서만 이긴다면 뭐든지 얻을 수 있다고 생각했던 입다.

하지만 전쟁에 승리하고 돌아오는데 처음 마중 나온 것은 다름 아닌 입다의 딸이었다.

난 I를 얻는다면, 몇십억이 있다면, 올리 앱이 성공해서 올리짐을 프랜차이즈화하면 행복할 것 같았다. 하지만 모든 것이 기적처럼 꿈처럼 이루어진 지금 난 입다가 된 기분이다. 결국 내가 원하는 것이 이루어지는 것이 중요한 것이 아니라 진짜 나의 길을 폭풍우 속에서도 묵묵히 한눈팔지 않고 걷는 것이 인생일까. 올리짐은 내가 생각한 내가 상상한 모습의 체육관이었다. 물론 위치는 구석진 곳이라 사람들이 많이 찾지 못할 것 같았지만 지하 1층에 100평 정도 규모로 자리 잡고 있었다. 난 운동강도를 공식화하고 그것을 애플리케이션으로 만들어서 잘못된 운동문화를 바로잡고 싶었다.

헬스클럽을 피티의 노예, 분할의 노예에서 해방시키고 싶었다. 역시 체육관의 모습은 내가 상상한 모습이었다. 렉이 10개가 넘었고 벤치프레스가 6개 있었다. 랫풀다운은 4개 종류는 다양하지 않았지만 사용 빈도가 높은 기구가 많이 있었다. 상상이 이루어진 기쁨도 있었지만 피티 체육관으로 바뀐 헬토의 바글거리는 사람들보다 한산한 올리짐의 모습은 마음이 아팠다. 하여간 여긴 무인 시스템으로 올리앱과 연동하여 진행되는 곳이었다. 카운터에 평범한 여직원이 앉아있었다. 가격은 시설만 이용은 3개월에 30만 원, 올리 프로그램 제공은 38만 원이었다. 내가 만든 프로그램이니까 나는 제공받을 필요가 없고 내가 자신에게 처방만 하면 된다. 3개월을 등록하고 바로 운동을 시작했다.

헬토에 처음 오는 초보자에게 실시했던 팔굽혀펴기 5칸이다. 아무리 그래도 20개 5세트는 가능할 것 같다. 마침 젊은 여성 회원 두 명이 운동을 시작한 지 얼마 되지 않았는지 5칸에서 낑낑거리며 15회 5세트를 하고 있었다. 둘 다 외모가 화사했다. 그녀들에게 오랜만에 해서 약하게 하는 것이라는 이미지를 보여주고 싶어서 쉽게 하는 것처럼 보이게 무표정으로 시작했다. 그런데 16개가 넘어가는데 나도 모르게 엉덩이가 들리고 팔이 떨린다. 너무 창피해서 전화가 와서 그만둔 것처럼 전화 받는 연기를 하며 잠깐 자리를 피했다. 이럴 바엔 그냥 몸 푸는 척 10회씩 4세트 해야겠다. 여성회원들은 무난하게 15회 4세트째를 하고 있었다. 2세트 10회까지는 쉬웠는데 3세트째엔 나도 모르게 팔에 진동이 오고 엉덩이가 하늘로 향하고 있었다. 이렇게 추할 수가. 그래도 10개를 안 하긴 그래서 4세트째에 가능한 몸을 통제하고 8회까지 했는데 정말 실패 지점이 온 것 같다. 하지만 정신력으로 아홉 번 성공. 한 개만 더하자. 그런데 갑자기 속이 울렁거리고 순간 팔에 힘이 완전히 풀리면서 바에 얼굴을 부딪쳤다. 거울을 보니 입술에 피가 난다. 여자들이 놀라며 "괜찮으세요?" 물어본다. 하지만 이미 얼굴이 하얘지고 괜찮은 얼굴이 아니다.

화장실에서 피를 닦고 정신을 차려본다. 하지만 속이 계속해서 울렁거린다. 팔굽혀펴기 조금 했다고 이 정도라니. 세수를 했더니 정신이 좀 돌아온다. 정말 쉽게 9칸 턱걸이를 10개 5세트를 해야겠다. 바를 잡고 시작하는데 몸이 무겁다. 올라가긴 하는데 다리를 쓰는 건지 팔을 쓰는 건지 알 수가 없다. 운동은 안되는 것 같고 몸은 마음처럼 안 움직이는 느낌이다. 왜 사람들이 어디 운동이냐고 물었던 건지 알겠다. 다행히 옆에 있던 여자들은 복근 운동하러 가서 보이지 않는다. 이제 정말 욕심부리지 말자. 한 개 더 해봐야 소용없다고 주구장창 이야기하던 나였다. 운동은 마법이 아니다 마법을 기대하고 있는가? '한 개 더의 마법은 존재하지 않는다.'라는 영상까지 찍었던 나이다. 절대 무리하지 말자고 스스로 다짐한다. 결국 장기적으로 10개 하던 내가 20개를 하는 내가 되어도 변화는 미비하다. 9개를 하는 나와 10개를 하는 내가 된다고 해서 마법과 같은 변화는 일어나지 않는다. 하지만 10개를 하려고 노력해본다. 거울로 내 모습이 보이기 때문에 가능한 턱걸이 자세와 비슷한 자세로 움직이긴 했지만 쉬운 것 같으면서도 몸이 안 움직인다.

10개 5세트를 못할 리는 없다고 생각하고 5세트를 마치는 순간 갑자기 시야가 노랗게 변한다.

나도 모르게 누웠다. 일어날 수가 없다. 공황장애인가. 식은땀이 나고 몸이 움직여지지 않는다. 핸드폰을 보면서 누워있는 척이라도 하고 싶었지만 핸드폰이 손에 닿지 않는다. 얼마쯤 지났을까. 다행히 사람이 없었다. 눈이 떠지고 아무도 없는 체육관에 홀로 누워있다. 아직 어지럽긴 하지만 누군가 오기 전에 얼른 가고 싶다.

호모 에렉투스

 인간이 동물과 다른 점은 여러 가지가 있다. 직립하는 다른 동물도 있기는 하지만 대표적인 특징 중 하나로 바로 직립보행을 한다는 것이다. 인간을 생물학적으로 분류하면 포유류 척추동물이다. 하지만 척추는 물고기도 가지고 있다. 우리는 척추를 가지고 있기 때문에 직립보행을 한다고 착각하는 경우도 있다. 척추동물의 분류만 검색을 해봐도 척추가 몸을 일으켜 세우는 기능을 가지고 있지 않다는 것은 알 수 있다. 그렇다면 인간이 직립을 할 수 있는 이유는 무엇일까?
흔히 우리는 코어 근육이라는 단어를 자주 사용한다. 물론 코어라는 단어는 사물의 중심부를 지칭하기도 하지만 가장 핵심적인 이라는 의미를 지니고 있다. 그저 인체의 중심부에 있기 때문에 중요한 근육이라고 생각하고 접근할 수도 있겠지만 핵심적인 근육이라고 표현하는 것이 이해하는 데 도움이 될 것이다. 단순하게 가운데 위치한다는 의미보다는 인간의 특성 즉 직립하기 위해 매우 중요한 역할을 하는, 핵심적인 역할을 하는 근육이라고 이해하면 좋을 것이다.
척추동물이면서 포유류인 동물들의 근육을 살펴보면 인간과는 다른 양상을 발견할 수 있다. 인간보다 훨씬 빠른 동물, 엄청 근육질인 동물도 직립보행을 하지 않는 동물은 직립과 관련된 근육은 발달하지 않은 것을 발견할 수 있다.

아무리 강한 동물이라도 직립을 하지 않는 동물은 배에 왕자가 없다. 말은 온몸이 근육질이지만 배에 왕자가 있지는 않다. 그림1 에서 보는 것처럼 다른 직립을 하지 않는 포유류의 단면은 이런 모양이다. 즉 몸통이 계란형으로 형성되어있다. 유원지에 가서 말을 타본 경험이 있다면 'o'자 다리의 모양을 기억할 것이다.
인간의 몸통은 이것과는 다른 양상을 보인다.

직립하지 않는 동물들의 경우에는 몸통의 단면이 계란형. 이것과 다르게 인간은 척추기립근의 형성으로 인해 그림2와 같은 모양으로 만들어져있다. 가운데 골짜기가 있는 모양이다. (그림 94p)

또 한 가지 다른 점은 엉덩이의 모양이다. 달리기를 잘하는 동물들도 엉덩이가 튀어나온 동물은 없다. 엉덩이가 있는 동물은 찾아보기 힘들다. 개도 고양이도 호랑이도 말도 엉덩이는 납작하다. 직립보행을 하는 원숭이의 경우 엉덩이가 있는 것을 볼 수 있다. 즉 대표적인 3가지 근육 복직근, 척주기립근, 대둔근 3가지의 협응으로 인간은 직립을 하는 것이다. 인간이 가장 무거운 물건을 들어 올릴 수 있는 동작이 있다. 바로 데드리프트라는 동작이다. 이것은 바닥에 있는 바벨을 들어 올리는 동작인데 이것은 인간의 직립과 관련된 근육을 총동원하는 동작이다. 최근 중량 운동의 중요성이 강조되면서 무거운 무게의 데드리프트나 스쿼트를 꼭 해야 한다고 주장하는 경우도 있지만 꼭 그렇지는 않다.

 무게보다 이러한 동작을 원활하게 가능하게 하는 능력을 확보하는 것이 더욱 중요하다. 소위 3대 운동이라고 불리는 운동은 인간이 무겁게 다룰 수 있는 대표적인 3가지 운동이기에 강조되는 것이다. 그렇다고 해서 동작이 완성되기 전에 무거운 중량을 다루는 것은 도움이 되지 않는다. 동작이 완성되고 앞서 말한 근육들이 어느 정도 형성되면, 일정 수준의 중량은 자연스럽게 다룰 수 있게 된다. 중량을 다룰 수 있는 능력을 우리는 근력이라고 부른다. 일정한 무게의 중량으로 해당 종목의 동작을 지속적으로 반복하는 능력이다. 이러한 근력의 변화를 통해서 우리는 해당 근육의 발달을 가져오게 된다. 먼저 자세의 익숙성이 확보되지 않은 상태로 중량을 다루게 되면 오히려 부상을 가져오게 된다. 인간의 몸의 움직임을 우리는 다양한 체력으로 표현하는데 그중에 인간의 건강에 관련된 체력 요인이 존재한다.

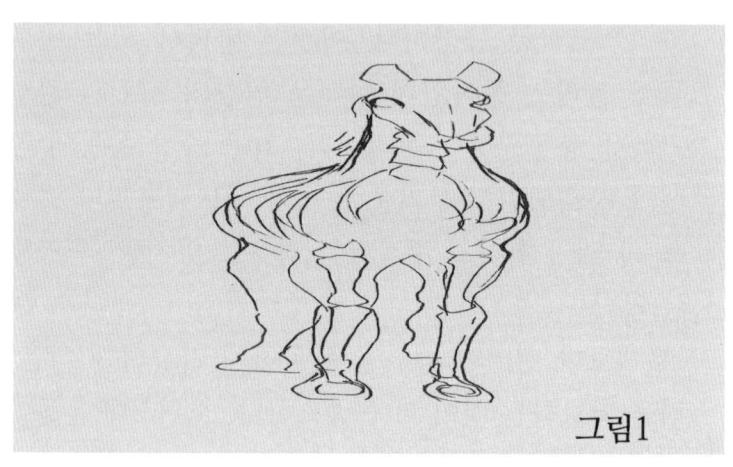

그림1

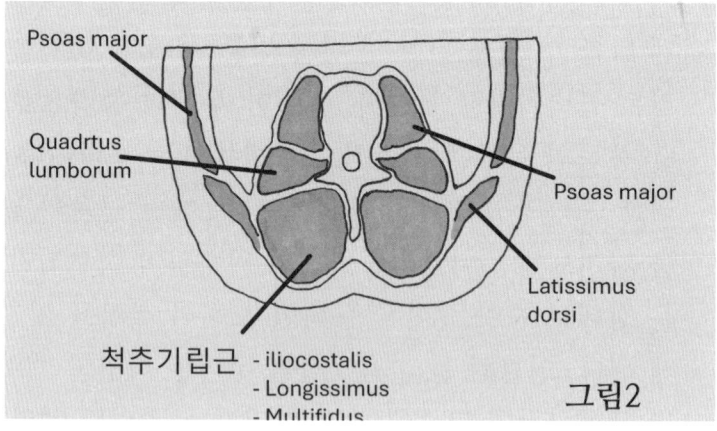

그림2

호모 에렉투스

Day 7

 침대에서 일어서려는데 허리가 아프다. 운동은 할 수 있을까? 근육통과 허리통증이 섞여서 내 상태를 파악하기 힘들다. 근육통은 좀 풀린 것 같기는 한데 오히려 허리통증은 심해진 것 같다. 하지만 못 움직일 정도가 아니기 때문에 헬스장에 가서 뭐라도 해봐야 할 것 같다. 옷장에 보니 좋은 운동복들이 여전히 많이 있다. 가능한 깔끔하게 입고 집을 나선다. 체력을 아끼기 위해 타이칸을 타고 헬스로 향했다. 마침 올리짐 직원이 "어디 아픈 데는 없으세요?"라고 물어본다.
"허리가 좀…."
"다리가 저리진 않으세요?", "근육통인가요?" 몇 가지 질문을 연속적으로 한다.
"그냥 좀 피곤한 것 같아요. 원래 허리가 좀 안 좋아서"라고 얼버무린다. 기본 프로그램을 작성해준다. 로잉머신 1000미터. 이제 조금 편안해졌다. 긴장도 덜 하고 힘을 빼고 해서 그런지 첫날에 비해 수월하다. 호흡도 안정적이다. 리듬감도 생기고 오히려 반복을 진행하면 할수록 이제는 힘든 것보다는 몸이 풀리는 느낌이다. 땀이 나는 게 불쾌하기보다는 체온이 오르고 몸이 활성화되는 느낌이다.
5분 32초. 양호하다. 숨도 넘어갈 정도는 아니다. 살짝 땀이 나고 운동할 준비가 된 느낌이다. 다시 팔굽혀 펴기. 아직 팔에 근육통이 남아있지만, 첫날보다 오히려 수월하다. 근육통이 있는데도 전보다 쉬워진 느낌이 든다. 정말 쉽게 6칸 높이에서 12개씩 5세트를 하는데 3세트부터 팔이 떨려 오긴 하지만 불가능한 수준이 아니다. 뭔가 몸이 깨어나는 느낌이 온다. 오히려 허리 통증도 점점 줄어든다. 몸에 죽어있던 운동신경이 조금씩 살아나는 기분이 든다. 마지막 세트를 하던 중 8개에서 팔이 움직이지 않는다. 하지만 10회씩 5세트 하며 힘겨워했던 것에 비해 나쁘진 않다고 생각이 든다. 어제 나를 기절하게 만들었던 턱걸이를 하기가 두렵다. 5개씩만 해볼까. 첫 세트 처음 5개까진 쉬웠는데 10개가 넘어가니 다리운동인지 어디 운동인지 알 수가 없다. 팔이 아픈 것보다 다리가 후들후들 떨린다. 결국 첫 세트만 10개를 채우고 5개씩으로 나머지 세트를 마무리했다. 워밍업과 두 종목밖에 하지 않았는데 체력이 소진되었다. 상체운동만 하려고 했는데 하체까지 다 털렸다.

Day 8

　이틀을 운동하고 하니 온몸이 얻어맞은 것 같은 느낌이다. 하체는 하지도 않았는데 다리근육통까지 심하다. 마침 토요일이고 운동도 쉬고 모처럼 외식도 하고 싶다. 온몸이 근육통이라 좋은 음식을 먹고 힐링하고 싶어진다. 카이센동 맛집을 검색해서 예약해본다. 용기내어 I에게 문자를 했다.

　지난 문자를 보니 자연스럽게 집 앞으로 오라는 말이 자주 있어서 이번에도 집 앞으로 오라고 했다. 다정한 말투는 아니지만 알았다고 하고 집 앞에서 전화한다고 한다. 옷장에 보니 명품 의류가 꽤 있다. 나름 멋을 내본다. 너무 과하지 않게 검정색 위주로 입어본다. 살찐 것도 좀 가릴 수 있으려나. 이 옷 저 옷 입어보지만 그렇게 잘 어울리는 옷은 없는 것 같다. 옷은 많은데 뭔가 촌스러운 옷만 골라 산 것 같다. 그나마 세련되어 보이는 옷으로 입고 집 앞에 서 있는데 I의 차가 보인다. 설마 하는 생각이 드는 순간 차에서 I가 내리는데 엄청 싸늘한 표정이다. 내가 아는 그녀의 얼굴이 아니다. 항상 보던 웃는 모습이 아닌 처음 보는 냉랭한 얼굴로 차에서 내린다. 인사도 하지 않고 "뭐 먹을래?"라고 쌀쌀맞게 말을 건다. 사실 난 너무 반가워서 방긋 웃으며 얼굴을 쳐다보고 있었다. 내가 웃으며 그녀를 볼 때면 그녀도 내 눈을 마주치며 웃어줬었다. 하지만 이제는 눈을 마주치지도 않고 짜증 섞인 목소리로 "안 가?"라고 말한다. 그제야 정신을 차리고 "응 가까운데 예약해놨어."
"어디 가게. 웬일로 예약했어."
여전히 말투는 퉁명스럽다. 내가 심관장으로 살아갈 때 만났던 그녀와는 너무 다르다.

"카이센동 먹으려고 예약했어."
표정이 굳어진다. "점심에 그 집 갔었어."
당황해서 다른 곳을 갈지 물어보는데 짜증이 난 표정으로
"그냥 가. 물어보기라도 하지. 생전 안 하던 짓을 해."
난 얼굴이 빨개졌다. 이미 관계가 무너져있다는 것을 느낄 수 있었다. 관계를 회복하기가 불가능할 것 같다는 불안감에 갑자기 식은땀이 흐른다. 난 가정이 무너진 이유가 전 와이프가 바람이 났기 때문이라고 확신하고 있었다. 그런데 이미 무너졌기 때문에 바람이 났던 것일까라는 생각이 스친다. 난 바람만 아니었다면 가정을 지킬 수 있었으리라 확신하고 있었는데 말이다. 그런데 이런 상황이 또 나에게 왔다. 결혼한 것은 아니지만 상대는 다른 남자를 만나고 있고 이미 무너져있는 관계가 보인다. 누군가에게 상대를 빼앗긴다는 것은 괴로운 일이다. 내 자신에게 여자를 빼앗기는 것조차 용납하기 어렵다. 이 상황이 언제까지 지속될지는 모르겠지만 나는 I를 차지해야겠다. 다음 주부터 새 사람으로 태어나야겠다. 여자를 빼앗기는 괴로운 일을 또 당할 수는 없다.

 사랑하는 여인을 다시 만났지만 이미 마음이 떠난 상태라는 것을 알았다. 하지만 이렇게 물러설 수는 없다. 이전과 다른 나로 태어날 것이다. 바로 올리짐으로 간다. 일요일 개인 운동이다. 아르바이트생들만 있을 때

기초훈련을 철저하게 해야겠다. 아르바이트생 한 명이 말을 거는데 귀찮다. 못 들은 척하고 팔굽혀펴기를 시작한다. 독하게 마음먹고 7칸 높이에서 30회씩 10세트를 하려고 하는데 첫 세트부터 한 개도 되지 않는다. 바가 가슴에 닿지 않는다. 내리려고 하는데 근육통 때문인지 동작이 나오지 않는다. 한 개가 안되다니. 정말 죽더라도 내려보려고 하는데 팔이 움직이지 않는다. 어쩔 수 없다. 항상 초보자들에게 잔소리했던 것이 떠오른다. 할 수 있는 거 뭐라도 하면 되지. 그렇다 팔굽혀펴기, 턱걸이가 안되면 하체운동이라도 하자. 기둥을 잡고 내려가려는데 자세가 정말 안 나오고 무릎이 아프다. 분명 자세가 잘못된 거란 것을 알지만 몸이 말을 안 듣는다. 주변에 짐볼을 찾아보니 짐볼이 있었다. 짐볼에서 스쿼트라도 해야 한다. 이렇게 무너질 수는 없다. 건상도 회복하고 새사람이 되어 다시 I를 차지할 것이다. 하지만 볼 위에서 중심을 잡는 것조차 버겁다. 짐볼에서는 무한대로 스쿼트를 할 수 있었지만 이젠 공에 앉았다 일어서는데 중심을 못 잡고 앞으로 넘어지고 말았다. 식은땀이 또 난다. 공황장애 비슷한 현상이 자주 나타난다. 멀미를 하는 것과 비슷하게 울렁거리면서 식은땀이 난다. 자신감이 사라진다. 내가 스쿼트를 할 수 있을까. 결국 이 머신 저 머신 이용하며 가장 가벼운 중량으로 운동했다. 온몸이 아프지만 그래도 머신으로는 운동이 가능했다. 10세트를 마치고 나니 지친다. 밖에 나가서 아이코스 한 대 피우고 편의점에서 에너지 음료 하나를 사서 마셨다. 그런데 편의점에서 창밖으로 I의 차가 보인다. 기분이 더럽다. 심관장을 태우고 출발하는 것을 보고 말았다. 내가 왜 편의점에 왔지. 짜증이 난다. 이런 장면을 두 눈으로 보아야하다니.

월요일이다. 어제 I는 연락이 되지 않았다. 무슨 짓을 하는지 상상하게 되어 기분이 영 좋지 않다. 심관장으로 살 때 I를 만나는 것처럼 설레는 일은 없었다. 전남편이 있다는 것을 들었지만 고민할 것도 없이 우리는 가까워졌다. 서로가 자석처럼 느껴진 것이다. 언제 친해졌는지도 알 수 없을 정도로 가까워졌다. 그런데 지금은 몸이 바뀌어버려 그녀가 나의 전 부인이다. 그리고 자석의 양극처럼 티격태격하고 있다. 가까워지려고 노력해도 점점 멀어지는 느낌이다. 난 남녀관계는 처음부터 잘 맞는 사람 즉 천생연분이라는 건 존재하지 않는다고 생각했다. 서로 다른 두 사람이 만나서 서로 맞춰가는 것이 사랑이라고 말해왔다. 그런데 막상 이런 상황에서 돌아보니 어쩔 수 없이 천생연분이 존재하는가 하는 생각이 든다. 지난 결혼 생활에서 맞춰보려고 몸부림쳤지만 극복하지 못했던 지옥 같은 결혼 생활이 떠오르기도 한다. 지금도 I와 노력해봐야 소용없는 것일까? 머리가 복잡해진 상태로 담배를 피우면서 올리짐으로 갈 준비를 한다.

팔굽혀펴기가 오늘은 가능할까. 그래도 이틀이나 쉬

었는데 몸이 회복됐겠지? 회복을 위해 샐러드도 챙겨 먹고 저녁엔 삼계탕도 먹었다. 산삼 배양근이 들어가 있는 비싼 걸로 먹었다. 그런데 삼계탕과 함께 인삼주를 많이 마셔버렸다. I를 생각하며 마시다 보니 4병을 까버렸다. 운동을 갈 수 있는 상태가 아니다. 정신력이 왜 이렇게 약한지 알 수가 없다. 이전에 시합 준비할 때는 아무것도 먹지 않고 2-3일 동안 고강도 훈련을 해도 힘든지 몰랐다. 하지만 조금만 피곤하고 먹지 않으면 죽을 것 같은 느낌이 몰려온다. 삼계탕과 인삼주를 먹어야만 될 것 같은 착각이 뇌를 가득 채운다. 운동을 가야 한다는 걸 알면서 어떻게 인삼주 4병을 마실 수가 있을까. 정신력도 체력이 있을 때 가능한 것일까….

 그렇다면 초보사는 여기서 빗어날 수 없는 긴가. 내일부터 할까…. 30분을 넘게 고민하다가 일단 출근 도장이라도 찍자는 마음으로 짐으로 향한다. 괴롭다. 팔굽혀펴기가 한 개도 되지 않으면 어쩌지라는 고민도 잠시 다행히 7칸에서 20개가 된다. 정신이 썩어있어서 그런지 몸이 회복되었다는 것을 인지하지 못했다. 의외로 20회 5세트를 성공했다. 9칸 턱걸이도 15회 5세트 성공이다. 볼 스쿼트는 위험하니 자세가 안 좋더라고 기둥을 잡고 앉았다 일어서는 운동을 했다. 스쿼트 자세는 잘 나오지 않는다. 고관절이 접히지 않지만 일단 최대한 상체를 펴고 기둥을 잡고 스쿼트를 했다. 땀이 비 오듯 쏟아지지만 그래도 오늘은 운동 같은 운동을 했다. 정신력이 운동의 모든 것은 아니다. 이래서 초보자도 가능성이 있는 것이겠지.

탄수화물 중독

야채와 고기를 잔뜩 사서 들어갔다. 더 이상 병신같이 살고 싶지 않다. 이건 정말 아니다. 사다 보니 소고기 1kg과 돼지고기도 1kg 정도 산 것 같다. 일단 생으로 먹을 야채를 썰었다. 고수와 깻잎, 파를 참기름에 무치고 고춧가루를 조금 넣었다. 그리고 양파와 마늘, 피망을 썰어서 볶았다. 그리고 한우 살치살을 구워서 맛있게 먹었다. 정말 꿀맛이다. 한 근을 눈 깜짝할 사이에 먹고 다이어트 콜라를 시원하게 원샷했다. 그리고 운동가기 전에 한숨 잠이 들었다.

2시간 정도 지났을까. 일어났는데 배가 고프다. 분명 야채랑 고기 한 근을 불과 2시간 전에 먹었는데 허기가 져서 어지럽다. 탄수화물을 먹지 않으면 몸이 잘못될 것 같다. 장을 열어보니 짜장라면이 들어있다. 나도 모르게 두 개째 먹고 있는 나를 발견한다. 이제야 살 것 같다. 고기를 아무리 먹어도 허기짐이 가시질 않는다. 인슐린이 완전히 무너졌다는 증거이다. 근육통도 너무 심하고 더는 무리다. 오늘은 그냥 쉬고 다음 주부터 해야겠다. 어디 멀리 떠나고 싶다. 차를 몰고 그냥 강원도로 향했다. 그런데 가는 내내 먹는 생각뿐이다. 몸을 만들고 싶은 마음보다 음식에 대한 욕구가 머리에서 떠나지 않는다. 탄수화물 중독에서 벗어나는 것은 불가능할까? 휴게소에 들러 이것저것 먹는다. 기분이 좋아진다. 근육통도 풀리는 것처럼 느껴진다.

영양의 원칙은 무엇인가

인터넷에는 어떤 것이 좋고 나쁜지, 효과가 있는지 없는지에만 집중하는 정보가 많다. 원칙과는 거리가 먼 이야기들이 넘쳐나며, 이로 인해 사람들의 혼란이 가중되고 있다. 유튜브에서도 살이 빠지는지, 근육이 커지는지에 대한 영양 개념만을 적용해 이야기하는 경우가 많다. 그러나 영양이란 그런 것이 아니다. 영양의 본질은 인간이 생존하기 위해 반드시 외부에서 섭취해야 하는 요소를 어떻게 공급할 것인가의 문제다. 즉, 필요한 영양이 충족되면 인체는 우리가 정상이라고 부르는 온전한 상태가 되고, 이는 곧 운동의 효과가 100% 발휘될 수 있는 조건이 된다. 하지만 누구나 100이라는 운동을 했을 때 100의 효과를 누리는 것은 아니다. 영양 상태가 정상일 때 운동 효과가 100% 발휘되며, 영양이 부족하거나 과해도 운동 효과는 떨어진다.

영양의 원칙은 필요한 요소를 채워 몸을 온전한 상태로 만드는 것이다. 외부에서 반드시 섭취해야 하는 영양소로는 단백질, 지방, 비타민, 미네랄, 식이섬유가 있다. 이들은 인간이 스스로 합성할 수 없는 필수영양소다. 예를 들어, 소는 풀만 먹고도 단백질을 생성할 수 있는 내장을 지니고 있지만, 인간은 그렇지 않다.
예를 들어, 스테이크집에서는 메인 요리와 함께 소량의 야채, 과일, 곡물이 가니쉬로 제공된다. 이러한 식사가 수렵·채집 식단에 가깝고, 필수영양소를 충족하는 데 가장 적합하다. 반면, 꼭 필요하지 않은 성분도 있다. 이것이 쓸모없다는 뜻은 아니다. 필요하지만 체내에서 합성이 가능하다는 의미다.
[비필수아미노산은 필수아미노산으로 합성이 가능하고, 당은 지방이나 단백질을 통해 합성이 가능하다.
 예시) 비필수아미노산인 글루타민은 근육을 구성하는 데 가장 큰 비중을 차지하지만, 필수아미노산은 아니다. 탄수화물은 쉽게 체내 에너지원인 글리코겐으로 분해될 수 있지만, 필수영양소는 아니다.]

 그러나 현대인은 필수영양소와 비필수영양소를 구분하는 능력을 상실했다. 인류 역사상 가장 오랜 기간 지속된 식단은 수렵·채집 식단이었다. 즉, 육류와 생선을 주식으로 하면서 간간이 과일, 열매, 곡물을 섭취해왔다. 따라서 인간의 내장과 신체 기관은 이러한 영양 공급 방식에 최적화되어 있다. 오랜 시간 이러한 식단을 유지했기 때문에, 이와 다른 식단은 문제를 일으킬 가능성이 크다.
누군가는 이렇게 말할 수도 있다.
"난 가공 탄수화물을 먹을 때 속이 가장 편해."
이는 이미 영양의 본질에서 멀어진 식습관에 몸이 적

응한 상태일 뿐이다.

배고픔이란 필수영양소가 부족할 때 뇌가 보내는 신호다. 이 신호는 뇌의 카르니틴 회로를 자극하여 부족한 영양소를 체지방을 이용해 필요한 형태로 재합성하라는 명령을 내린다. 즉, 인체는 에너지가 고갈될 상황에 대비해 체지방이나 근육을 에너지원으로 활용할 수 있는 메커니즘을 가지고 있다.

그러나 농경사회가 시작되면서 인간은 배고픔의 신호를 필수영양소의 필요가 아니라 탄수화물 섭취로 해결하기 시작했다. 공복감을 해소하는 데 집중한 결과, 필수영양소가 충족되지 않아 식사량이 증가하는 현상이 나타났다. 즉, 배고픔의 본질은 필수영양소 부족이지만, 이를 비필수영양소로 채우려다 보니 만족감이 생기지 않아 과식으로 이어진 것이다.

이후 산업사회가 도래하면서, 기계화를 통해 대량 가공된 곡물을 소비하기 위한 다양한 가공식품과 가공 탄수화물 음료가 등장했다. 그에 따라 식품 피라미드는 필요 이상의 영양을 섭취하도록 유도했고, 사람들은 필수영양소의 개념을 점점 잊어갔다. 산업화된 사회에서는 필수영양소 공급이라는 음식의 원칙이 사라지고, 칼로리 개념이 그 자리를 대신했다. 단백질, 지방, 비타민, 미네랄을 채우는 것이 아니라, 3대 영양소 비율과 총칼로리에 초점을 맞추기 시작한 것이다. 체성분 분석기를 통해 기초대사량을 유추하고, 몇 칼로리를 섭취하면 살이 빠지고 찌는지를 계산하는 데 혈안이 되어있다. 그러나 필수영양소가 충족되지 않으면 칼로리는 무의미하다.

 잉여 칼로리가 근육 성장에 도움이 된다고 주장하는 경우도 있다. 하지만 칼로리가 많다고 해서 근육이 성장하는 것은 착각이다. 필수영양소가 충분히 채워지는 과정에서 다양한 식품군을 섭취하게 되며, 그 결과 음식 섭취량이 증가한 현상을 단순히 칼로리 증가로 해석한 오류일 뿐이다. 예전에 강경원 선수가 논문 발표를 했을 때의 일화가 떠오른다. 인바디 상 기초대사량이 2500kcal 이상이었고, 운동량을 고려하면 하루 3500kcal를 소비하는데, 식단을 분석해보니 하루 섭취 칼로리는 약 1900kcal에 불과했다. 이를 본 교수들은 "말이 안 된다"며 공격했다. 근육 유시가 칼로리가 아니라 필수영양소 공급에 의해 가능하다는 것을 몰랐기 때문이다. 보충제 등으로 필수영양소를 채우고 있다면 문제가 없다는 점을 이해하지 못하고, 무조건 칼로리를 맞춰야 한다고 생각한 교수들의 무지에서 비롯된 해프닝이었다.

 또한, "3대 영양소"라는 개념을 탄수화물에 부여하여 마치 탄수화물이 필수영양소인 것처럼 위장하기도 했다. 하지만 탄수화물에서 얻을 수 있는 포도당은 다른 영양소를 통해 체내에서 합성할 수 있다. 현대사회에서 건강을 유지하는 가장 좋은 방법은 가공 탄수화물과 설탕을 줄이는 클린 푸드 전략이다. 그러나 이것이 원칙은 아니라는 점을 알아야 한다. 불필요한 것을 먹지 않는 것은 좋은 방법이지만, 거기에만 집중하다 보면 필수영양소를 충분히 채우는 것을 놓칠 수 있다.

진정한 원칙 중심의 식단이란 불필요한 것을 피하는 능력뿐만 아니라, 필수영양소를 어떻게 채울 것인가를 고민하는 것이다. 결국, 식단의 실력이란 "몸에 안 좋은 것을 피하는 능력"이 아니라, "필수영양소를 완벽하게 채우는 능력"이라는 점을 잊어서는 안 된다.

영양의 원칙은 무엇인가

Day-13

아무 호텔이나 잡고 바다를 보며 테라스에서 담배를 물고 있다. 어제 먹은 음식의 양이 어마어마하다. 살이 더 찐 것 같다. 야채를 많이 먹으라더니 야채를 먹어도 먹어도 배가 너무 고프다. 야채를 많이 먹으면 배가 부르다는 것은 거짓말인 것 같다. 먹는 거로 해결할 단계가 아니다. 나도 이런 몸에 적응하려면 시간이 필요하다. 마음의 준비도 필요하다. 바다를 보면서 먹는 생각이 떠오른다. 물회에 소면을 넣어 먹을까? 이미 맥주 두 캔을 마시면서 핸드폰으로 맛집을 검색하고 있다.

물회 맛집에 가서 물회와 소면을 함께 먹었는데 나오자마자 사라진다. 다시 메뉴판을 보니 해물파전이 있다. 막걸리를 주문해서 혼자 다 먹어버린다. 호텔로 돌아가 누워서 잠든다. 행복하다. 이 행복을 뺏기고 싶지 않다. 아무것도 필요 없다. 낮잠을 즐기고 나서 눈이 떠졌는데 배가 또 고프다. 하지만 나에겐 아직 이성이 살아있다. 이러다가는 살찐 몸에서 헤어 나올 수 없다. 특단의 조치가 필요하다.

내가 고안한 리버스 다이어트를 해야겠다. 이틀을 굶고 음식량을 조금씩 늘려가는 방식이다. 갑자기 줄이려니 쉽지 않다. 굶은 다음 음식량을 조금씩 늘리는 작전으로 무너짐을 방지하는 것이다. 내일 아침 일찍 서울에 가서 굶은 상태로 운동을 시작하자. 하루 굶었는데 오히려 정신이 돌아온다. 거울 속 나의 추한 몸뚱이를 보았기 때문일까? 이런 몸을 가져본 것이 언제인지 모르겠지만 보기에 흉하다. 몸에서 냄새도 나는 것 같다. 샤워를 하고 씻었는데도 쾌쾌한 향이 지워지지 않는다. 하루 굶는 것으로는 부족할 것 같다. 하루 더 금식을 해서 뭔가 그동안의 묵은 때를 씻고 싶은 마음이 든다.

올리짐에 가서 다시 운동을 시작하는데 생각보다 몸이 가볍다. 이젠 7칸에서의 팔굽혀펴기가 쉬워진 것 같아서 30개를 했다. 2세트는 20개를 하고 3세트까지 20회를 성공했는데 갑자기 땀이 나기 시작하더니 어지러운 느낌이 든다. 굶어서 그런가. 4세트는 20회를 채우지 못했다. 15개. 5세트에는 팔을 바들바들 떨면서 겨우 10개를 채웠다. 오늘따라 여성회원들이 많아서 왠지 창피하다. 그냥 오래 쉬기는 창피한 마음에 휴대폰을 보면서 일하는 척을 하는데 눕지 않으면 회복이 안 될 것 같다. 스트레칭을 하는 척하면서 누워야겠다. 폼롤러 한 개를 들고 몸을 푸는 것처럼 누웠다. 누우니까 이제야 좀 안정이 된다. 하루 굶었다고 이렇다니 이틀 굶기 작전이 가능할까 하는 생각이 든다. 10분 정도 누워서 쉬다가 일어난다. 9칸 턱걸이를 10개씩 5세트를 했다. 오늘은 스쿼트까지 완주하고 복근운동도 시작해보려고 한다. 스쿼트를 할 때는 기둥을 잡고 무리하지 않기로 한다. 몇 회씩 몇 세트라고 강도를 설정할 것도 없이 10개만 넘어가면 다리가 떨리고 허리가 무너진다. 허리에 통증이 올 지경이다. 하지만 5-60개 정도를 성공했다. 인클라인벤치에서 복근운동을 하려고 3칸에 세팅을 했다. 등을 벤치에 기대기까진 했는데 몸을 일으킬 수가 없다. 인클라인벤치에서 마저 윗몸을 일으킬 수가 없다는 사실이 부끄러워서 그냥 앉아서 쉬는 척 휴대폰을 보다가 통화하는 것처럼 밖으로 나온다. 갑자기 일어서서 그런지 조금 어지럽지만 참을 만하다. 오늘 금식한 것 치고는 컨디션이 나쁘지 않다. 오히려 개운한 기분이 든다. 내일 하루만 더 금식하면 뭔가 될 것 같은 기분이 든다. 무리하진 말아야 하지만 그동안의 좋지 않은 식습관을 고치고 인슐린을 개선하기 위해서는 이틀 정도의 단식이 필요할 것 같다. 집에 도착하자마자 씻고 누워버렸다. 배가 고파서 잠이 안 오더라도 내일이 올 때까지 누워있어야겠다.

역시나 근육통이 너무 심하다. 그래도 아무것도 먹지 않아서 그런지 오히려 눈도 빨리 떠진다. 아무래도 이틀을 굶는다는 건 무리인 것 같다. 어지러운 정도가 아니라 몸이 움직여지지 않는다. 그래도 하루를 굶는 것이 성공했다는 것이 뿌듯하다. 먹는 생각 말고는 아무 생각도 나지 않던 하루였지만 참는 데 성공했다. 이제 운동만 하면 본격적으로 뭔가 시작한 것 같은 느낌이다. 지금 속이 쓰릴 정도로 배가 고프고 근육통은 정말 심하다. 하지만 이 고비만 넘기면 새로운 추세로 접어들 것만 같았다.

인간의 인생은 레일 같다. 한번 올라서면 탈선을 하는 것이 쉽지 않다. 추세에 올라타면 마치 레일에 걸려 있는 것처럼 좀처럼 변하지 않는다. 전 와이프가 바람이 나서 탈선할 때를 생각해보니 추세를 바꾼다는 것은 쉽지 않다는 것을 알았다. 오히려 다른 방향으로 더 빠르게 나아가게 된다. 건강하지 않은 추세에서 탈출하지 못한다면 분명 더 빠른 속도로 악화할 것이다. 당장 탈출해야만 희망이 있다. 아주 좋은 레일로 옮겨가지는 못하더라도 일단 이 레일에선 벗어나야만 한다. 서둘러 올리짐으로 가서 슬슬 자전거를 타며 워밍업을 한다. 땀을 좀 빼니 근육통도 좀 줄어드는 것 같다. 그리고 오전보다는 대사가 깨어나는 것 같다. 생각보다 운동할 때 힘이 없지는 않다. 뇌와 위에서는 음식을 넣으라고 난리지만 막상 몸은 잘 움직여진다.

오늘도 동일하게 팔굽혀펴기, 턱걸이, 스쿼트를 실시할 것이다. 무리하지 않고 구석에서 세트를 채웠다. 이젠 갑자기 몸이 좋아질 거라는 기대보다는 운동을 완주하고 싶은 마음이 크다. 오늘부터는 건강식을 조금씩 넣어줄 것이다. 먹을 음식을 검색해본다. 음식도 너무 스트레스받지 않는 정도로 먹을만한 것을 검색한다. 민수도 1달 전만 해도 95kg이였는데 88kg이 되었다면서 주변에 먹을만한 식당들을 알려준다. 초반엔 힘드니까 오리백숙 한번 드시라고 주변 오리백숙 집을 추천한다. 혼자 먹기도 그래서 민수보고 사준다고 해서 같이 간다.

 민수는 고시생이다. 어떤 시험을 준비하는지는 자세히 모르겠지만 공부하느라 몸이 망가지고 굶었다 쪘다 요요를 반복해서 몸이 점점 망가졌다. 그래서 올리짐에 등록하고 운동을 시작했다고 한다. 보디빌딩 식단은 포기하고 국밥이나 고기 위주로 잘 챙겨 먹으면서 하는데도 한 달 동안 7kg 정도 감량했다고 한다. 나도 급한 마음을 버리고 일단 민수와 함께 운동할 수 있을 정도의 체력을 만들어야겠다. 민수는 다른 친구들과 제법 잘 어울리며 운동을 하고 있다. 아식 몸쌍이라고 부를 정도 수준은 아니지만 운동할 때 보면 부러울 정도로 잘하고 있다. 한 달 정도 후에는 나도 저런 모습이 될 수 있겠지….

 영양에 조금 더 신경을 써본다. 마트에서 산 야채와 소고기를 양파와 마늘에 볶아서 현미밥과 함께 볶음밥을 만들어 먹는다. 핫소스를 살짝 뿌리니 정말 맛있다. 굶다가 먹어서 그런지 재료 하나하나의 맛이 다 느껴지고 운동이 잘될 것 같은 느낌이다. 잘 먹고 소화가 된 후 올리짐으로 향했다. 며칠 운동했더니 체력이 붙으며 자신감도 올라가고 있다. 내가 어느 정도 수준인지 궁금하기도 하고 칸별 푸쉬업 bpm테스트를 해보기로 한다. 제일 낮은 칸에서 한 개를 하자마자 생각보다 쉽다는 생각에 트레이닝의 효과를 보았다는 생각이 든다. 하지만 8개째에 팔이 부들부들 떨린다. 박자를 맞추지 못한 상태로 13개까지 했다. 이걸 11개라고 해야 할지 12개라고 해야 할지 13개라고 해야 할지 모르겠어서 그냥 열두 개라고 기록했다. 제일 낮았던 첫 번째 칸에서는 몇 개 하지 못해서 두 번째 칸을 도전해본다. 조금 쉬워졌다는 게 느껴졌지만 8개에서 다시 동작이 느려진다. 이제 세 번째 칸. 3칸은 그래도 좀 높은 느낌이 든다. 5개까지는 정말 쉬웠다. 20개는 하겠는데 하는 순간 7개에서 팔이 움직이질 않는다. 뭐지 칸을 올렸는데 오히려 개수가 줄었다. 4칸 이제 거의 무릎높이다. 이젠 10개 이상 아니 20개는 할 수 있을 것 같다. 시작부터 나를 끌어당기는 듯한 느낌이 든다. 몸이 무겁다. 겨우 8개에서 팔이 다시 멈춰버린다. 5칸. 여기서 15개 이상 하고 6칸에서는 20개 이상 하면 딱 되겠다. 5칸은 허리 높이 정도니까 이걸 못하진 않겠지. 4개까진 쉬웠는데 5개부터 속도가 느려지고 6개에서 근육통이 온다. 억지로 참고 해보지만 9개. 열 개째 내려갔는데 팔이 펴지기가 않는다. 6칸 20개씩 가능하니까 20개 하고 마무리해야겠다. 하지만 이상하게 5개만 지나면 근육통이 온다. 그래도 20개는 해야 할 것 같아서 억지로 했는데 10개 이후엔 몸이 움직이질 않는다. 나름 며칠 운동했는데도 체력이 쓰레기다. 겨우 이 정도 운동하고도 땀이 범벅이다. 몸에 열이 올라서 흐르는 땀이 아니라 식은땀 같다. 잘하지 못한다는 부끄러움과 체력이 소진될 때 이상하게 식은땀이 나면서 깊은 동굴로 빠져들어 간다. 턱걸이와 스쿼트를 하려고 했던 마음이 멀리 도망간다.

 아직 테스트할 단계가 아니었던 것 같다. 의욕이 너무 떨어져 버렸다. 테스트는 그만하고 오늘은 팔굽혀펴기와 9칸 턱걸이, 기둥 스쿼트, 인클벤치 복근 4가지 종목을 무조건 100개만 채우기로 천천히 하기로 했다. 개수를 정해놓고 하다가는 자세도 무너지고 공황장애와 비슷한 상태가 된다. 팔굽혀펴기도 쉬운 것 같아도 첫 세트만 20개를 하고 이후엔 동작이 느려질 것 같으면 멈췄다. 무리하지 않고 100개만 채우는 작전이다. 9칸 턱걸이는 5개씩 끊어서 하다가 나중엔 1개씩 했다. 너무 힘들이지 않으면서 양을 채우는 작전이다. 기둥 스쿼트도 마찬가지이다. 한 번에 몇 개 할 수 있는 지는 아직 나에겐 의미가 없다. 어제 무리해서 테스트를 해보는 바람에 괜히 대사만 무너지고 자신감만 상실했다.

 I에게 문자를 보내보지만 읽지도 않는다. 그냥 걷고 싶다. 차를 두고 생각 없이 걷기 시작했다. '올인'이라는 드라마가 떠오른다. 뭔가에 올인하는 삶을 꿈꾸었

던 나다. 모든 것을 쏟아부어서 승리했을 때의 쾌감은 나에게 가장 큰 에너지를 가져다주었다. 난 주식투자도 분산 투자는 하지 않는다. 확신이 들면 집중해서 성공을 경험했었다. 그리고 지금도 몸만들기에 올인하고 싶은 마음이 든다. 대충해선 아무것도 되지 않을 것 같다. 올인을 해야 하는데 몸이 따라오지를 않는다. 올인을 하고 싶어도 올인할 수가 없다는 것이 괴롭다. 마음은 칼같은 보디빌딩 식단에 하루 4-5시간 운동하고 유산소까지 했으면 하는데 몸이 말을 듣지 않는다. 올인을 하고 싶어도 몸이 말을 듣지 않는다. 여자친구라도 있으면 뭐라도 하면서 함께 시간을 보낼 텐데 I는 내 연락을 받지 않는다. 괴롭다. 이미 틀어져 버린 관계를 맺은 몸으로 내 영혼이 들어와 버려서 관계 회복을 하기 위해서 할 수 있는 게 없다는 것이 괴롭다. 몸을 만들고 건강해져야겠다는 생각 말고는 길이 없는 것 같다. 여자도 운동도 올인하고 싶은데 올인이 불가능하다니. 하지만 오늘은 정말 몸 상태가 말이 아니다. 걷는 것마저도 발바닥이 아프다. 벤치에 앉아서 하루 종일 시간을 보낼 수는 없는데.

I를 만나 무슨 얘기라도 한번 해보고 싶다.
전화를 걸어본다. 안 받는다.
문자를 다시 보낸다.
"할 얘기 있으니까 답장 줘."
읽지도 않는다. 답답하다.

차에 있던 골프채가 생각나 집에 돌아가서 골프채를 가지고 연습장으로 가본다. 프로가 친절하게 날 반긴다.
"형 요즘 어디 갔었어? 연습 안 해 요즘?"
"어." 그냥 얼버무리고 스윙을 해본다.
공이 잘 맞는다. 몸은 비만이지만 골프는 잘 친다. 프로가 "형수도 요즘 안 나오던데 무슨 일 있어?"
"그냥 좀 안 좋아 우리 술이나 한잔할래?"
아무래도 내 상황과 I에 대해 잘 아는 것 같다.
술 한잔하며 들어봐야겠다.
가까운 횟집으로 갔다. 그래도 회 정도는 괜찮겠지.
프로가 "형 대충 듣기론 형이 돈 안 준다는 데 관계 더 나쁘게 만들지 말고 돈 주고 끝내요. 각자 하고 싶은 거 하고 살면 되잖아요."
"난 다시 시작하고 싶기든."
"형 무슨 소리예요. 이 여자 저 여자 만나면서 사는 게 좋다 그래 놓고."
내가 한 것이 아닌데도 이 지경이 되어있다는 사실이 억울하다. 누명을 쓴 기분이다. 난 I같이 사랑스러운 여자를 부인으로 두고 바람을 피는 것은 미친 짓이라고 생각하는데 내가 그랬다니. 아니 내가 그런 게 아니다. 억울하다. 전 와이프가 바람이 났을 때도 미친년이라고 생각했다. 이 미친 한태중새끼가 그런 짓거리를 해서 I를 불행하게 만들었던 것이다. 배우자에게 상처를 주는 것이 얼마나 쓰레기 같은 일인지 알기에 더 마음이 아프다.
"그땐 내가 미쳤었어."
"나 달라질 거야."
"형님 취했어요? 다음 달에 여자애들이랑 골프 여행 가자면서요. 예약 다 해놨는데 무슨 소리예요"
순간 나도 모르게 "여자애들 누군데. 이쁘냐?"라는 말이 나왔다. 인간은 누구나 죄성을 가지고 있는 것일까? 나는 운이 좋아서 죄를 덜 지었던 것일까? 아니면 내 상황이 날 만들었던 것인가? 한태중의 삶 속에 들어가서 새로운 나로 다시 태어나려고 하지만 이 상황 속에서 내가 이런 대사를 뱉을지는 몰랐다.
"완전 A급이에요. 형 이번에 진짜 재미있게 놀기로 했잖아요. 갔다 와서 형수랑 다시 잘해봐요."
쓰레기로 다시 태어나서 쓰레기 같은 이야기를 나누고 있는 내 자신이 역겹다.
"야 몰라 다음에 이야기하자. 다시 잘해볼 거야 하여간."
이라면서 얼버무리고 술만 마셨다. 그냥 취하고 싶다. 한태중으로 살기가 역겹다.

 새로운 삶을 꿈꾸었지만 새로운 삶은 내 옷이 아니다. 맞지 않는 옷을 입고 살아가는 것이 쉽지 않다. 그래도 지난 2주간 꾸준하게 운동한 덕에 비정상적인 체력에서는 벗어났다. 이젠 타바타 운동을 할 정도의 체력이다. 타바타로 기둥 스쿼트 200개를 채웠다. 물론 다음 날 계단을 못 내려갈 정도의 근육통 때문에 고생하긴 했지만 수행한 것 자체가 의미가 있다. 토요일은 물론 일요일도 걷지 못했지만 그 정도 강도를 수행했다는 것 자체가 의미 있다. 그리고 나서 I 를 만났다. 나에게 대하는 태도는 그 누구보다 차갑고 싸늘했다. 난 눈물이 났지만 모른 척하고 한태중인 척했다. 그리고 통장에 있던 돈 중 60억을 보냈다.

10억은 일이 있어서 다음에 갚겠다고 미안하다고 사과했다. 못 받을 돈이라고 생각했는데 60억이라도 고맙다며 남은 돈은 주지 않아도 된다고 한다. 역시 I는 나쁜 여자는 아니었을 것이다. 지금 나에게 이렇게 구는 것을 보면 한태중이 얼마나 나쁜 인간이었을까 생각하게 만든다. 60억이 아니라 한 푼도 주지 않을 인간이었던 것이다. 약속한 돈보다 적게 보냈는데도 안도하는 I의 모습에 더 마음이 아팠다. 10억이란 큰돈을 떼어먹어도 다행이라는 표정이었다. 하지만 헤어지면서 I는 나에게 한마디 했다.
"이제 다시는 보지 말자."
괴로웠지만 난 시간을 두고 몸을 회복시켜서 I와 다시 만날 기회를 잡아야 한다고 생각했다. 하지만 골프 여행을 취소할 용기는 없었다. 결국 난 쓰레기였다. 정말 이쁜 여성들과 누구나 부러워할 만한 여행이었지만 다녀와서는 기분이 안 좋아졌다. 우울증이 이런 느낌일까 하는 생각이 든다. 내 자신이 이렇게 싫어지는 것은 처음 겪는 일이다. 나를 죽이고 싶다. 그러면서도 여행의 환락이 머릿속을 맴도는 것을 막을 길이 없다. 이미 더러워진 것일까. 나는 이제 어떻게 살아야 하는 것일까? 생각이 꼬리에 꼬리를 문다. 그러면서 같이 여행 갔던 여자들의 인스타를 기웃거리는 나의 모습이 역겹다.

 나의 삶은 내가 계획한 것과는 다르게 흘러가고 있다. 물론 몸만들기와 건강 회복만큼은 놓치지 않으려고 몸부림을 치고 있다. 그런데 다른 부분은 마음대로 되지 않는다. 전혀 다른 환경에서 나로 살아가기가 힘들다는 것은 나를 괴롭게 만든다. 내가 경멸했던 행동을 하게 되는 나의 모습을 바라보는 것은 쉬운 일은 아니다. 나로 살았던 시절에 내가 나였던 것은 환경이나 여러 가지 여건이 좋아서 그랬던 것인가 의문이 든다. 환경에 따라 달라지는 삶은 내가 생각했던 삶이 아니다. 그래도 식단과 몸만큼은 어떻게든 지키려고 몸부림친다. 자극에 따라 반응이 달라진다면 그건 짐승과 다름없다고 주구장창 이야기했었기에 식단과 운동만큼은 계획대로 지속하려 한다. 그래야 점차 삶도 올바른 방향으로 흘러갈 수 있을 것이다.
 식단도 클린위주로 하고 빵이나 국수는 절대 먹지 않았다. 매일 샐러드를 먹고 틈이 나는 대로 쉬즈밀을 챙겨 마셨다. 그리고 한 끼는 설렁탕이나 순댓국과 같은 국물 있는 음식에 현미 햇반을 가지고 다니면서 먹었다. 그리고 목살이나 소고기, 회와 같은 단백질만을 저녁 식사로 먹었다. 이렇게 하다 보니 체중도 82kg으로 내려왔다. 물론 몸짱은 아니다. 아직 내 근육이 어떻게 생겼는지는 보이지 않지만 그래도 추했던 모습에서 조금씩 벗어나고 있다.

오늘은 부위당 10세트로 늘린 날이다. 팔굽혀펴기를 4칸에서 30회 5세트를 성공했기 때문에 이제 쉬운 강도로 10세트를 도전해본다. 6칸에서 30회 5세트는 매우 쉽지만 10세트는 다른 문제이다.

부위당 5세트를 몸이 소화할 수 있는 단계에 이르렀기 때문에 이제는 부위당 10세트로 늘릴 것이다. 팔굽혀펴기, 턱걸이, 스쿼트가 자세가 좋지는 않아도 30회 5세트가 가능하게 되었다. 이젠 데드리프트 자세를 연습할 것이다.

종목을 추가하고 메인 종목을 10세트로 늘려서 기초를 강화하기로 했다. 그런데 운동 중에 I에게서 문자가 온다. "뭐해?"

순간 여러 가지 생각이 지나간다. 내가 한태중으로 살면서 삶이 변화하는 것처럼 심관장도 분명 원래 본인의 삶에서 벗어나고 있을 것이고 그렇다면 I와 심관장의 관계는 소원해질 수도 있겠다는 생각이 들었다. I가 진정으로 원하는 것은 심관장의 껍데기가 아니라 내면의 나이지 않을까? 아무리 심관장의 껍데기를 입고 있어도 한태중이 내가 될 수는 없을 것이다. 분명히 몸도 무너지고 정신도 쓰레기처럼 살아가겠지? 이제 한태중의 껍데기 속에서 나로 살아야 한다. I를 되찾을 수 있을 것 같다. 껍데기가 삶을 결정하진 않는다. 이런 생각이 들자마자 바로 연락하던 여자들의 연락처를 차단했다. 여성들과 같이 어울리던 골프 프로나 노는 친구들도 다 차단해버렸다. 환경이 나를 만들지 않는다는 것을 확신해야 한다. 한태중의 껍데기를 입고 있어도 나는 또 다른 나로 살 수 있다. 한태중이 심관장의 몸에서 원래 하던 일을 습관처럼 할 수는 있어도 얼마 못 가서 자아의 모습으로 돌아가는 것처럼 나 또한 그럴 수 있다. 내가 할 수 있는 가치 있는 일은 무엇일까? 고민할 필요가 없다. 그저 내가 하던 일을 다시 시작하면 된다. 내 껍데기가 변화했다고 해서 '나'라는 존재 전부를 변화시키지는 않는다. 생각을 정리하고 나니 그동안 주변의 유혹에 흔들리고 무너졌던 내가 오히려 한심하게 느껴지지 않았다. 오히려 지금까지의 일은 나의 착각 속에 벌어졌던 헤프닝일 뿐이라는 생각이 들었다. 나는 한태중이 아니다. 나는 나다. 그동안 쉽게 만났던 여자들과의 유흥이 부끄럽긴 했지만, 내 껍데기 한태중이 내가 아니라 나는 내면의 나 참 자아가 존재한다는 것을 인식하기 시작했다. 난 다시 몸만들기에 성공할 것이고 예전에 시합 나가던 몸을 만들어 시합에 출전하고 다시 헬스토피아를 만들 것이다. 타고난 것은 무의미하다고 오래도록 주장했던 그 말을 지금 행동으로 실천하면 되는 것이다.

호모 넘버스

 보디빌딩의 운동강도는 숫자로 표현 가능하다. 근육을 만드는데 필요한 변인들을 수치화할 수 있기 때문이다. 중량, 반복, 세트, 빈도 모두 숫자로 표현하는 것이기에 수량화가 가능하다. 트레이닝의 객관화를 위해서 숫자는 필수적이다. 예전 트레이닝은 그냥 힘들 때까지 무조건 지속하는 것이었다면 이제는 수치화해서 조건을 제시한다.

 한국축구가 세계의 벽을 넘지 못했다가 세계의 벽을 넘기 시작한 것은 수치화의 도입이다. 2002년 월드컵 신화를 쓰기 전 히딩크 감독은 셔틀런 테스트라는 것을 도입한다. 셔틀런 테스트라는 테스트가 국내에 처음 소개되었을 때 만 해도 그저 체력 훈련은 지쳐 쓰러질 때까지였다. 하지만 트레이닝을 수치화해서 점수화하고 그 점수에 의해 대표팀 선발에 반영했다. 유럽 우수선수들의 평균치를 제시하고 그에 상응하는 선수들을 선발하기 시작한 것이다. 아무리 유명한 선수일지라도 이 테스트를 일정 기준치 미만으로 점수를 받으면 선발하지 않겠다고 공표한 것이다. 이러한 객관적 평가를 통한 체력의 평가와 그 결과에 따른 점진적 증가를 통해 목표에 다다르는 것을 경험한 선수들의 기량은 일취월장했다. 물론 그 숫자가 높다고 해서 최고의 선수인 것은 아니다. 하지만 선수의 기량을 끌어올리는 데에 큰 도움이 된 것만은 확실하다.

 모든 스포츠의 과학화 이면에는 숫자가 숨어있다. 거리나 속도, 중량, 반복, 운동시간 모두 숫자로 표현이 가능하기 때문이다. 이러한 숫자를 어떻게 데이터화하는가가 트레이닝 과학화의 포인트이다. 체력의 증가가 스포츠의 경기력에 미치는 영향이 크기에 수치화를 통한 데이터의 분석과 적용은 선수들에게 많은 도움을 준다. 몸만들기에서는 더더욱 수치화의 중요성이 커진다. 다른 스포츠보다 변인의 조합에 의해 확실한 결과가 도출되는 운동이기 때문이다. 중량, 반복, 세트, 빈도와 같은 숫자의 조합을 통해 다양한 운동강도를 적용하고 그것에 따라 몸의 변화가 나타나는 운동이기 때문이다. 인간의 인생이 고달픈 이유는 운동은 수치화할 수 있지만 인생을 숫자로 표현하기엔 너무나 복잡하기 때문이다.

호모 넘버스

호모 도구

호모 파베르(homo faber)라는 명칭도 있다. '도구를 사용하는 사람'이라는 뜻이다. 인간은 도구를 사용한다. 언젠가 티비 프로그램에서 자신이 가장 많이 사용하는 도구가 무엇인가에 대한 질문을 한 적이 있다. 내가 가장 많이 사용하는 도구는 다름 아닌 바벨이다. barbell이라는 단어는 매우 재미있는 단어이다. 인간이 처음부터 이런 도구로 운동했을 리 없다. bell 즉 종이라는 단어가 중량으로 사용된 이유가 있다. 예전교회에는 다양한 크기의 종이 많이 있었다. 다양한 크기와 여러 가지 모양의 종을 이용해 교회 종소리를 만들었다. 그래서 다양한 무게의 종을 이용해 운동하게 되었다. 하지만 운동하면서 종소리가 너무 요란하게 들려서 종 안에 있는 추를 떼어내고 소리 나지 않는 종을 만들었다. 그래서 소리 나지 않는 종이라는 뜻으로 벙어리 종 즉 dumbbell이라는 단어를 사용하게 되었다. 그때부터 중량을 종이라고 부르게 되었고 아령을 덤벨(dubbell), 바에 중량을 단 것을 바벨(barbell)이라 부르게 된 것이다. 이 바벨의 마력은 사실상 대단하다. 인간들의 경험의 농축으로 웨이트트레이닝에 주사용 기구 두 가지인 바벨과 덤벨은 마력을 발휘한다. 사실상 요즘 아주 좋은 머신 기구들이 나오고 있지만 바벨의 마력을 대신하긴 힘들다. 인간은 누구나 불균형적인 몸을 가지고 있다. 신기하게도 인간이 가진 특징 중 하나는 오른손잡이 왼손잡이가 있다는 것이다. 그러기에 양쪽이 똑같은 인간은 존재하지 않는다. 그럼에도 불구하고 양쪽의 균형을 맞추고 중량을 들어 올리는 운동을 통해 틀어진 몸이 자연스럽게 균형이 맞춰지게 되는 마법을 지니고 있다. 물론 기초부터 다시 시작해야 가능한 일이다. 무리한 바벨 운동으로 오히려 불균형이 심해지는 것은 매우 흔한 일이기도 하다. 바벨의 마력을 얻기 위해서는 단계를 밟아가는 과정은 필수적이다.

호모 도구

Day 14

   I와 오랜만에 식사를 하기로 했다. I의 마음을 위로해주고 아픔을 나눌 수 있는 것은 한태중의 껍질을 입었지만 나의 내면은 그대로 존재하기 때문이다. 한태중이 누렸던 여러 가지 사생활들을 정리하는 것이 쉽지는 않았지만 이젠 조금씩 나를 찾아가기로 했다. 다른 사람 다른 환경으로 태어난 것을 꿈꾼 적이 있었다. 돈만 많다면, 집만 있다면. 그런 것은 생각보다 쉬운 일은 아니었다. 달라진 환경만 딱 오는 것이 아니라 너무나 많은 다른 부속물들이 따라온다. 돈이 많으면서 생기는 여러 가지 일들은 상상하지 못했던 것이다. 딱 내 상황에서 돈만 많아지는 상황으로 가는 것이 아니라, 돈이 많기에 벌어지는 많은 일들을 감당해야 하는 것을 느끼고 있다.

   I와 간단하게 샤브샤브를 먹기로 했다. 가장 건강에 나쁘지 않으면서도 함께 즐길 수 있는 메뉴이기 때문이다. I는 역시 아름다웠다. 지난번 나를 대할 때보다는 부드러워졌다. 한태중을 보는 시선은 너무 차가워서 다른 사람으로 느껴질 정도였지만 시선이 조금 나아진 것을 느낀다. 내가 먼저 말을 꺼냈다. "난 조금 달라지려고. 괜찮다고 했지만 나머지 10억도 갚을게. 나중에 꼭."

"김 프로가 그러는데 골프 안 친다던데 무슨 일 있어?"
나의 달라진 태도와 생활 패턴을 전해 들은 것 같다.
"그냥 좀 이 생각 저 생각하면서 그동안 잘못 산 것 같기도 하고 해서…."
의외라는 표정으로 나를 바라보는데 예전에 심관장을 보던 애틋한 눈빛을 오랜만에 느꼈다.
"아버님께 연락와서 10억 갚아주셨어"
부모가 있었다는 것을 몰랐다. 부잣집 아들이라는 건 알고 있었지만 왕래하지 않는 망나니 아들이었다. 잘됐다는 생각이 들었다. 이제 나만 달라지면 된다. 억지로 일할 필요도 없고 건강한 삶을 살면 된다. 그리고 나의 도움이 필요한 사람들에게 봉사하며 살아가면 되는 것이다. 이 상태에서 벗어나 몸짱이 된다면.
"아버님이 회사로 돌아가게 해달라고 부탁하시던데, 이젠 알아서 해"
 생각이 복잡했지만 난 복잡한 문제에서 자유로워져야만 한다. 내가 아닌 상태에서 내가 원하는 것은 무의미하다. 난 내가 되어야 한다. 내가 할 수 있는 것은 몸만들기이다. 내 몸을 컨트롤할 수 있게 하고 그다음 삶의 길을 찾을 것이다. 그동안의 트레이닝이 어느 정도의 성과가 있을지 기대가 되긴 하지만 확신하긴 힘들다. 트레이닝의 성공확률은 사실 100%는 아니다. 성과의 정도가 만점을 얻는 만족스러운 트레이닝을 하기란 쉬운 일은 아니다. 난 그동안 테스트를 하지 않고 쉬운 운동을 익숙하게 하는 노력을 해왔고 그 성과가 어느 정도인지 확인하고 싶었다. 그래서 내가 가장 중요하게 생각하는 운동인 BPM 테스트를 해보기로 했다. 기대 반 걱정 반이었지만 테스트는 잘하고 못하고의 문제가 아니라고 여러 차례 이야기했다. 헬토에서 문제를 일으켰던 대부분이 이 부분을 몰랐기에 일어났던 일임을 잊어서는 안된다. 테스트는 본인을 객관적으로 판단하기 위함일 뿐 그 이상도 이하도 아니다. 율법이 자신을 비추는 거울이라고 성경에서 말한 것처럼 테스트 또한 그렇다. 문제아들은 BPM 테스트를 잘하기 위해 평소에 훈련을 차곡차곡하는 것이 아니라 정신력을 발휘해서 테스트를 잘해보려고 한다. 그리고 박자를 맞추어서 제대로 하라고 이야기하면 표정이 바뀐다. 정신력으로 몇 개 더 하려는데 왜 방해하지 하는 표정이다. 하여간 나는 그런 바보가 돼선 안 된다. 냉정하게 평가에 임하자.

BPM 푸쉬업 칸별 테스트. 이제 1칸에서는 20개 이상 수행해 낼 자신이 있었다. 5칸에서 10세트에 350개 이상은 할 정도의 수행을 만들었기에 이제는 어느 정도 객관적으로 테스트할만하다. 1세트. 각성했던 탓인지 생각보다 쉬웠다. 팔굽혀펴기를 높은 칸에서라도 2-300개를 매일 꾸준히 했더니 나도 모르는 사이에 한 칸이 쉬워진 것이다. 25개까지는 쉬웠는데 30개가 넘어가니 힘들었지만 박자를 어겨가며 몇 개 더했다. 50개 정도 하면 자존감이 올라갈 것 같았기 때문이다. 팔을 부들부들 떨면서 37개를 성공했다. 엄청난 수행 능력 상승이다. 이제 난 벤치를 해도 될 것 같다는 생각이 들었다.

1칸 37개의 기쁨으로 3칸 정도면 100개가 가능하겠다는 자신감이 생겼다. 2칸에서 4-50개만 하고 3칸을 노려봐야겠다. 이 정도면 벤치 40kg으로 운동해도 무난할 정도라고 판단된다. 2칸 시작하고 10개가 지나는데 근육통 비슷하게 통증이 느껴지더니 17개가 지나자 정말 식은땀이 났다. 부들부들 떨면서 25개를 했다. 그래도 매일 고반복을 했으니 3칸부터는 쉬워질 것이다. 3칸에서 40개 정도만 하고 4칸에서 100개를 도전해야겠다.

3칸을 시작했는데 느낌이 똑같다. 쉬워지는 느낌이 들지 않는다. 쉬는 시간이 너무 짧았는지 18개밖에 되지 않는다. 칸은 높아지는데 점점 개수는 줄어들고 있다. 그동안 세트와 반복 위주로 했는데 왜 이럴까. 1칸에서 37개를 했으니 4칸은 최소 37개 이상만 해야겠다고 생각했지만 역시 22개. 3칸보단 개수가 늘었지만 너무 힘들다. 이제 매일 운동하던 5칸이다. 30회씩 10세트도 성공한 적이 있으니 당연히 50개는 할 것이다. 6칸에서 100개로 마무리하면 나쁘지 않다.

하지만 5칸에서 30개를 겨우 했다. 결국 1칸에서 했던 팔굽혀펴기 개수를 높은 칸에서도 달성하지 못하고 있다. 6칸도 31개, 7칸도 32개. 이렇게 체력이 약하다니….

 6, 7칸을 정말 죽도록 해야겠다. 하루 천 개씩 하지 않으면 여기서 벗어날 수 없겠구나. 괴롭다. 레이즈도 새우 스쿼트도 형편없다. 그동안 기초운동이 성과가 없던 것은 아니지만 생각한 것보다 기초를 더 미친 듯이 해야겠다. 시간이 많으니 무분할 아카데미처럼 4-5시간 운동하지 않으면 안 되겠다. 무조건 많이다.

 저녁 시간은 좀 외롭다. 혼자 지낸 기간이 있었어도 주위의 누군가와 항상 함께였다. 외로움이라는 것을 느껴본 것은 낯선 감정이다. 항상 누군가 있었고 항상 사랑을 했던 것 같다. 이렇게 혼자라는 것을 느껴보니 뭔가 깊은 곳으로 빠져들어 가는 느낌이 든다. 분주하게 움직이자. 식단을 완벽하게 하자. 초보자니까 대충 먹어도 되겠지라는 생각이 몰려온다. 하지만 내가 항상 해오던 잔소리가 있다. 100의 운동을 했을 때 100의 효과를 얻기 위해서는 영양을 100%로 가져가야 한다. 이상적인 식단은 쉬운 것이 아니다. 마트에 갔다.
 일단 소고기, 돼지고기, 닭고기를 부위별로 구입했다. 그리고 생대구 살, 연어, 새우를 구입했다. 메인 플레이트로 양파와 마늘과 고기나 생선을 함께 볶을 예정이다. 난 깻잎, 고수, 파절이, 부추 4가지 야채를 고춧가루와 들기름에 무치고 고추기름을 살짝 넣어서 한국식 샐러드를 반찬으로 만들 예정이다. 그리고 당근, 완두콩, 양배추, 토마토, 브로콜리, 파프리카, 양파를 넣고 수프를 끓일 것이다. 여기엔 소고기를 함께 넣어 고기야채수프로 만들려고 한다. 비트, 오이, 당근, 샐러리는 간단하게 썰어서 스틱으로 먹을 것이다. 장을 보고 상을 차리다 보니 시간이 금방 지나간다. 과일은 간단하게 먹을 수 있는 천도복숭아와 오렌지, 바나나를 조금 사고 체리도 조금 샀다. 오전 운동 전에는 과일 위주로 먹고 운동 후 야채수프와 현미밥, 저녁은 메인디쉬와 야채 그리고 고구마나 감자, 구운 단호박으로 마무리할 것이다. 이렇게 정리를 하고 나니 갑자기 카톡에 연락이 오기 시작한다. 내 삶을 주도적으로 바꾸고 나니 뭔가 흐름이 달라지는 듯한 느낌이다. 세상에 끌려가는 것이 아니라 내가 주인공이 된 것처럼 지구의 시계가 돌아가는 것을 느낀다. 내가 삶을 통제하고 주도하지 않으면 삶의 주도권은 결코 내 것이 될 수 없음을 느낀다. 그저 여기저기 어울리고 흉내만 내다보면 삶의 주도권이 어디로 갔는지 알 수 없다. 성공과 실패보다 더 중요한 것은 내가 삶의 주인공이 되는 것이다.

　기초훈련으로 돌입하고 식단을 철저하게 하니 뭔가 잘 풀려가는 듯하다. 운동이 되고 안되고보다는 일단 양을 꽉 채우는 방식으로 트레이닝을 했다. 팔굽혀펴기 6칸 1000개가 처음엔 버거웠지만 이젠 10세트에 끝내게 되었고 케틀벨 스윙도 매일 천 개씩 했다. 인클라인 싯업도 매일 천 개씩 했고 인력거와 9칸 턱걸이는 500개씩 매일 했다. 그러다 보니 푸쉬업이 1칸에서 50개 이상 가능해졌고 세트 유지능력이 올라갔다. 1칸에서 50회 10세트가 가능하면 벤치를 들어가야겠다고 생각했는데 아버지라는 사람에서 문자가 왔다.
중견 기업 CEO라고 들었는데 궁금하긴 하다.
"너 요즘 운동한다며. 내가 좋은 트레이너 연결해줄 테니 S 호텔로 2시까지 가라."
호텔 피티라…. 주변 사람들이 도와주겠다는데 굳이 거절하기도 그렇고 수영장도 있는 호텔이니 힐링할 겸 가면 되겠다. 돈이 좋긴 좋다. 좀 일찍 도착해 좋은 유산소 기구를 타면서 몸을 풀고 있었다. 머리에 포마드를 바르고 키가 180정도 되고 몸도 어느 정도 있는 것 같은 트레이너가 다가왔다. "회원님 오늘 2시 수업 진행하겠습니다. 워밍업은 미리 하셨나요? 일단 인바디부터 하겠습니다. 운동 경험은 있으신가요?"
"혼자 끄적끄적 좀 했습니다"
"체지방이 27%고 근육량은 적으시네요. 일단 유산소 위주로 좀 하시고 부위별로 운동부터 배우시죠."
이게 무슨 소릴까. 체력 테스트도 하지 않고 인바디만 보고 운동프로그램을 짜려고 하다니. 오늘은 가슴 운동 몇 가지 배우겠습니다. 오늘은 가슴 운동하시고 다음엔 등 운동 알려드릴게요. 일단 시티드 체스트 머신부터 하겠습니다. 설명을 장황하게 하는데 머신을 뭐 이렇게 장황하게 설명하지? 그냥 밀면 되는 것을. 5분

이상 설명 듣고 하는데 "천천히", "쭈욱"과 같은 추임새를 넣으며 개수를 세어준다. 자 "집중. 집중. 여기서 한 개 더 갑니다." 이 지랄을 떤다. 좀 안쓰러워서 힘든 척을 하니 "잘하셨습니다. 이런 식으로 집중해서 밀어야 가슴 운동이 되는 겁니다." 이런 말을 한다. 다음엔 덤벨프레스로 넘어가더니 시범을 먼저 보이는데 가슴으로 미는 거 보이시죠? 이 지랄을 한다. 아직 덤벨을 들기엔 균형감각이 부족하다. 벤치도 아직 시도하지 않았는데 덤벨프레스를 시키면서 팔꿈치를 잡아주고 그냥 난리가 났다.

3일차. 지난번엔 등 운동을 알려주겠다고 머신 운동만 4가지를 알려줬다. "근육통 심하시죠?" 하고 물어보지만 근육통은 없다. 체력 테스트도 없이 그냥 주먹구구로 운동 일지도 쓰지 않고 진행하는 피티를 특급 호텔에서 하다니. 정말 한심하다. "저 죄송한데 기초체력 위주로 진행해 주시면 안 될까요?"라고 정중히 질문했다. 아 기초체력이요. 가능합니다. 제가 기초체력 전문이죠. 자 이쪽으로 오세요. 버피와 줄넘기, 사이드 스텝 등 이상한 소도구를 4-5가지 조합해서 서킷으로 하라고 한다. 내가 이야기하는 기초체력은 그게 아닌데.

인간에게 필요한 근력과 근지구력이 있고 그것을 대표하는 대근육을 움직이는 동작들은 이미 누구나 알고 있다고 생각했다. 그런데 트레이너조차도 기초체력의 의미를 이런 식으로 알고 있다니. 기초적인 동작에 대한 이해가 없다 보니 기초체력에 대한 개념도 없는 것이다. 팔굽혀펴기나 턱걸이, 윗몸일으키기와 같은 동작을 원활하게 해줄 수 있는 프로그램이 아니다. 꼭 그런 운동을 해햐한다는 것은 아니지만 연관성, 연계성이 있어야 하는데 전혀 그렇지 못하다. 트레이닝은 여행이라는 것을 알고 목적지를 그려야 하는데 그렇지 않다. 그냥 힘들게 만들기 위해 옆에서 개수만 세고 있다. 서킷으로 돌리면서 옆에서 주구장창 파이팅만 외치고 있다. "서킷 트레이닝보다 기초체력을 느릴 수 있는 프로그램은 없습니다. 땀나는 거 보세요."

 언제까지 여길 다녀야 하는 걸까. 10회 세션을 모두 채우긴 했지만 10회가 될 때까지 운동 일지는 쓰지 않았다. 나름대로 운동이 되기는 했지만 이런 방식으로는 내 목표를 이룰 수 없있다. 50분 수업은 그지 추기로 유산소를 한다고 생각했다. 수업을 내 표현 방식대로 말하자면 그냥 쓰레기였다. 서킷 트레이닝을 하면서도 부위별 자극을 조언했고 개수는 열심히 세어주었다. 살을 빼고 싶다고 하니 식단 조언을 해주었다. 닭가슴살, 고구마, 오이, 토마토를 제안했다. 염분은 먹지 말라고 한다. 보디빌딩이든 헬스든 난 건강이 먼저라고 생각한다. 건강 관련 체력에 대한 연구는 이미 끝났음에도 불구하고 관련 이야기는 꺼내지도 않고 무조건 살 빠지는 식단을 추천하는 트레이너가 정말 한심하다.

일단 건강을 회복하지 않으면 아무것도 이루지 못한다는 것을 모른다는 것이 답답하다. 일시적으로 체지방을 빼거나 잠시 무리해서 몸을 만드는 것은 큰 의미가 없다는 것을 모른다는 것이 한심하다. 보디빌딩의 좋지 못한 점들만 알려주는 것 같다. 먹는 즐거움을 잃어야 한다던가. 운동시간이 괴로워야 한다던가.

마치 기독교인들이 삶의 행복과는 거리가 먼 율법들을 강요하는 것과 같다. 교회를 다니면 진리 안에서 자유로워지는 것이 아니라 해야 할 것들로 중무장시킨다. 해야 할 것과 하지 말아야 할 것들을 나열하고 삶이 어떻게 변해가는가에는 관심이 없다. 운동도 마찬가지이다. 운동을 해서 몸은 좋아질지는 몰라도 삶이 무너지는 길로 인도해서는 안된다. 교회도 잠시 거룩한 척 할 수는 있어도 삶 자체는 "저 사람 왜 저렇게 살아?"라는 말을 듣는 것이 기독교인이다. "저 사람은 어떻게 저렇게 멋진 삶을 살 수 있지? 아 기독교인이라서 그렇구나."라고 생각되는 경우는 정말 드물다. 헬스도 "쟤는 왜 저래? 아 몸 만든다고 꼴값 떠는구나." 이러는 경우가 많다.

"어떻게 저분은 저렇게 건강하고 즐겁게 살지? 아 평소에 운동하셔서 그렇구나." 이런 경우가 드문 것과 비슷하다. 난 삶을 바꾸고 싶고 그래서 운동을 한다. 몸만들기만을 위해 고행길을 가려는 것이 아니다. 삶을 건강하게 하는 작업을 시작해야겠다. 호텔 헬스장에서의 PT는 이제 끝이다.

염분과의 전쟁

생명의 근원을 바다에서 찾는 경우가 있다. 바닷물이 짠 이유와 우리 몸의 염분이 필수적인 것과의 상관관계를 유추하는 상상의 나래를 펼쳐본다. 바다에 살던 인어공주가 인간의 몸으로 세상에 살아갈 때 가장 필요한 것이 염분일 수도 있다는 생각을 해본다. 우리가 생존할 때 공기가 필수인 것처럼 인어공주에게는 소금이 필수일 수도 있다. 다시 인간으로 돌아가서 생각해 보자 어쩌면 인간도 인어공주처럼 소금 없이는 생존이 불가능한 존재가 아닐까?. 소금이 없으면 몸의 대사가 정상적으로 이루어지지 않는다. 근육에 힘이 없고 무기력증이 오게 된다. 마치 인어공주가 점점 힘을 잃어 버리는 장면이 떠오른다.

일반적으로 클린푸드(가공 탄수화물, 설탕, 밀가루를 제외한 식단)를 하라고 하면 대부분 닭가슴살이나 샐러드를 떠올린다. 그저 가공 탄수화물, 설탕, 밀가루 등만 제외하면 되는데 이것저것 피하다 보면 싱거운 음식을 먹기 마련이다. 설탕이 안 들어간 음식을 다 빼면 결국 양념을 못 하게 되기 때문이다. 대부분 양념엔 설탕이 들어가 있다 보니 양념을 안 하는 실수를 저지르게 된다. 양념을 안 하다 보면 결국 염분 공급을 충분히 못 하는 실수를 저지르게 된다. 인간은 영양소의 부족함을 채우기 위해 배고픔이라는 신호로 우리에게 명령을 내린다. 단지 염분이 부족할 뿐임에도 신호는 배고픔으로 전달되고 부족함을 채우기 위해 양을 많이 먹게 된다. 특히 부족함 신호의 메커니즘은 필수영양소의 결핍 시 나타난다. 즉 내부에서 생산할 수 있는 영양소가 있고 외부에서 섭취해야만 하는 영양소가 있다. 단백질 중에서 필수아미노산, 필수지방산, 비타민과 미네랄, 염분, 물은 외부에서 섭취해야만 한다. 체내에서 합성이 불가능하다.

 우리 몸에 아주 중요한 포도당은 의외로 체내 합성이 가능하다. 하지만 염분 부족으로 인한 배고픔 신호를 탄수화물 섭취로 대체하는 오류를 범하면 탄수화물 식품에 들어있는 약간의 염분으로 염분 총량이 충족될 때까지 과식하게 된다. 단백질(필수아미노산)이 부족할 때도 마찬가지이다. 탄수화물 식품에 들어있는 약간의 아미노산으로 충족시키려면 엄청난 양을 먹어야 한다. 생각보다 소금을 따로 먹으면 짜서 많이 먹지 못한다. 바닷물을 마시지 못하는 것과 비슷하다. 그래서 추어탕, 청국장, 된장찌개, 순댓국, 설렁탕 같은 혹은 설탕이 안 들어간 김치류나 젓갈, 나물 등을 잘 이용하는 것이 좋다. 염장이 되어있거나 음식과 조화로운 상태의 짠맛이 필요하다. 요리란 무엇일까에 대해 고민해 봤는데 염분을 잘 먹기 위해서 바닷물처럼 그냥 짠

맛이 아니라 맛있게 만드는 기술이라는 생각이 들었다. 다양한 식재료와 조화를 이루면 짠맛이 오히려 음식의 맛을 살려주게 된다. 건강 식단의 비법은 설탕 없이 염분을 맛있게 섭취하는 기술을 만드는 것이다. 요리사들은 너무 짜다 싶으면 설탕을 넣는다고 한다. 단 것과 짠 것을 번갈아 먹은 조합은 맛을 풍성하게 해주기 때문이다. 그래서 양념치킨 같은 더티푸드를 먹으면 힘이 난다고 생각하는데 사실상 충분한 염분 공급이 되었을 뿐이다. 그러면서 같이 먹은 튀김옷이나 설탕 때문이 아니라는 것을 모른다. 염분을 어떻게 잘 섭취할지가 생각보다 중요하다는 것을 모르면 끝없이 요요를 반복하는 식단을 하게 된다. 특히 고탄수화물과 과다한 염분 섭취는 위험하기에 육류 위주 다양한 야채와 약간의 탄수화물과 염분 섭취를 고민해 보자.

염분과의 전쟁

아버지라는 분이 호텔로 찾아오셨는데 식사하면서 운동에 대해 말하니 놀라는 눈치다. 그동안 이 인간이 얼마나 꼴통이었는지 알 것 같다. 몸만들기에 도전해보겠다고 하니 날 믿고 적극적으로 도와주겠다고 하면서 카드 한 개를 준다. 그리고 전 와이프랑 재결합하라고 잔소리를 한다. 어떻게든 마음을 사로잡으라고 하는 것을 보니 I가 좋은 여자이긴 한 것 같다. 이제 돈 걱정 없이 본격적으로 운동을 시작해야겠다. 세션 피티는 그냥 유산소라고 생각하고 그동안 기초운동을 무조건 1,000개씩 했다. 팔굽혀펴기도 컨디션이 좋지 않을 때에는 8칸에 올려놓고 하기도 하고 무조건 쉬운 운동을 더 쉽게 만들기에 집중했다. 스쿼트도 볼 스쿼트로 더 안정적인 자세를 할 수 있게 하고 턱걸이보다는 랫풀다운을 10kg 정도로 쉽게 했다. 레이즈도 맨손 레이즈로 5분씩 할 수 있게 만들었다. 이렇게 운동하다 보니 체형도 바뀌고 대사가 변하는 느낌이 든다.

다시 한번 테스트를 해봤다. 팔굽혀펴기는 한 칸에서 50개가 되고 두 칸은 55개, 3칸은 70개가 된다. 그리고 드디어 4칸에서 100개를 달성했다. 물론 자세가 무너지긴 했지만 칸이 올라갈수록 쉬워지는 느낌이다. BPM 새우 스쿼트도 드디어 100개를 달성했다. 이제 본격적으로 프리웨이트를 시작해도 될 것 같다. 내일 바벨을 잡을 생각을 하니 설레기 시작한다.

하나님의 음성을 어떻게 듣느냐는 생각을 한 적이 있다. 특히 이런 황당한 상황에서는 더 그렇다. 하나님의 음성은 주변 사람이나 환경에 귀를 기울이다 보면 보이게 된다. 주변엔 하나님의 음성은커녕 날 괴롭히는 사람들만 있는데 혹은 이해할 수 없는 상황만 일어나는데 도대체 하나님은 언제 말씀해주시는 걸까? 생각할 수도 있다. 하지만 모든 환경과 상황을 객관적으로 바라보아야 한다. 주관적인 감정이 개입되고 내 감정이 중심이 되어버리면 하나님의 음성을 아무리 들려줘도 사탄의 음성으로 들릴 뿐이다. 잘하고 못하고보다 더 중요한 것이 있음을 알기 위해서는 정해진 길을 묵묵히 가고 결과를 기다리는 자세가 필요하다. 몸만들기나 다이어트를 할 때 결과를 억지로 끌어내려는 젊은이들을 많이 본다. 정신력이나 열심을 강조하면서 결과를 만들어낼 수 있다는 확신으로 달려가곤 한다. 객관적 평가가 아닌 열심이 변인에 들어가면 인간은 보상심리 때문에 무너지거나 불법을 저지르게 된다. 약물의 유혹에 넘어간 젊은이들도 운동에 열심인 경우가 많다. 자신의 수준을 냉정하게 바라보고 과정에 따른 결과를 기다리는 자세야말로 예수가 말한 자세이다. 먼저 하나님 나라와 의를 구하라는 것이 바로 이러한 자세를 말하는 것이다. 원칙과 진리를 중심으로 과정을 채우면 다른 것들은 자동으로 따라온다는 것이다. 만사형통을 이야기하려는 것은 아니다. 과정을 통해 얻을 수 있었던 결과를 받아들이고 다시 도전하는 것이 인생이라는 것을 알려주는 것이다.

　무언가를 성취하는 것도 중요하지만 인생은 그것보다 훨씬 긴 여행이다. 잘하고 못하고. 좋고 나쁘고. 내 편이니 편을 나누는 것이 아니다. 인생의 여행길은 다른 가치가 있다. 내 과정에 관한 결과를 공정하게 보여주라는 것이 하나님의 메시지이다. 그 메시지를 받으려면 감정적으로 빠지거나 열심에 중독되어서는 안된다.

　다른 몸으로 처음 바벨 운동을 시작하는 것이기 때문에 빈 봉 트레이닝을 메인으로 진행한다. 일단 3대 운동을 빈 바로 10세트씩 정확한 자세로 수행하는 것을 메인으로 하고 9칸 턱걸이와 인력거, 레이즈, 윗몸일으키기를 서브로 가져간다. 가능 여부를 떠나 처음이기 때문에 자세가 흐트러지면 멈추는 방식으로 진행했다. 가동범위도 억지로 만들기보다는 가능한 동작을 더욱 쉽게 만드는 길을 선택했다. 누군가는 차라리 10개를 하더라도 정확하게 하지라는 생각이 들 수도 있다. 하지만 난 알고 있다. 초보자는 정확한 자세가 불가능하기 때문에 가능한 범위에서 반복하여 동작에 익숙해지며 점차적으로 자세를 완성해 나가야 한다는 것을.

　자세는 관절의 가동범위뿐만 아니라 체력의 요소도 포함된 것임을 잊어서는 안된다. 골프의 경우에도 초보자가 하루 배우고 타이거 우즈와 똑같은 동작을 할 수 있다고 생각한다면 얼마나 어리석은가? 1년 동안 연습해도 불가능할 수도 있다. 자세라는 것은 우리가 생각하는 것처럼 그렇게 단순한 것이 아니다. 그것을 알기에 내가 지켜야 할 키포인트 2-3가지를 놓치지 않는 범위에서 동작을 실시했다.

 초보자의 입장에서 헬스클럽을 다녀보니 주변의 시선이 신경 쓰인다. 특히 헬린이들이 수준에 맞지 않는 중량을 든 다음 뿌듯하게 빈 봉으로 운동하는 나를 슬쩍 쳐다보는 것은 생각보다 참기 힘들다. 그래봐야 50kg으로 12개 정도 하는데 빈 봉으로 연습하는 나를 안쓰럽다는 듯 쳐다본다. 그들은 벤치를 한 후 좋지 못한 자세로 덤벨프레스를 하고 케이블로 가서 열심히 모아주고 있다. 하지만 난 빈 봉으로 꾸준히 연습하고 있다. 빈 봉이 아직은 운동이 된다. 물론 40-50개 정도 할 정도로 익숙해졌지만 아직은 30개 이상부터는 쉽지 않다. 스쿼트는 아직은 벤치에 엉덩이가 닿으면 일어나는 박스 스쿼트를 하고 있다. 스쿼트의 경우에도 마찬가지다. 파워 리프팅 자세를 흉내 낸 이상한 자세로 100kg을 힘겹게 한 후 빈 봉을 들고 박스 스쿼트 하는 나를 한심하다는 듯 쳐다본다. 특히 인력거를 할 때 저것도 운동이냐는 식으로 바라보는 경우가 많다. 하지만 난 시선에 아랑곳하지 않고 20년 동안 쌓아온 노하우를 적용해서 천천히 가지만 누구보다 빠르게 몸을 만들 것이다. 아주 간단한 동작이라도 마스터하는 것이 중요하다는 것을 잊어서는 안 된다. 어설픈 중량, 어설픈 동작, 어설픈 몸으로 운동하는 사람들에게 흔들리면 안 된다. 기초가 탄탄할수록 언젠가 그들이 동경할 수준으로 점프할 시간이 올 것이다. 기초과정은 생각보다 길 수도 있다. 하지만 결국 그들보다 높은 수준에 있게 될 것이다. 오늘도 기초운동을 미친 듯이 반복했다. 빈 봉으로 실패 지점이 오지 않고 지겨워서 중단할 때까지는 팔굽혀펴기와 맨손 운동을 병행하며 중량을 올리지 않을 것이다. 자세가 숙달되면 헬린이들이 드는 무게 이상의 무게가 들릴 수밖에 없다는 것을 알고 있다.

독거 생활이 지속되고 있다. 몸 만들기 전까지는 인간관계에 관한 관심이 다시 생길지 의문이다. 난 분리 불안이 있을 정도로 누군가와 함께하는 생활에 익숙했었다. 그런데 지금은 왜 인지 혼자인 것이 더욱 편하다. 물론 진짜 혼자는 아니다. 헬스장에 가는 시간에 내가 하는 운동을 유심히 보는 한 여자 대학원생이 있다. 전공이 궁금했지만 물어볼 기회를 놓쳤다. 그 여학생은 내가 하는 운동에 흥미를 보이고 자꾸 말을 건다. 그 여학생을 S라고 칭하겠다. S는 키가 170이 넘고 날씬한 외모인데 건강해지고 싶어서 운동을 한다고 한다. 내가 열심히 하기도하고 다른 사람의 운동과는 무언가 다르다는 것을 느꼈는지 나처럼 운동하고 싶다며 말을 걸었다. 그래서 몇 시에 운동을 오는지, 식단은 어떻게 먹는지 등의 카톡을 하는 사이가 되었다. 그녀와의 연락 때문인지는 모르겠지만 외롭다는 느낌은 들지 않는다. 내 자세를 스스로 확인하며 운동하는 일도 쉬운 일이 아니어서 서로의 자세를 봐주면서 운동을 하기로 했다. 서로의 동작을 동영상으로 찍어보기도 하고 운동 이야기를 나누면서 운동 파트너로서 가까워지게 되었다. 평생 운동을 해본 적이 없다고 하지만 운동을 곧잘해서 파트너로 운동하기에 좋았다. 빈 봉으로 연습하면서 점점 자세가 좋아지는 것을 느낀다. 같이 운동하는 S에게 시범을 보인다는 생각으로 연습하다 보니 더 잘하게 되는 것 같다. 운동이 끝나고 같이 식사도 함께하지만 이성적인 감정은 들지 않는다. 남녀 사이에 친구는 없다고 하던데 우리는 친구처럼 지낸다.

 오늘도 S와 운동을 같이 하고 처음으로 데드리프트에 원판을 끼워봤다. 스쿼트도 볼 스쿼트로 하지만 원판을 추가했다. 생각보다 무겁게 느껴졌지만 개운하고 뭔가 성취한 것만 같은 기분이 들어 맛있는 음식을 먹으러 가기로 했다. S가 소고기를 사준다고 제안하는 밝은 모습에 같이 소고기를 먹으러 가기로 했다. S는 데드리프트 40kg이 가볍게 느껴지는 것이 신기하다며 다 태중이 오빠 덕분이라며 날 치켜올린다. 몸이 좋지 않아서 자신감이 내려가 있었지만 한태중의 얼굴은 요즘 인기가 있는 손석구와 비슷하게 생긴 얼굴이다. 그래서 여자들 눈에 멋있어 보일 수도 있겠다는 생각이 들었다. 기분 좋게 식당에 들어섰는데 I가 직장 동료들과 함께 식당에 있었다. 잘못한 것은 없지만 내 얼굴이 빨개져 버렸다. 뭔가 들킨 것 같은 기분은 무엇일까? 내 얼굴을 아는 다른 직원도 있었는데 무슨 이야기를 하는지 들리지는 않지만 분명 나와 관련된 이야기를 하는 것 같다. 젠장.

I에게서 연락이 오지 않았는데도 먼저 문자를 보냈다. 같이 운동하는 사람인데 아무 사이도 아니야. 그녀가 물어보지도 않았지만 이렇게 연락하지 않을 수 없었다. 바로 답장이 왔다. "안물 안궁." 남녀 사이에 친구 사이라는 것은 없다고 생각해 온 나다. 엑스와이프가 바람나기 전 그냥 친구라고 주구장창 떠들었던 자식이랑 바람난 것을 두 눈으로 보았기 때문이다. 남녀 사이에 친구는 개소리라고 항상 말하고 다녔었는데 내가 아무 사이도 아니라고 말하다니. 심지어 모텔에 간 걸 걸렸을 때도 친구 사이라고 하는 말을 믿었던 내가 한심하다. 하여간 난 S와는 거리를 두어야겠다는 생각을 했다. 헬스클럽에서 일부러 모른 척하는 것까지는 아니더라도 사적인 만남은 하지 않을 것이다. 그저 몸만들기에 성공하고 시합을 나가는 것보다 더 중요한 과제를 이뤄낼 것이다. '일반인의 일반식으로 몸만들기'를 이루어 낼 것이다.

체육 전공인이라면 모든 체력 요인을 완전하게 갖추

는 것을 목표로 해야 할 것이다. 고중량을 다룰 수 있는 순발력을 포함해서 근력은 물론이고 근지구력과 심폐지구력까지 모두를 갖춘다면 좋겠다. 하지만 일반인의 경우에는 몸의 변화에 가장 큰 영향을 미치는 근지구력 위주로 트레이닝 하는 것이 바람직하다. 빈 바로 트레이닝을 시작해서 이제는 40kg 정도의 무게는 3대 운동을 20회 이상 수행해 낼 수 있는 수준이 되었다. 벤치는 10세트에 150회 가능한 수준이고 스쿼트와 데드리프트는 200회 이상도 가능하게 되었다. 벤치는 오늘 30kg을 멈끝(세트 중 동작을 멈추면 끝)으로 10세트에 몇 개를 할 수 있는지 확인해보기로 했다. 첫 세트는 40개를 성공했다. 억지로 하면 더 할 수도 있었지만 오늘 10세트를 할 것을 생각해서 연속동작으로 가능할 때까지만 반복한 것이다. 빈 봉으로 1000개씩 연습했던 것이 효과가 확실히 있다. 초보지는 깅도를 뽑아내며 운동하기가 어렵기에 반복을 선택했고 중량을 쉽게 다룰 수 있게 되었다. 2세트에는 횟수가 줄어들 수도 있다고 생각했는데 5세트까지 40개가 유지되었다. 결국 벤치프레스를 빈 봉으로 10세트에 400개를 했다. 다양한 트레이닝을 해도 되는 단계가 된 것 같다.

 팔굽혀펴기 4주로 시작해서 빈 바 트레이닝 4주. 8주만에 기초가 완성된 것 같다. 본격적으로 몸만들기를 위한 노력을 할 수 있을듯하다. 하지만 거울에 비친 모습은 운동을 했다고 보기에는 어려운 수준이다. 기초는 기초일 뿐이라고 되뇌인다. 기초만으로는 몸이 변할 수 없고 지금까지는 몸이 변할 수 있는 기틀을 닦은 것이다. 순간 고민이 되었다. 당분간 몸의 변화가 적더라도 기초를 더 지속해야 할지에 대한 고민이다. 물론 몸의 변화가 없이 장기간 운동을 하면 흥미를 잃을 수 있고, 트레이닝을 잘하고 있는지 판단하기 어려울 수도 있다. 그래서 반복 수를 15-20회 정도를 유지하고 더 이상 동작이 불가능할 때 바로 중량을 낮추는 방식으로 진행할 예정이다.

식단이 생각보다 어렵다. 한 끼는 배달앱으로 샐러드를 주문해서 먹지만 하루 모든 식사를 배달로 하기는 좀 그렇다. 고기와 김치, 현미밥으로 집에서 요리해 먹기도 하는데 야채를 챙겨 먹기가 어렵다. 한 번의 샐러드로는 이상적인 식단에 근접하기가 쉽지 않다. 한태중의 아버지가 회사에 다시 나오라고 이야기했다. 일단 제 역할을 충실히 해야겠다는 생각을 했다. 아버지의 배려로 오전 8시까지 출근해서 오후 2시에 퇴근하고 하고 싶은 운동을 하라고 하니 완전 개꿀이다. I를 되찾고 싶어서 안정된 모습을 보여주고 싶었다. 시합을 나가야 했다면 도시락을 지퍼백에 담아 5-6개씩 만들고 다녔겠지만 지금은 출근을 해야 한다. 특히 점심에 일반식을 먹는데 야채를 골고루 먹기가 어렵고 가끔 먹는 짜장면을 유난 떨면서 먹지 않는 것도 쉬운 일은 아니다.

어쩔 수 없이 타협하긴 했지만 대신 회사에서는 심즈밀을 물에 타서 마시고 있다. 한 끼 정도는 일반식으로 하고 중간중간 심즈밀을 먹는 작전으로 계획을 세웠다. 점심 식사를 함께할 때는 그나마 국물이 있는 음식을 먹고 싶다고 하는 방법이 무난한 것 같다. 설렁탕이나 갈비탕, 순댓국 정도면 영양가가 나쁘지 않기 때문에 국물을 좋아하는 컨셉으로 식사를 하고 있다.

"한 팀장님은 국물을 좋아하나 봐요."라는 소리를 들을 정도이다. 특별히 국물을 좋아하는 것은 아니지만 다른 음식들보다 몸만들기에 방해가 덜 되는 선택임엔 확실하다.

환경이 바뀌어서 더욱 편한 동선을 위해 새로운 센터를 찾기로 했다. 렉만 3-4개 있어도 운동은 할 수 있을 것 같다. 퇴근 시간이 2시기 때문에 혼잡한 시간이 아니라서 렉과 올림픽 벤치만 충분한 곳이라면 문제없다. 회사와 같은 건물 지하에 대형센터가 있어서 가봤다. 러닝머신이 30대는 있는 것 같은데 렉이 보이질 않는다. "혹시 렉 있나요?"라고 물어보니 스미스머신이랑 같이 있는 흉측하게 큰 머신을 보여준다. "좋은 렉이에요. 이 정도면 충분하죠."라고 한다. 벤치를 확인해보니 올림픽 벤치가 1대 있다.

 300평이 넘는 체육관에 렉 1대와 벤치 1대라니. 이용료는 한 달에 9만 원이지만 운동할만한 공간이 아니다. 머신의 종류가 많기는 하지만 렉과 벤치가 하나밖에 없기 때문이다. 추천해준 회사직원이 시설이 좋다며 소개해준다고 따라 들어와서 "우리 팀장님 잘해드려." 라고 하니 직원이 딱 붙어서 떨어지질 않는다. "다른 곳 몇 군데 둘러보고 정할게요." 겨우 탈출했다. "팀장님 이렇게 시설이 좋은 데 뭐가 문제가 있어요?"라고 물어보는데 답하기가 귀찮았다. 그냥 아담한 곳이 좋아서 그렇다고 얼버무린다. 다음으로 가까운 곳에 가보니 여기도 러닝머신은 넉넉하게 있지만 렉이 두 대 밖에 없었다. 여기도 올림픽 벤치는 하나뿐. 난 벤치는 3개 이상 렉은 4대 이상인 헬스장을 찾고 있는데. 헬토 같은 헬스장이 없다. 어쩔 수 없이 다니던 곳으로 돌아가려고 하는데 S와 마주치는 것이 걱정된다. 나는 S를 친구라고 생각하지만 I의 눈빛을 본 이후로 S를 보는 것이 불편해졌다.

 S는 내가 가는 시간에 운동을 해서 마주치게 되는데 모른 척 할 수도 없는 상황이다. 일단은 회사 근처 헬스장에 등록해서 다니면서 다른 곳을 물색해야 할 것 같다. 대여섯 군데는 찾아봤지만 결국 헬토 같은 곳은 없었다. 근처에 피티샵이나 대형센터 모두 편하게 운동이 가능한 곳은 없었다. 방문했다 하면 피티 상담, 무료 피티를 해준다고 따라다니고 지금까지도 문자가 온다. 이 많은 헬스장 중에서 마음 편하게 운동할 수 있는 체육관 하나가 없다니. 헬토를 다시 갈 수도 없고 S가 있는 올리짐을 가기에도 불편하고. 결국 팀장 재량으로 회사체육관건립을 신청했다.

렉 3대와 올림픽 벤치 2대, 하이풀리와 익스텐션, 컬, 싯업보드로 구성하고 유산소 기구 몇 개와 덤벨 세트로 구성된 30평 공간을 기획했다. 하지만 체육관이 만들어지기 전까지는 올리짐으로 갈 수밖에 없었다. 기구를 신청하고 인테리어 하는데 약 한 달이 소요되는데 그동안은 어쩔 수 없이 올리짐으로 가야 했다. 안타깝게도 올리짐은 사람이 없다. 운동하는 입장에서는 정말 좋은 공간이지만 상업적으로는 성공하지 못하고 있는 것 같아 마음이 아프다.

 운동강도를 계산하는 올리는 정말 내 인생의 역작이었다. 100kg 10개와 10kg 100개가 점수가 다르다는 것을 수식화할 수 있는 천재는 지구상에 나 말고는 없었고 그것을 공식화한 것이 올리앱이다. 난 심관장 시절에 올리를 헬토와 통합하기 위해 준비했었다. 그러나 결국은 통합에 실패했고 올리는 독립하게 되었는데 잘 풀리지 않아서 마음이 아프다. 차라리 헬스토피아를 체인화했으면 어떨까 하는 생각을 했다. 하여간 올리짐은 너무 사람이 없어서 S와 아무 말도 하지 않고 운동하기는 어렵다. 또 나는 지금 I와의 관계 회복이 절실한데 이성 친구가 곁에 있다는 것은 정말 불편하다. 체육관에 들어섰는데 S가 기다렸다는 듯이 다가와 선물을 건넨다. 멀어지려고 하면 오히려 가까워지는 이런 상황은 괴롭다. "오빠. 제꺼 사면서 오빠 것도 샀어요." EAA를 섞은 WPH와 물통이다. 괜찮다며 거절했다. "트레이너 쌤 고생하시는데 하나 드릴까?" 하며 카운터에 있는 쌤에게 건네버렸다. 약간 실망한 듯한 표정인 S의 얼굴을 봤지만 모른 척하고 "운동 시작!"이라고 외치면서 볼 스쿼트로 40kg을 시작한다. S가 본인은 아직 중량은 좀 무리인 것 같다고 말하길래 그럼 기둥 스쿼트로 연습 더하고 오라고 말하고 운동을 이어나갔다.

부재중전화 20

갑자기 운동강도를 올려서 그런지 아침에 눈을 뜨지 못했다. 아버지로부터 전화가 잔뜩 와있다. 회사에서도 여러 번 전화가 왔었다. 부랴부랴 준비하고 타이칸에 시동을 걸었다. 나의 이런 낯선 모습을 보면서 이건 내가 아니라는 것이 새삼 느껴졌다. 난 지난 20년간 매일 새벽 6시에 헬스클럽 문을 오픈했었다. 알람을 듣지 못해서 못 일어난다던가 게으름을 피워본 적은 한 번도 없다. 꿈속에서 지각을 했던 기억이 있어서 이것은 긴 꿈인가라는 생각이 들었다. 꿈이 아니라면 이런 상황이 나에게 지속될 수 있을까? 내가 아닌 상황과 내가 바라던 상황이 믹스된 지금. 좋은 차와 경제적 여유. 하지만 나약한 내 자신. 모든 것이 반대다.

부재중 리스트를 보니 I의 문자가 보인다.

"아버님께 전화 왔었는데 또 술 마시고 뻗은 거야?"

"깜박하고 충전을 못해서 알람이 안 울렸어. 조만간 한번 보자."

이런 상황에서 기존의 한태중답게 살아갈 것인지 아니면 새로운 인생을 시작할 것인지 혼동이 오긴 했지만 난 새로운 인생을 살기로 선택했다. 익숙한 상황에서 그저 어렴풋한 미래를 바라봤던 삶이었다면 지금 한태중의 삶은 문제점이 너무 보이기 때문에 오히려 그것을 개선하고 방향을 바꾸고 싶은 욕심이 생겼다. 이 정도면 괜찮겠지 하고 살던 나의 모습과는 다르기에 재미있다. 물론 너무나 전력으로 달려왔기에 더 이상 바꾸려고 해도 바꿀 것이 없었는지 모른다. 그래도 완벽한 인간은 존재하지 않는다는 명제는 변하지 않기에 결국 난 나만의 열심 속에서 변화의 기회를 놓치고 있었는지도 모른다. 타이칸에서 커피를 들고 내려서 늦게 출근하면서도 사장님 아들이라서 불편함이 없는 직장.

주차까지 해준다. 히지만 이런 것들이 크게 좋지 않다. 난 몸만들기에 성공하고 싶은 욕구가 크다. 일단 내가 해야 할 몇 가지 업무를 마무리하고 회사 체육 시설 견적을 검토한다. 내일부터는 공사가 들어갈 것이다.

 주변에서 어떻게 그렇게 몸이 빨리 변할 수 있는지 궁금해하기 시작했다. 운동강도를 이해하지 못하거나 단지 숫자로만 접근해서는 몸의 변화를 객관적으로 분석하고 변화시킬 수 없다. 운동 강도 공식은 내 평생의 역작이다. 효과에 대한 점수를 난이도와 구분했다는 것이 중요하다. 보통은 어렵고 힘들게 하면 몸이 변할 것이라는 착각을 하게 된다. 그러나 이것은 마치 육체적으로 힘든 노동을 할수록 돈을 더 많이 벌 게 된다고 생각하는 것과 비슷하다. 니체가 말했던 낙타의 습성을 버리는 것은 매우 힘든 일이다. 무거운 짐을 질수록 그것에 만족하며 고행을 즐기는 것은 인간의 습성이다. 낙타는 짐을 지는 것을 뿌듯해하는 것 같지만 실상은 자유를 원하고 또 자유를 선택할 기회가 있다는 것이 소름 끼치는 일이다. 난 힘든 것만이 몸이 좋아지는 길이 아니라는 것을 알기에 더욱 빠른 속도로 성장하고 있다.

요즘 나는 운동 중에 '한 개 더' 병에 걸린 K 때문에 피곤하다. K는 회사 부하 직원인데 나보다 나이가 4-5살 정도 많은 것 같다. 운동을 5년 가량 했다고 하는데 엄청 좋은 수준은 아니지만 운동한 것 같은 느낌은 드는 정도이다. 솔직히 한태중의 지금 몸보다 좋기는 하다. 예전 같으면 헬린이라고 생각할 정도의 녀석인데 운동 조금 했다고 나를 따라다니면서 잔소리를 한다. 사장 아들에게 잘 보일 수 있는 기회라고 생각했는지 팀장님 하면서 졸졸 따라다닌다.

"제가 운동 좀 해봐서 아는데 한 부위를 집중적으로 하셔야 해요. 언제까지나 이런 초보 종목만 하실 수는 없어요. 저 정도 되려면 한 부위에 3-4가지 운동이 필요해요."

라는 개소리를 하는데 내 몸이 좋지 않아서 뭐라고 하

기도 귀찮다. 빨리 몸이 좋아져서 잔소리를 안 듣고 싶다.

고정관념에서 벗어나는 것은 창조의 기본원리이다. 창조적 삶을 원한다면 기존의 관습에 얽매이는 것으로부터 자유로워져야만 한다. 분할훈련이나 48시간 휴식, 부위별 여러 종목과 같은 고정관념은 우리 몸의 발전을 가로막는 장애물이다. 주변에서 뭐라고 하던 내가 지켜야 하는 것들에 집중해야 한다. K는 이런 것을 방해하는 방해꾼이다.
"인클라인 안 하면 윗가슴이 비니까 한 번만 해보시죠. 팀장님. 인클라인으로 먼저 시작하는 선수도 많아요."
"오늘 마침 저 가슴 운동하는 날인데 한번 조져볼까요?"
윗가슴이리고는 찾아볼 수 없는 K는 왜 이런 주장을 하는 걸까. 벤치 60kg으로 15개 하는 수준에서 인클라인 어쩌고 말하는 게 답답하지만 아직은 몸으로 말할 수 있는 단계가 아니라서 참는다. 40kg 이상은 하지 않으려고 했는데 K의 잔소리를 막기 위해서 오늘은 같이 운동해보려고 한다. 60kg으로 5세트만 해야겠다. K는 "원래 80은 해야 하는데. 5 곱하기 5 하려고 했는데 오늘은 좀 약하게 해야겠다." 기초운동만 했던 결과가 나도 궁금했다. 어설프게 분할훈련을 하는 K와의 대결이다. 빈 봉부터 몸을 풀고 첫 세트.
"오랜만에 하니까 BPM에 맞춰서 몇 개 하는지 테스트

해볼까?"
"어떻게 하는 건데요? 그런 건 안 해봤는데."
"내가 먼저 할게."
30 bpm을 켰다. 60kg이 생각보다 가볍다. 첫 세트 21개 성공했다. 가슴을 터치하고 팔을 펴는 게 기준이니까 한번 해봐. K는 가슴에 터치를 잘못해서 자세가 어설프다. 그립은 썸리스로 잡고 팔꿈치는 과도하게 접힌다. 5개까지는 쉽게 하는 것 같더니 8개부터는 속도가 줄고 12개를 겨우 성공한다. 결국 K는 2세트에 8개로 줄고 마지막 세트에는 5개만 가능했다. 난 트레이닝의 성과를 확인했다. 2세트와 3세트 모두 20개를 해냈고 4세트 18개, 5세트 15개를 했다. 4-5년 동안의 어설픈 트레이닝보다 5-6개월 동안 지속해 온 기초훈련이 얼마나 효과 있었는지를 확인할 수 있었다.
K는 "팀장님 힘이 타고나셨나 봐요."
이딴 소리나 하고 있다. K는 몸 좋아지긴 글렀다.

 프레임에 갇힌 사람은 변화의 자유를 누리기 힘들다. 대부분의 사람들은 운동도 인생도 정해진 틀에 맞추지 않으면 안 된다는 착각을 한다. 어떻게든 몸이 좋아지는 것에 초점을 맞추기보다는 기존의 방법 속에서 열심히 해야만 하는 것처럼 이야기한다. 세상에 속는다는 것이 이런 것이다. 닭가슴살과 분할.
 이런 프레임 속에 가둬두고 그것에 적합한 사람만이 보디빌딩을 누릴 수 있는 것이라고 말한다. 이것은 마치 시력검사 없이 높은 도수의 안경을 씌우고 잘 보이지 않는다고 다그치는 것과 같다. 성과가 없다면 열심히 하지 않은 까닭이라고 다그친다. 하지만 몸만들기에 성공할 수 있는 방법은 다양하다. 원칙이라고 생각하고 있는 분할훈련과 종목, 영양 모두 원칙이 아니라는 것을 모른다. 어떻게 몸 좋아지는가에 대해서 고민할 때 우리는 자유를 누릴 수 있어야 한다. 3대 운동도 같다. 3대 운동은 정말 좋은 운동이지만 원칙은 아니다.

이제 새로운 프로그램으로 일반인의 몸만들기를 완성할 것이다.
1. 벤치프레스 10세트
2. 트랩바 5세트
3. 인력거 5세트
4. 레이즈 3세트
5. 턱걸이 6세트

1차 목표는 K보다 몸이 좋아지는 것이다. K는 I와도 아는 사이이다. K를 통해 I의 소식을 들을 수 있기에 K를 멀리하고 싶지 않다. K는 나와의 벤치 대결에서 졌음에도 불구하고 같이 무분할로 운동하는 게 아니라 피티를 받겠다고 한다. 무분할과 피티의 대결이다.
월요일.

월요일은 중량별 반복 횟수를 체크한다. 물론 1RM을 측정하는 어리석은 짓을 하진 않을 것이다. 10개가 되지 않는 무게까지만 증량할 것이다. 최소 반복 수가 5개 이하로 내려가는 것은 몸의 피로만 증가할 뿐 체력 증가에 좋은 결과를 가져오지 못한다. 힘든 것과 몸의 변화가 다르다는 것을 이해하지 못하면 K를 이길 수 없다. 이기기 위해 무리하는 바보가 되어서는 안된다. 반복 수 맥시멈도 예전과는 다르게 50회로 한정한다. 가장 몸만들기에 효과가 높은 10회에서 50회 사이로 트레이닝을 세팅하는 것이다. 반복 평균은 25회 정도 나오게 할 것이다. 20-30회가 전체 트레이닝 비중의 50%를 차지하게 하고 10-20 25%, 30-50회 25%의 비중으로 설정할 것이다. 초보자에게는 이런 설정값이 가장 효과적이라는 것을 알고 있는 나와 K는 상대가 될 수 없다. 분명 피티를 받으며 한 개 더를 외치고 몸이 좋아진다고 착각하겠지? 17개와 18개가 장기적인 관점에서 큰 차이를 보이지 못할 거라는 사실을 알지 못하고 자신만의 열심에 취할 것이다. 하지만 그 취함이 체력의 변화에 오히려 마이너스라는 것을 K는 알지 못한다. 트레이닝은 냉철한 자기평가와 비중의 조절이 '한 개 더'보다 100배는 더 중요하다. 벌써 K를 이긴 것 같다.

천재 트레이닝이 질 수 있는 방법이 존재할까?

미련, 오해

K가 나를 이기지 못하는 이유는 2가지 때문이다. 바로 미련과 오해이다. 어제는 K가 업무 때문에 같이 오지 못했는데 K는 오늘도 나를 졸졸 따라와서 몇 가지 이야기를 했다. K가 등 운동을 하는 날이라며 데드를 하고 싶어 했다. "나도 데드 하니까 같이 하자"고 했더니 데드는 땅 데드라면서 허리가 굽은 곱등이 자세로 중량을 들어 올린다. "난 아직 바닥에서는 자세가 안 나와서 따로 할게."라고 했지만 같이 하자고 조른다. K는 나름대로 근육질이고 타고난 힘이 좀 있는 편이라 아마 지난번의 패배를 만회하고 싶은 것 같았다.
"난 오늘 무릎까지 내리고 60kg 200회 채울 긴데 뭐할 거야?"
"전 120kg 5개씩 5세트 할 겁니다." 120kg은 사실 쉬운 무게는 아니다.
"그럼 따로 하지 뭐."
120을 정말 낑낑거리며 바닥에 쿵쿵 내려놓는다. 하지만 그런 자세로 세트와 반복을 유지하기란 불가능하다. 3세트에서 자세가 무너진다. 땅 데드의 미련을 버리지 못하고 엉성한 자세로 지속한다면 동작을 마스터 하기란 불가능 하다는 것을 K는 모른다. K가 나를 이기지 못하는 첫 번째 이유다. 땅 데드나 풀 스쿼트를 해야 한다는 미련은 그를 어설픈 리프터로 만든다는 것을 모른다. 한 달 후에 K보다 데드리프트를 잘해진 내가 이미 보인다. 난 안정적으로 루마니안 데드리프트를 60kg으로 세트당 약 40회씩 쌓아가고 있다. 6세트 만에 200회를 넘겼다. 난 키 마이너스 체중의 두 배 정도는 기초체력이 완성되면 쉽게 다룰 수 있게 된다는 사실을 알고 있다. 스쿼트도 60kg으로 200회를 하기 위해 벤치를 놓고 박스 스쿼트를 실시했다. K는 등 운동을 하는 날이라며 바벨로우를 한다고 쉬러그도 아니고 로우도 아닌 동작을 낑낑거리면서 하고 있다. 그러면서 나에게 "스쿼트는 끝까지 앉아야 운동이 되는데 왜 벤치를 놓고 하세요."라고 잔소리를 한다. 시범을 보인답시고 스쿼트를 하는데 막상 엉덩이가 벤치에 닿지 않는다. 허리를 숙이긴 하지만 엉덩이가 내려가는 자세를 잘하지 못한다는 것을 인지하지 못하고 있었다.

"그냥 일단 연습할게." 했더니 또 한마디 한다.

"팀장님 근육이 쉬어야 하는데 데드랑 스쿼트를 매일 하시면 근육이 크지를 못해요."

"운동은 강하게 하고 쉴 때 크는 거예요."

이런 오해를 지속하는 한 천재 트레이닝이 질 확률은 0%다. 끝나고 해장국을 먹자고 했더니 짠 음식으로 몸 만들긴 힘들다며 닭가슴살을 먹는다고 한다.

정확하게 8주 후에 난 일반식을 먹으면서 K를 이길 것이다. 신난다.

주당 강도의 이해 없이
몸만들기를 한다는 것

수요일. K는 옆에서 피티를 받고 있다. 오늘은 또 다른 직장 동료인 K2가 따라왔다. 사실은 K가 추천해서 피티 상담을 받으러 왔는데 상담받더니 시큰둥해서 나를 쫓아다닌다.

잠깐 설명해줬더니 피티보다 그냥 팀장님한테 배우고 가르쳐주는 대로 하겠다고 한다. 처음이니까 허리 높이에서 팔굽혀펴기 15번씩 5세트만 하라고 했다. 그런데 내가 3칸에서 100개 성공하는 걸 보더니 "저도 허리 높이에선 100개 할 수 있을 것 같아요."라고 말한다. 하지만 24개에서 부들거리다가 실패한다. 그래서 거의 가슴높이에 바를 두고 여기서 20번씩 5세트를 하라고 했는데 이미 케이블 푸쉬다운을 하고 있다. 그러더니 다른 머신들을 기웃거린다. 난 차분하게 푸쉬업과 턱걸이, 트랩바 3종목을 10세트씩 완수했다. K는 하체운동을 어설픈 강도로 한 개 더 작전으로 땀 범벅이 되고 있다. 저렇게 하체를 일주일에 한 번만 하니 몸이 좋아질 리가 있나. K2는 마음이 변했는지 똑같은 운동만 하는 나보다는 K에 관심을 갖는다. "팀장님 K처럼 왜 열심히 안 하세요?" 난 그냥 매일 하는 프로그램이 있어. 라고 하고 더 이상 설명하지 않았다. 결국

K2도 피티를 등록했다. "저도 프로필 한번 찍으려고요. 팀장님도 프로필 한번 찍으셔야죠. 피티 등록 안 하세요? 식사조절도 안 하시는 것 같은데 어제도 감자탕 드셨잖아요."
주당 운동 강도와 클린푸드같은 여러 가지 변인들을 이해시키는 일은 정말 피곤하다. 먼저 몸으로 보여주자. K와 K2. 왜 이렇게 세상엔 김 씨가 많은 걸까. 최소 종목으로 운동하는 나를 보면서 K들은 답답해한다. 벤치, 트랩바, 인력거, 턱걸이 보통 이렇게 4종목만 하는데 특히 인력거를 하는 나를 보고 웃을 정도다.
"팀장님 뭐 하시는 거예요?"
트레이너까지 거든다. "이런 운동은 이름도 없는 동작이에요." 이름은 있다.

인력거. 근육의 기능에 대해 이해하지 못하는 트레이너들이 수두룩하다. 삼각근을 사용하기 위해서는 인체의 정중면을 기준으로 팔꿈치의 하-상 이동이 일어나야 한다. 측면의 경우 동시에 내-외, 전면의 경우 후-전 이동이 포함되면 사용된다. 측면을 공략하기 어려운 이유는 승모근의 개입 때문이다. 레이즈를 무겁게 하다 보면 승모근으로 운동하게 된다. 하지만 인력거 동작은 하-상 이동이 안정적인 구간에서 일어나면서 내-외 동작이 되기 때문에 업라이트 로우와 거의 비슷한 효과를 가져온다.
뭐 이렇게 설명해봐야 알아듣지 못할 것 같으니 그냥

운동이 잘돼서 하는 거라고 말했다. 탈의실에서 상탈을 하지 않는다. 샤워실을 사용하지 않고 가능하면 몸을 숨기고 있다. 나만의 방법으로 몸을 만들어서 K들에게 짠하고 보여주는 재미를 누리고 싶다.

 특히 이렇게 단순하고 기본적인 운동만으로 피티와 대결한다고 생각하니 더 재미있다. 피티하는 사람들은 균형부터 시작해 나도 잘 모르는 용어를 친절하게 설명하고 엄청나게 열정적이다. 세미나 좀 다닌 것 같다. 세미나에서 배운 것을 사용하기 위해 가르쳐주는 모습이 솔직히 보기 좋지 않다. 왜냐고?

 전공을 할 것이라면 대학교 체육학과를 가고 더 공부하고 싶으면 해당 분야에서 석박사를 하는 것을 권하기 때문이다. 그저 세미나에 가서 지식을 얻는 것으로 뭔가 안다고 생각하는 것처럼 어리석은 것은 없다. 근육의 기능도 기초적인 것도 이해하지 못하고 그저 어려운 용어를 사용하는 트레이너들. 과연 그런 용어가 몸만들기에 필요할까? 내 목표는 K들이 아니라 일반인의 몸에서 시작해서 이곳 트레이너들까지 이기는 것이다. 난 12주 정도면 가능할 것 같다는 감이 왔다. 운동을 시작한 지 12주가 다 되어간다. 본격적으로 식단도 하고 운동강도에서도 다양성을 추구할 것이다. 물론 종목은 늘리지 않을 것이다.

억울하지 않을 정도

 몸이 바뀌기 전 시합을 위해 달렸다. 예전에는 목표를 정하라고 하면 좋은 집이나 교수, 외제 차 등등을 생각했던 적이 있었다. 하지만 이젠 창조자의 삶을 원한다. '위버멘쉬'
니체가 이야기한 정신의 변화 3단계에서 첫 번째 단계인 낙타로 살았던 적이 있다. 무거운 짐을 지는 것이 나의 일이라고 생각하고 짐이 무거울수록 행복을 느꼈던 시절이다.
'난 이렇게 무거운 짐을 질 수 있다.'라며 뿌듯해했던 기억이 있다. 하지만 그런 무거운 짐을 들어도 나에게 돌아오는 것은 없다. 인간은 낙타가 아닌데도 인간은 스스로 낙타라고 착각한다.
 무거운 짐, 엄청난 노력을 하면 자신에게 대가가 돌아오리라 착각하기 마련이고 결국 그것은 억울함을 가져온다. 내가 이렇게까지 했는데라는 생각이 드는 순간 인간은 지옥에 빠지게 된다. 짐이 무거울수록 뭔가 돌아온다는 착각을 하지만 그 성과는 무가치한 것이다. 무거운 짐을 지는 것이 인간에게 만족감을 준다는 것을 모를 때는 짐을 점점 키워갔다. 예수가 '무거운 짐 진 자들아 내게로 오라'고 말한 것처럼 난 무거운 짐 진 자였다. 세상의 고정관념들. 이미 있었던 것들을 모두 나에게 적용하려고 하면 나의 짐은 점점 무거워진다. 하지만 창조자의 삶은 오히려 짐이 없다. 기존에 없었던 것을 창조하고 적용하는 작업은 자유를 누려야만 가능한 일이다. 지금 이런 상황이 온 것도 꿈인지 메타버스인지는 모르겠지만 난 창조자로 도전할 수 있는 기회라고 생각한다. 위버멘쉬는 어떤 상황 속에서도 창조자로 살아가는 것이다. 내 몸이건 아니건 문제 되지 않는다. 한 개 더를 외치며 전문용어를 사용하는 무거운 짐은 몸만들기에 필요하지 않다.

자석

 창조자로 살아갈 때의 이점은 인생도 새로워진다는 것이다.
사석처럼 I는 다시 나에게 돌아오고 있다. 하지만 걱정이다. 내가 언제까지 한태중의 몸으로 살지 알 수 없다. 나는 내 삶도 중요하지만 I가 행복하기를 진심으로 바란다. 사실상 나만 생각할 때는 어떤 몸이든 상관없다. 위버멘쉬가 내 삶의 목표가 될 수 있다. 하지만 타인과의 관계는 어떻게 되는 것일까?
이런 환상과도 같은 상황에서 이런 고민을 하는 것이 의미가 있을까? 이것이 현실이 아니라면 어떻게 되건 상관없는데 이것이 현실이고 혹시 내가 다시 내 몸으로 돌아간다면? 복잡해진다. I에게서 문자가 왔다.
"밥이나 한번 먹을래? 요즘 몸만들기 한다며?"

어김없이 나의 자석은 사람들을 끌어당긴다. 위버멘쉬의 삶은 항상 주인공이기에 사람이 따른다. 하지만 이것이 언제까지 지속될까? 이 꿈에서 난 언제 깨어날까.
"오늘 회사 일 때문에 다음 주쯤 다시 연락할게."
라고 보낼 수밖에 없었다. 보고 싶은 마음이 굴뚝같았지만 이건 내가 아니다. 난 다시 나를 찾을 것이다. 방법은 없지만 다시 위버멘쉬가 되는 것 말고는 내가 할 수 있는 것은 없다.

기본기를 마스터할수록 몸도 생각보다 빠른 시간에 변화한다. 팔운동을 하지 않는데 팔이 굵어지는 나를 보고 K가 "팔운동은 언제 하시나요? 집에서 따로 하시나요?"라고 물어본다. "헬스장에서 하는 게 다야."라고 하자 "팀장님 등이랑 가슴 운동할 때 팔을 너무 쓰시는 거 아닌가요?" 이 지랄을 한다. 속으로 "너네가 깔짝거리면서 3-4세트를 할 때 종목별로 10세트나 하니까 팔까지 지칠 정도로 운동 되는 거다 멍충아!!!"라고 소리쳤다. 속으로….
"그런가 보네. 아직 초보라 팔로만 운동하나보다." 하며 웃어줬다. 피티 트레이너에게 팔이 굵어지고 싶다고 했는지 K 둘 다 팔운동을 배우고 있다. 컨센트레이션컬과 원 암 케이블컬 그리고 해머 컬을 배우고 라잉 트라이셉스익스텐션과 케이블 푸쉬다운, 킥백을 열심히 배우고 있다. 물론 자세는 별로다.

저런 동작을 아무리 해봐야 기초적인 팔굽혀펴기나 턱걸이 능력 없이는 팔을 못 만든다는 것을 나는 너무 잘 알고 있다. 헬스장을 나오면서 K가 나에게 "팀장님 체력이 좋아지셨나 봐요. 팔운동만 했는데도 팔이 후들거리지 않아요. 예전 같으면 휴대폰도 들지 못할 정도로 힘들었을 텐데."

 불쌍한 녀석들. 기본운동만 해도 팔에 힘이 빠질 때까지 하는 것이 기본운동을 줄이고 팔운동을 하는 것보다 효과적이라는 것을 인지해야 한다. 물론 기본운동을 모두 소화하고 팔운동까지 할 수 있을 정도의 체력을 만들면 좋겠지만 아직은 아니라고 판단된다. 기본운동을 부위별 자극이라고 생각하기 보다는 전체적인 체력의 증가를 통해서 몸의 변화를 가져오려고 한다.
 몸이 빠른 시간에 변하기 시작했다. 기초를 쌓으며 응축되었던 것들이 빠르게 나타난다. 오늘 트랩바 맥스를 하는네 160kg이 들렸다. 거의 기초만 해왔는데도 160kg으로 8개까지 성공했다. 170kg은 도전하지는 않았다. K 원투가 와서 160kg을 들다가 곱추 허리를 보여주더니 사라졌다. 피티 선생이 당황하는 눈치다. 몸 만들기를 위해서는 자극이 중요하지 꼭 무거운 무게를 들어야 하는 것은 아니라고 위로해주고 있다. 하루에 50분 동안 종목을 8가지나 하고 있는데 초보자가 한 개라도 잘하게 될 수 있을까? K1은 경력이 좀 있어서 140을 곱추 자세로 들었지만 쿵쾅거리며 7개를 겨우 해낸다. "오늘 컨디션이 좀 안 좋네요. 원래 컨디션 좋고 전날 칼로리를 많이 섭취한 날은 데드 바닥에서

160까진 하는데…. 더 할 수 있지만 오늘 다른 운동을 해야 해서요….”

140kg을 들었는데 아무런 느낌이 안 날 정도로 가볍다. 10개까지는 부드럽게 진행하고 15개까지는 조금 느려졌지만 멈끝으로 가능하다. 15개부터는 자세를 유지하려고 노력하면서 20개까지 했다. 숨이 차고 다리가 저리기 시작했지만 실패 지점은 아니다. 한 개씩 끊어서 4개를 더해서 24개를 했다. 24개를 하는 나를 보고 K2가 도전하지만 한 개도 들지 못한다. 이젠 격차가 점점 벌어지기 시작한다. 아마도 2주 정도면 수행 능력은 비교하지 못할 정도로 벌어지고 몸의 차이는 그보다도 크게 나타날 것이다.

샐러드와 무난한 한식, 고기 위주로 식단을 구성하고 있다. 뭔가 결핍이 있다고 느낄 때면 샤브샤브를 먹는다. 샐러드를 섭취하고 국물이 있는 한식과 고기 먹기 작전은 성공적이다. 생각한 것보다 몸이 빨리 좋아지고 있다. 하지만 술을 끊지 못해서 그런지 근육이 쫙쫙 갈라지거나 강도가 높지는 않다. 한태중의 집에 워낙 좋은 와인이 많이 있어서 하루 2-3잔씩 마시다 보니 중단하기가 어렵다. 근육의 발달은 수행의 증가가 있어서 나름 꾸준하다. 옷도 점점 작아지는 것 같은데 데피니션이 안 나오는 것 같다. 술 때문이 아니라면 다른 이유를 찾기 힘들다. 하지만 이런 상황에서 술까지 마시지 않는 것은 너무 괴롭다. 담배도 줄여야 하는데.

보상심리 때문이라는 생각도 든다. 운동과 식단을 하지만 술과 담배 정도는 허용해서 마음의 위안을 주는 걸까. 나약하다. 이런 모습이 싫지만 운동을 꾸준히 하고 있으니 일단은 눈감아주기로 한다.

K는 I와 지인이다. 내가 I를 좋아하는 걸 알고 I와 라운딩가는 걸 은근히 자랑한다.

"팀장님 요즘 왜 라운딩 안 나가세요? 너무 운동만 하시는 거 아니에요?"

"내기 한번 해야죠."

나름 근육질로 자부했었는데 대결에서 진 이후로 감정이 상한 것 같다. 팀장님 팀장님 하면서 굽신거리는 척하지만 속으로는 나를 이기고 싶은 것 같은 욕망이 눈에 보인다. 골프는 좀 치는 것 같다. 어릴 때 선수 준비를 했었다는 걸 얼핏 들었다. 골프라도 이겨서 만회하려는 것 같다. 하지만 넌 몸만들기를 제외하고는 하고 싶은 것이 없다.

"허리가 안 좋아서 몸 좀 완전히 회복할 때까지는 골프 안 치려고…."

"나중에 몸짱 골퍼 될게…."

"제가 8타 잡아드릴게요."

8타건 10타건 관심이 없다. 난 몸만들기에서 이길 것이고 무분할 트레이닝의 위력을 보일 것이다.

"요즘 드라이버 바꿨더니 비거리가 260은 그냥 나오더라고요."

자꾸 자극한다.

"잘 다녀와. I한테 안부도 전해주고….."

이 말 말고는 할 말이 없다. 골프건 어떤 운동이건 난 기본 체력 요인이 갖춰져야 잘할 수 있다고 믿는다. 골프 트레이닝이랍시고 K는 다른 트레이닝을 받는다. 케이블을 잡고 스윙 비슷한 동작을 하고 있다. 하지만 운동이란 그런 단순한 문제가 아니다. 스윙 동작을 케이블로 휘두른다고 비거리가 나는 것은 아니다. 결국 코어의 힘은 기본운동의 수행을 증가시켜야만 증가하는 것이다. PGA 선수들도 트랩바와 같은 운동을 중점적으로 하는 것을 볼 수 있다. 비거리가 많이 나오는 선수들은 꽤 무거운 중량의 트랩바를 반복하는걸 볼 수 있다. 이참에 골프 비거리도 좀 늘려볼까. 왜 인지 모르겠지만 나도 K를 이기고 싶다.

종목을 줄이고 있다. 승부를 걸 때가 된 것 같다. 체력은 정해져 있고 효과를 극대화하기 위해서 과감한 결정을 내렸다. 종목은 딱 4종목으로 한정시킨다. K가 정식으로 도전했기 때문이다. 피티도 받지 않는 나에게 지는 것이 분했는지 직장인 대회에 같은 체급으로 나가자고 한 것이다. 대회는 약 49일 남았다. 딱 7주. K는 파트너쉽 레슨을 사설대회 선수와 함께 하려고 400만 원을 투자했다. 보충제도 7가지는 먹는다고 한다. 이번 프로젝트는 일반식으로 4종목 운동해서 K를 이기는 것이다. 물론 시간적 여유가 있다면 다른 종목을 할 수 있을지도 모르지만 말이다.

일단 벤치 10세트 트랩바 10세트 인력거 10세트(다양한 각도) 윗몸일으키기 10세트를 할 계획이다. 물론 복근은 매일 아침에 하기로 해서 퇴근 후 딱 3종목 10세트씩 정확하게 하고 운동을 마치는 것이다. 3종목을 주당 60세트씩 진행할 것이고 평균 반복 수는 20회 이상 할 것이다. 물론 중량을 다루는 날도 있지만 주당 10% 이내로 진행할 것이다.

K는 4분할로 진행한다고 하는데 주당 한 부위에 운동을 한 번만 하는 꼴이고 20세트 정도 한다. 주당 부위별 20세트로 주당 60세트를 이길 수 있는 방법이 있을까. 하지만 K는 개념이 없다.
"20세트를 선수랑 해보셨어요? 10세트만 해도 토 나올 정도예요."라고 자랑을 한다.
"어 그래? 나는 창피민 인 당할 정도로 해볼게. 직원들 구경 올 텐데."
"이왕 하는 거 1등을 목표로 해야죠. 전 1등 목표로 달립니다."
등수보다는 K를 이기고 싶은 마음이 생긴다. 나도 모르게 10세트 이상을 하고 있다. 종목은 4가지지만 운동을 해보니 워밍업이랑 마무리 이것저것 포함하니까 15세트는 하는듯하다. 일주일에 부위당 7-80세트는 한다. 이 정도면 아마추어대회에서는 해볼 만한 강도다.

두각을 나타낼 것인가. 묻어갈 것인가.

 능력의 우수성과 별개로 두각을 나타내는 경우는 좀 다르다. 두각은 머리의 뿔이라는 한자어이다. 머리에 뿔이 날 정도로 보인다는 것이다. 유난을 떨어야 잘 보이는 것은 아니다. 두각을 나타내려면 머리에 남들이 없는 뿔이 있어야 한다. 남들처럼 해서 드러나 보이기는 쉽지 않다. 두각을 나타내는 것은 어렵지만 매력적인 일이다. 적당히 피티 받고 적당한 몸짱이 될 수는 있을지 모른다. 전통적인 방법으로 최고에 올라서면 두각을 나타낸다는 소리를 들을 수도 있다. 국가대표가 돼서 세계선수권 1위를 한다면 말이다. 하지만 그럴 수 있는 사람은 상위 0.0001%뿐이다. 하지만 남들과 다른 방법으로 두각을 나타낼 수도 있다. 모두가 분할훈련을 할 때 무분할을 한다던가, 모두가 닭가슴살을 먹을 때 닭가슴살을 먹지 않고 몸을 만드는 것만으로도 두각을 나타낼 수 있다. 나만의 것을 만드는 것은 누구나 가능하다. 하지만 세계 최고가 되는 것은 누구나 가능한 것은 아니다. 나의 세상을 만들어가는 일에서 꼭 두각을 나타내는 것이 중요한 것은 아니다. 자신만의 색깔을 만들고 본인만의 세계를 창조하는 것은 위버멘쉬의 특권이다. 니체는 기존 관습이나 전통에 묻어가는 것을 인간 말종이라고 표현한다. 니체는 인간과 짐승의 구분을 바로 이런 지점에서 결정된다고 생각했던 것 같다.

나만의 세계를 창조할 것인가 아니면 기존 세상에 묻어갈 것인가. 한태중의 몸으로 들어왔지만 다시 두각을 나타내기 시작했다. 나의 세상이 다시 열린다. K는 이미 졌다는 것을 알고 있는 것 같았다.

두각을 나타낼 것인가. 묻어갈 것인가.

한태중의 수행능력은 이렇다.

〈월요일〉
벤치 100개 채우기 (70kg으로 12세트에 성공)
인력거 머신에서 (30kg 60회씩 10세트)
트랩바 110kg (20회 10세트)
윗몸 500개 채우기 12분 컷

〈화요일〉
벤치 40kg 부분 반복 (500개 채우기 15세트 성공)
인력거 (빈 바로 100개 채우기 10세트)
트랩바 (60kg 50회 6세트)
윗몸 무조건 100개 채우기

〈수요일〉
푸쉬업 BPM test 1칸 45, 2칸 52, 3칸 64, 4칸 70, 5칸
100회 사다리 푸쉬업 3세트
bpm 기둥 스쿼트 50회 10세트
bpm 9칸 턱걸이 500개 채우기
윗몸 200회 5분 이내

〈목요일〉
벤치 60kg (200회 채우기 14세트)
인력거 60kg 30회 10세트
트랩바 140kg 10회, 10세트 윗몸 1000개

〈금요일〉
타바타 40kg 40세트 채우기 개수 세지 않음
타바타 3칸 푸쉬업 200개 채우기
타바타 인력거 40세트 연속동작 개수 세지 않음
타바타 기둥 스쿼트 40세트 연속동작 개수 세지 않음
타바타 9칸 턱걸이 20세트 개수 세지 않음
타바타 발박수 (300회 16세트 성공)

〈토요일〉
벤치 80kg 3세트, 60kg 3세트, 40kg 3세트
푸쉬업 6칸 300회 채우기
고무줄 턱걸이 200개 채우기
루마니안 데드리프트 50kg 300회
스쿼트 40kg 400회 채우기
인력거 30kg 80회 10세트
윗몸 2분 테스트 5세트

〈일요일〉 유산소

수행 능력이 높은 편은 아니지만 이렇게 7주라면 몸짱 수준은 나온다. 벌써 2주 차에 접어드는데 근육의 윤곽이 나타나기 시작한다. 지난주에는 화요일에 바쁜 일이 있어서 운동하지 못했다. 그리고 수요일에 bpm 테스트를 했다. 지난주보다 기록이 좋아져서 쉬었지만 다행이라고 생각했다. 하지만 이번 주는 화요일에 운동을 하고 나서 테스트를 했더니 이전기록과 거의 동일하게 나타났다. K가 항상 하는 말이 있다. "팀장님 휴식이 없으면 수행이 줄어서 몸이 안 좋아져요."
틀린 말은 아니지만 100% 맞는 말도 아니다. 휴식이 없으면 물론 수행이 덜 증가한다. BPM 테스트를 전날 쉬고 하면 수행이 늘긴 한다. 하지만 화요일 운동의 효과가 100인데 과연 100 정도를 더 할 만큼 증가할까? 아니다. 화요일 휴식하면 테스트 결과가 2-3개 정도 증가한다. 전체운동의 반복이 200회 정도라면 약 1-2%의 증가이다.

이러한 수행의 증가가 유의미한 상황도 존재한다. 기록경기에 참여한다면 2-3개 더 하는 것에 따라 결과가 달라지는 상황도 있지만 몸만들기는 그렇지 않다. 몸만들기는 주당 운동 강도가 몸을 결정하는데 이러한 판단은 일회성 강도 1%를 위해 전체운동량 50%를 감소시키는 어리석은 판단을 하게 되는 것이다. 이것이 초보자들이 분할을 하면서 어설픈 강도로 운동하는 대표적인 핑계이다.

"휴식을 했으니 난 더 잘해."
하지만 그 더 잘해가 1%이고 운동량은 50% 감소한다는 사실을 간과한다. 이것이 내가 K를 이길 수밖에 없는 이유다.

 무분할로 운동을 하면 회사에 바쁜 일이 있어서 하루 운동하지 못해도 아무 지장이 없다. 분할훈련은 주 6일을 하루도 빠짐없이 해야 한다. 직장인이 일주일에 2-3번 정도 바쁜 일이 있어서 분할을 빼먹으면 한 부위를 일주일 동안 한 번 운동하게 된다. 이번 주에는 회사에 바쁜 일이 있어서 K와 마찬가지로 4일만 헬스클럽에 갔다. 결국 k는 일주일에 한 부위당 20세트밖에 하지 못한 것이다. 다이어트를 시작한 지 3주가 지났지만 K는 전혀 변하지 않았다. 마음이 급했는지 며칠 전부터 닭가슴살이랑 고구마만 먹는다. 회사에서는 역시 K가 경력이 오래돼서 그런지 다이어트를 확실하게 한다, 얼굴이 반쪽이 되었다고들 한다. 굶으면 얼굴이 반쪽이 되는 만큼 몸의 근육도 점점 쪼그라든다. 전형적인 급한 다이어트의 모습이다. 근질은 나오지 않으면서 뿌옇게 빠진다. 중요한 컨디셔닝은 나오지 않으면서 얼굴만 말라비틀어지는 것이다. 난 아직도 음식의 양을 조절하지 않고 있다. 클린푸드도 먹고 바쁠 때는 직원들과 국밥도 같이 먹는다. 물론 시합 준비 중이라 현미 햇반을 가지고 다니는 정도의 유난을 떨기는 하지만 닭가슴살과 고구마만 먹으면서 영양실조에 빠지지는 않는다.

 난 어떻게든 부위별 주당 60세트 이상을 맞추어 운동하고 있다. 바빠서 운동을 못하는 날이 있더라도 주당 운동량만 맞추면 되기 때문에 전혀 어려움이 없다. 이틀에 나누어 하루에 5세트씩 더하면 되기 때문이다. 그래서인지 너무 재미없는 대결이 되어버렸다. 난 K 덕분에 몸만들기가 더 재미있어지려고 했는데, 너무 차이가 나기 시작해서 아쉬웠다. 어설픈 분할훈련과 영양실조로는 나를 상대할 수 없다. 시합이 끝나면 난 I에게 연락도 하고 새로운 삶을 시작하려고 한다. I가 직장인 대회에 구경을 온다는 정보를 들었다. 완전히 달라진 나의 모습을 보고 그녀의 마음이 바뀌었으면 하는 기대를 해본다.

D - 10 직장인 대회

 주당 80세트의 위력은 대단하다. 결국 종목이고 분할이고 나발이고 종목을 주당 80세트씩 수행하면 몸은 반응하기 마련이다. 나는 요즘 욕심 때문에 일요일도 운동을 한다. 그래서 주당 약 100세트를 채우고 있다. 키-100보다 무거운 무게를 다룰 수 있다면 6-80세트로도 원하는 수준의 강도를 만들 수 있다고 생각했는데 아직 한태중의 몸은 키-100 정도의 중량을 다루고 있기에 양으로 경쟁해야 한다. 이제 나는 시합에 나갈 만한 몸을 가지고 있다. K는 복근이 보이는 수준까지 다이어트를 했지만 얼굴은 점점 늙어가고 몸은 나에게 상대가 안되는 수준이다. 주당 20세트로 일반인이 근질을 만든다는 것은 불가능하다는 것을 모르고 있다. 트레이너도 억지 다이어트를 강요하고 시합이랍시고 선수들이 하는 훈련만 시키는 것이 답답하다. 나는 직장인 대회 정도는 입상할 수 있는 수준으로 향하고 있어서 그날을 기점으로 I와 다시 시작해보려고 한다. '일반인을 위한 무분할 트레이닝'이라는 책도 준비하고 있다. 시합에서 입상하면 무분할 트레이닝을 전파하는 삶을 시작할 것이다. I와도 잘해보고 싶다. 설렌다. 시합이 10일 남았다.

D-9 직장인 대회

I에게서 먼저 연락이 왔다. 몸이 좋아지면서 다른 사람이 됐다는 소문을 들었나 보다.
"요즘 회사도 다시 나가고 건강하게 살고 있다며?" 내가 할 수 있는 것에 집중하니 주변이 변하는 것을 느낀다.
"이젠 다시 태어나려고. 새롭게 살아볼까 해. 시합 끝나면 우리 맛있는 거 한번 먹자."
간단하게 답장을 했다. 시합 그리고 I. 이제 9일 남았다. 9일 후면 새롭게 태어날 것 같다. 새로운 몸에서 새로운 인생을 만들어낼 거라고 상상하니 설렌다. 생각보다 회사 일도 어렵지 않다. 사장 아들이라는 특권을 누리면서 편하게 일하고 있다. 일반식은 이제 먹지 않는다. 욕심이 생겨서 더욱 타이트하게 식단을 하고 있다.

도시락을 만들어서 가져왔다. 샐러리, 당근, 고수, 깻잎, 오이고추를 잘게 썰어서 참기름과 간장으로 살짝 버무린 한국식 샐러드와 불고기용으로 파는 쇠고기를 양파와 마늘로 볶고 현미 햇반과 함께 먹는다. 이렇게 두 끼를 준비해서 가져왔다. 점심에 먹고 운동 가기 전에 한 번 더 먹을 것이다. 직장인 대회라서 수준이 그리 높지 않을 것 같다는 생각에 자신감도 욕심도 더 생긴다. 주당 100세트 이외에도 바벨 컬과 푸쉬다운, 벤트오버 레이즈, 바벨로우, 케이블 플라이 등의 종목들도 어제부터 추가했다. 체력이 늘어 운동량을 늘리는 것이 부담되지 않는다.

벤치 10세트를 한 후 케이블을 하는데 근육의 결이 나타날 정도로 다이어트는 성공적이다. 주변에 트레이너들도 놀라는 눈치다. 단시간에 홀로 이뤄낸 성과라 더욱 놀라고 있다. K는 이미 멘탈이 나간 것 같지만 정말 죽도록 열심히 한다. 그런데 이 새끼가 뒤에서 팀장님이 약물 하는 것 같다는 소리를 했다고 하는데 그냥 못 들은 척 넘어갔다.

D-8 직장인 대회

 일주일 남았는데 이젠 욕심이 생긴다. 시합 몸이라고 하기엔 강도가 어설프다. 좀 징그러워질 때까지 뺄 수 있을 것 같다. 오늘은 식단은 무탄으로 가져가고 운동량은 더욱 늘려야겠다. 초보자 수준의 시합이지만 최선을 다하고 싶다. 모든 종목에서 10세트를 기본운동으로 한 후 타바타 10세트를 추가할 것이다. 10세트에 100회 가능한 정도의 무게로 자극을 준 다음 5-60% 정도 중량을 낮춰서 타바타로 10세트 전력 질주를 할 것이다. 몸에 있는 에너지를 완전히 끌어다 쓸 수 있는 환경을 만들어야 한다. 8일 정도면 완전 다른 몸으로 바뀔 수 있는 시간이다. 이미 지방이 빠진 상태에서의 작업은 오히려 수월하다. 체력도 많이 올라와 있어서 단기간의 탄수화물 고갈이 수행에 문제 되지 않는다. 심즈밀을 조금씩 마시면서 배고플 땐 닭가슴살을 씹어 먹는 정도로 유지한다.

오늘은 월차를 내고 하루 종일 헬스장으로 출근했다. 오늘은 10종목을 본 운동 10세트와 타바타 10세트로 총 200세트를 해버릴 것이다. 이렇게까지 해서 얻을 수 있는 것이 크지 않다는 것을 알지만 이렇게 운동할 때 살아 있음이 느껴진다. 모든 종목의 수행이 증가했다. 정신이 완벽하게 육체를 지배하고 있다.

D-7 직장인 대회

무탄 이틀에 몸이 변한다는 사실이 신기하다. 추세라는 게 바로 이런 것이다. 몸 상태가 좋지 않고 돼지일 때는 무탄이 아니라 이틀을 굶어도 몸의 변화가 크지 않다. 하지만 지금 나는 변화하는 추세이다. 이럴 때는 조금의 변화에도 몸이 민감하게 반응한다. 이제 양질의 탄수화물을 넣어주면 지방은 더 빠지고 근질은 살아날 것이다. 본 운동 10세트와 타바타 10세트 조합이 정말 마음에 들었다. 이번엔 타바타 강도를 낮추어 타바타 20세트 즉 10분 트레이닝으로 전환한다. 이런 추세에서 완벽하게 몸을 바꿔야 한다고 생각했다. 대사가 좋아져서 활력이 넘친다. 게다가 오늘은 고구마를 두 시간에 반 개씩 일부러 먹어주고 있다. 혈관이 올라오고 힘을 주는 대로 느껴질 정도로 민감한 상태다. 오전엔 상체 위주로 하고 쉬었다가 데드와 스쿼트는 오후에 따로 할 계획이다. 시합 전에는 하체를 쉬어야 한다는 초보 선수를 볼 때 한심하다는 생각이 든다. 쉬어서 몸이 나올 수준과는 거리가 먼 경우가 대부분이기 때문이다. 어떻게든 움직여서 조금이라도 강도가 나올 수 있게 만들어야 한다. 컨디션 조절은 전문선수들이나 하는 것이다. 나는 시합이 다가올수록 하체운동의 강도를 점점 올리고 있다. 다리 전체에 혈관이 휘감

길 정도로 조질 것이다. 강한 운동강도가 나오지 않으니 반복으로 조진다. 유산소라고 생각하고 매 세트 연속동작으로 다리가 찢어지는 느낌이 들 때까지 멈끝으로 운동한다. 이미 레그익스텐션 고반복으로 타바타를 한 후에 스쿼트를 해서 자극이 최고다. 스쿼트 10세트 후 타바타로 기둥 스쿼트 1000개를 채울 것이다.

탄수화물 사용 설명서

 탄수화물 식품에 대해서 우리는 많은 오해를 하고 있다. 탄수화물에 대한 오해를 바로잡지 않으면 우리는 사피엔스의 저자 유발 하라리의 말대로 밀의 지구 정복 계획에 순응하게 될지도 모른다. *유발 하라리는 인간의 비정상적인 탄수화물 과다 섭취가 '밀(곡물들)'이 자신들의 종족 번식을 위한 계획이라는 엄청난 통찰을 서술한 바 있다. 그렇다면 탄수화물을 안 먹는 것이 답인가? 그렇지 않다. 우리는 탄수화물에 지배당하는 것이 아니라 탄수화물을 잘 이용해야 한다. 우리의 인생에서 돈과 비슷한 개념이다. 돈은 정말 우리에게 유익하다. 하지만 돈에 지배당하는 삶을 살게 되면 우리는 뼈 빠지게 일하고 돈을 차곡차곡 모으지만 결국은 돈을 사용하지 못하고 죽는 경우가 있다. 구두쇠가 되면 돈 버는 재미에 빠져서 돈을 써야 한다는 것을 잊게 된다고 한다. 탄수화물도 먹는 재미에 빠지다 보면 탄수화물을 사용할 수 있다는 것조차 잊게 된다. 그렇다면 탄수화물을 잘 사용하기 위해서는 어떻게 해야 할까?

 가장 중요한 열쇠중 하나는 인슐린이다. 인슐린이 정상적으로 작동(인슐린 민감성)하는가가 영향을 미친다. 인슐린이 건강한 상태에서는 일정량의 탄수화물은 우리에게 에너지원으로써 매우 좋은 연료이고 대사를 증진시킨다. 운동을 더 강도 있게 수행하게 도와주고 대사율을 높여서 오히려 운동을 통한 체지방 감소에도 긍정적인 영향을 미친다. 하지만 그렇지 않은 상태에서의 탄수화물 섭취는 어떻게 작용할까?

 인슐린 저항성이라고 불리는 상태 즉 인슐린이 제 기능을 수행하지 못할 때 탄수화물 섭취는 오히려 당을 흡수하지 못해서 중간중간 뭔가 먹지 않으면 힘을 쓰지 못하는 악순환의 상태가 돼버린다. 조금만 운동해도 지치고 힘들지만 살은 빠지지 않는다. 결국 끝없이 당이 땡기는 상태가 된다. 결국 부익부 빈익빈은 가속화된다. 건강한 사람은 뭘 먹어도 몸이 좋아지는 것 같지만 몸이 안 좋은 상태인 사람은 소량의 탄수화물만 먹어도 살이 찌는 경우를 보았을 것이다. 나는 이것을 '추세의 전환'이라고 부른다. 이러한 추세를 결정하는 것은 체지방 비율 즉 신체 조성과 인슐린 민감성 그리고 필수영양소를 잘 공급하는 식단 마지막으로 건강관련체력(근력, 근지구력, 심폐지구력) 이 4박자가 맞춰져야 한다. 4박자가 일정 수준에 이르게 되면 몸의 추세가 탄수화물을 이용하는 쪽으로 바뀐다. 탄수화물을 모으는 구두쇠가 아니라 탄수화물을 잘 활용하는 상태가 존재한다. 우리가 몸짱에 열광하는 이유는 건강관련체력의 변화를 통한 신체 조성의 변화와 건강한 식단을 통해 인슐린 기능의 활성화의 결과이기 때문이다. 만약 건강 관련의 체력 변화가 아니라 근력 위주의 훈련으로 근육량을 늘리고 칼로리조절을 통해 영양실조 식단으로 몸짱이 되면 위에서 말한 추세전환을 누리기 힘들다. 오히려 탄수화물을 먹었을 때 요요 현상을 일으키게 된다. 겉으로 보기에 비슷한 상태일 수 있지만 몸짱을 만드는 과정에서 4가지 박자를 맞춰서 만든 것과 그렇지 않은 것의 차이는 명확하다. 탄수화물을 먹었을 때 요요가 와서 몸이 붙고 살이 찌는가 아니면 오히려 탄수화물을 잘 이용해서 활력이 생기는가의 차이가 나타난다. 결국 4박자를 맞추는 것이 중심에 두는 것이 탄수화물을 잘 사용할 수 있는 방법이다.

1. 신체 조성의 유지(8-12%)
2. 인슐린민감성(가공탄수화물섭취를 피한다거나 일정 기간 무탄을 통한 회복)
3. 필수영양소를 잘 공급하는 양질의 식단(필수 아미노산, 필수지방산, 비타민, 미네랄, 나트륨을 다양한 식품 공급원으로 공급 ,칼로리 조절 금지)
4. 건강관련체력(근력, 근지구력, 심폐지구력)의 변화를 통한 신체 조성의 유의미한 변화

탄수화물 사용 설명서

D-6 직장인 대회

상승다이어트가 되는 상황에서 수행점검을 하고 싶었다. 벤치는 80kg부터 몇 개 가능한지 세면서 내려온다. 가동범위는 60-70% 정도 확보한 상태에서 멈끝으로 가다가 3개 더 하는 정도로 실시한다. 80kg을 부분 반복으로 6개를 한 후에 풀로 2개를 더해서 8개 가능했다. 조금 무리하면 10개를 할 수 있을 것 같았지만 욕심을 부리지 않았다. 70kg은 멈끝으로 10개가 되고 3개, 2개를 더해서 15개를 한다. 60kg 24개. 50kg은 44개가 된다. 40kg은 부분 반복으로 100회를 도전한다. 당연히 될 줄 알았는데 일단 멈끝으로 70개에서 멈추고 겨우 85개까지 했다. 30은 100회가 가능해서 가동범위를 살려서 운동 되게 했다. 시합 직전이니 케이블 플라이도 실시한다. 한쪽에 10kg부터 시작해서 한 칸씩 올려본다. 35까지는 가능했다. 약간 어거지 느낌이긴 하지만 대흉근이 찢어질 것 같은 기분이다. 운동하고 상탈한 후 거울을 보니 시합 몸이 거의 나왔다. 무탄을 했는데도 수행은 늘고 지방은 빠지고 있다.
내가 가장 좋아하는 인력거를 1kg 덤벨로 시작했다. 50개를 채우면 무게를 늘렸다. 20kg까지 총 20세트를 해버렸다. 인력거를 마치고 상탈을 하니 자연미가 자동으로 나온다. 거의 마무리 단계다. 다리만 좀 더 파였으면 해서 40kg 1000개를 했다. 25회씩 멈끝으로 40세트를 실시했다. 운동이 끝나면 아무것도 못 할 것 같은 느낌이 든다.
그래도 기분이 좋다.

D-5 직장인 대회

직장인 대회 5일 전인데 회사 회식이다. 내가 팀장이니까 식당 정도는 내가 정할 수 있었다. 그동안 식단에서 부족했던 것을 보충할 기회를 삼아야겠다. 해초 식당으로 정했다. 여러 가지 해초와 회를 먹으면 그동안 부족했던 영양소들도 채워지고 부담도 없을 것 같았다. 양념만 조심하면 되고 시합 나간다고 유난 떨지 않을 수 있는 곳이다. 병신같은 K는 닭가슴살을 가져와서 먹고 있다. 닭가슴살을 먹으니 그냥 회를 먹어도 괜찮을 거라고 하는데 트레이너가 식단을 꼭 지키라고 했단다. 해초 식당은 세꼬시와 자연산 회가 나오는 곳이다. 어차피 몸은 거의 완성되었기 때문에 된장과 참기름, 다진 마늘, 청양고추를 넣었다. 깻잎에 해초와 회를 넣고 함께 싸서 먹었다.
다른 직원들은 "팀장님은 시합 포기하셨어요? K는 닭가슴살만 먹는데 팀장님은 다 드시네요?"
그동안 운동량은 늘리고 탄수화물을 제한했었기에 지금 들어가는 영양분은 근육에 다이렉트로 공급되고 컨디션을 끌어올려 줄 것이다. 반주로 와인을 가져왔다.

와인 한 잔 정도는 혈액 순환에 좋을 것 같았다. 술까지 마시니 다들 의아해한다. 보디빌딩, 몸만들기가 닭가슴살과 금욕생활을 함께해야만 가능한 것이 아니라는 것을 보여줄 수 있는 기회라고 생각했다. 자신 있게 직원들에게 말했다.
"K도 출전하니까 다들 시합장 구경이나 오시죠. 그날 저녁은 제가 고기 한번 크게 쏠게요."

D-4 직장인 대회

 토요일이라 알람이 울리지 않았다. 태닝을 하지 않아서 내일부터 프로탄을 발라야겠다고 생각했는데 일어나자마자 프로탄 냄새가 진동한다.
'뭐지?'
몸에 프로탄이 발라져 있다. 뭐지'? 내가 사는네 누가 발랐나 아니면 내가 몽유병에 걸려 스스로 프로탄을 바른 걸까? 4일 전인데... 너무 1등이 하고 싶었던 걸까?
거울 앞에서 몸이나 한번 볼까 하는데 한태중의 집이 아니다. 뭐지 어릴 때 살던 압구정동 아파트이다. 이건 대학교 때 내방인데…. 거울을 보니 나다. 대학생 때의 내 모습이다. 복근만 보이고 다리만 좀 굵었던 딱 대학생 대회 때 형편없던 그 몸이다. 이럴 수가 또다시 다른 곳으로 왔다. 어릴 때로 돌아온 것이다. 구형 휴대폰에 문자가 온다. 어떻게 하는 거더라…. 당황스럽긴 하지만 낯설지만은 않다. 몸도 바뀌었었는데 이건 고작 과거일 뿐이니까. 엄마도 계신다. 엄청 젊으시다. 문자에 형 몇 시에 오실 거예요?

최ㅇㅇ선수다. 오늘 대학생 대회인 것 같다. 날짜를 보니 1996년 10월이다. 경원이가 타이틀을 먹고 인천대학생들이 5명 체급 1위를 했던 바로 그 대회다. 난 예선탈락을 했었던 기억이 난다. 거울을 보니 한태중보다도 몸이 안 좋다. 젠장 이런 몸으로 무대에 올라가야 하다니. 결과를 알고 대회장에 가야 해서 무척이나 괴롭다.

CHAPTER 3. 과거의 삶

20대의 삶

내가 20대로 다시 돌아간다면 내가 지금 하는 트레이닝 방법으로 시합에 도전해보고 싶다는 상상을 하곤 했다. 혹시나 돌아간다면 시합을 많이 나가보겠다는 말을 자주 하기도 했다. 그런 내가 20대로 다시 돌아왔다. 나는 지금 막 대회장에 도착했다. 프로탄과 핫스터프 냄새. 서대문문화체육관이다. 경원이는 대학생이라고 믿을 수 없을 정도의 강도와 크기의 몸으로 서포터 후배들과 펌핑을 하고 있다. 나에게 전화를 걸었던 최00는 나랑 같은 체급을 뛰게 됐다. 이전에 나는 인천의 명문이었던 S 체육관에 가야겠다고 생각하고 방문을 했었다. 최00이 스쿼트를 하고 있었다. 60kg 스쿼트를 한 번에 100개 하는데 땀 반 눈물 반을 흘리고 있었고 난 그 몸을 보고 기가 질려서 도망치듯 나왔었다. 고등학생이 하는 운동을 보고 무섭게 느낄 정도의 체육관에 등록할 용기가 없었던 것이다. 그때 그 고등학생이 최00이고 그는 75급에서 유력한 1위 후보이고 고등학생 때 전국 1위를 하고 인천대에 들어온 특기생이었다.

"형 같은 체급에서 화이팅해요."라며 같이 펌핑을 한다. 체급에 16명이나 출전했다. 용인대나 인제대, 중앙대 선수들이 득실득실하다. 지난번 대회에서 4등을 해서 이번 대회는 3위를 목표로 준비했었다. 하지만 이미 정해진 예탈의 운명을 나는 알고 있다.

내가 봐도 이 몸으로는 예탈 확정이다. 이제와서 펌핑을 한다고 달라지는 것은 없을 것이다. 60, 65, 70 모두 인천대가 확실한 1위다. 하필이면 내 양옆이 유명한 선수들이다. 지금 내 몸은 내가 봐도 짜증이 나는 몸이다. 마치 준비되지 않은 상태에서 무대에 올라가는 악몽을 꾸는 기분이다. 비교심사에 불리지 않는다. 비교심사를 8명이나 불렀는데 거기에도 들지 못했다.
악몽 같은 느낌이다. 이 상황에 다시 돌아오다니 괴롭다. 예탈….

과거에 돌아가서 미래를 알고 살아간다는 것은 너무나도 괴로운 일이다. 예탈을 알고 무대에 올라야 한다는 사실이 힘들었다. 이젠 미래를 바꿔야 하는 시점이다. 하지만 바꾸고 싶은 것들이 너무 많아 혼란스럽다. 그 당시 만나던 여친과 빨리 끝내고 싶다. 분명 내 뒤통수를 칠 것이라는 것을 알고 있어서 만나기가 싫다. 시합장도 안 찾아온 싸가지다. 전화가 왔는데 "오늘 데리러 안 와?" 이 지랄을 한다. "오늘 시합성적도 좋지 않고 피곤해서 그냥 집에 갈게. 나중에 연락할게."라고 했더니 어쩌고저쩌고 징징거린다. I는 어디에 있을까. 지금 I를 찾는다 해도 나와의 인연으로 만들 수 있을까. 과거로 돌아간다면 어떻게 해야 할까를 생각한 적이 많았는데 막상 20대로 돌아오니 혼란스럽다. 부모님의 사업도 부도나기 전이다. 내가 하고 싶은 거라면 뭐든지 도움받을 수 있는 환경도 있고 나쁜 상황은 아니다. 과연 내가 더 나은 나로 살아갈 수 있을까? 대학생 때 4분할, 5분할을 하면서 허비했던 시간을 되돌릴 수 있는 기회이다. 내가 수도 없이 했던 조언을 나 자신에게 적용하면 된다. 학교 헬스장엔 역시 사람이 아무도 없다. 지나고 봐서 드는 생각이지만 결국 텅 빈 체육관에서 운동했던 건 나뿐이었고 지금도 그렇다. 결국 미래에 이 길을 걷는 사람도 나뿐일 것이다.

이젠 대학생이고 체대생이니 운동에 올인하는 것 말고는 할 일이 없다. 하지만 학생회 부회장이라 학생회 일을 좀 도와야 하는데 만만치가 않다. 지금 학교는 재단 비리를 이겨내고 시립화되는 과정에서 여러 가지 문제가 도출되고 있다. 비리 교수들을 몰아내고 학생들을 위한 학교를 만들자는 중차대한 이슈가 있었다. 난 그 당시 학생회의 편에 서서 여러 가지 불이익을 당했던 기억이 떠오른다. 그렇다고 내가 이 시점에서 물러설 수는 없다. 난 예전의 나보다 더 학생회를 위해 헌신할 것이다. 이것이 나의 미래인 동시에 내 후배들의 미래이기 때문이다. 강의의 퀄리티를 높이기 위해서 우리는 지속적인 요구를 하고 있었다. 사실 내가 박사를 하고 강의를 한 것도 보디빌딩을 제대로 지도할 만한 교수가 없었기에 이럴 바엔 차라리 내가 하자고 생각했던 것이었다. 웨이트 수업이라고 하면 그냥 아무 교수나 들어와서 머신 사용법 알려주고 그냥 알아서 운동하는 수준이었다.

대학까지와서 웨이트를 배우러 왔는데 고작 가르쳐준다는 것이 기구 사용법이라는 사실이 실망스러웠다. 동네헬스장에 가도 알려주는 것을 대학에서 배울 필요는 없다. 대학에서만큼은 머신보다 프리웨이트의 기초를 단단하게 가르쳐주고 기본운동의 중요성과 객관적 자기평가 툴을 제공하고 그것에 따라 어떻게 처방할 것인가를 지도해 주어야 한다. 하지만 여러 가지 시행착오를 통해 많이 성장했던 것도 사실이다. 이제는 과거로 돌아왔으니 시행착오를 줄이고 그간 쌓아온 경험을 바로 적용할 기회다.

충청도에서 전국체전 1위를 하고 인천대에 입학한 P와 같이 운동을 해야 할 것 같다. 이미 고2 때 1위로 입상하고 2년 연속 체전 1위를 하고 특기생으로 들어왔는데 매일 부위당 한 시간씩 모든 부위를 했다고 한다. 그리고 반복 수는 세트당 무조건 20회 이상으로 실시했다고 한다. 10kg 바벨로 100개 할 수 있냐고 물어본다. 할 수 있을 것 같다고 하고 시도해보지만 60개에서 이두에 쥐가 난다. 난 P에게 고등부 때 했던 운동법을 지도해달라고 부탁했다. 그 과정을 거치지 않고 지금 운동법을 따라 한들 무의미하다는 것을 알고 있기 때문이다. 물론 나의 지식도 무분할에 대해 어느 정도 체계가 잡혀있지만, 20대로 돌아왔으니 새로운 것을 배우는 것에 두려움을 느끼지 않으려고 한다.

생각보다 힘들지 않은 강도를 주문한다. 억지로 하면 30회 정도 가능할 것 같은 무게로 생각보다 천천히 15회씩 계속 시킨다. 그리고 한 시간에 25세트 정도 할 정도의 템포로 운동을 한다.

조언을 받은 후 목표를 정했다. P가 가르쳐준 10세트와 부분 반복 10세트로 부위별로 20세트씩 매일 하기로 했다. 내가 다룰 수 있는 무게보다 현저하게 가벼운 무게로 일단 운동량을 늘리는 것에 집중한다. 아직 20대이기 때문에 체형도 바꿀 수 있다고 생각한다. 기초를 완벽하게 다진다면 분명 나중에 몸을 만드는 데에 있어 유리하게 작용될 것이라고 확신한다.

난 대회를 목표로 하기보다는 대학생 시절에 기초를 완벽하게 다지는 것으로 목표를 변경했다. 물론 그 시절에는 춘계, 추계 대학생 대회가 열리고 있기에 1년에 두 번 대회를 나갈 기회가 있긴 하지만 시합보다는 기본기를 탄탄히 하는 것에 집중해 보려고 한다. 전국대회 입상을 위해서는 당장의 발전이 조금 더디더라도 기본운동에 더 집중해야 한다고 생각했기 때문이다. P의 운동법은 주로 벤치, 오버헤드 프레스, 바벨 컬, 라잉, 턱걸이, 바벨로우, 스쿼트와 같은 기본종목들 위주이다. 데드리프트와 사레레는 없었고 인력거는 당연히 없다. 그래서 난 P의 프로그램에 내가 좋아하는 운동을 추가시키고 주당 100세트를 채우는 것에 집중하려고 한다. 열심히 운동하기로 유명한 C는 고등부 때부터 꾸준하게 2분할을 해온 친구다.

 물론 2분할을 한다고 하지만 약점 부위인 팔은 시도 때도 없이 이것저것 시도한다. 그리고 자전거를 타고 등교하는데 등교할 때 보면 미친놈처럼 전력 질주로 타고 온다. 예전에 이렇게 미친 선수들이 많았는데도 내가 좋아지지 못했던 이유는 주당 강도가 몸이라는 사실을 몰랐기 때문이다. 난 이들의 운동을 내가 가진 지식과 운동 강도 개념으로 분석해서 벤치마킹을 할 것이다. 대학생 대회 전국 입상자들의 공통점을 찾아낼 것이고 그것을 나에게 적용해볼 것이다. K는 대회만 나가면 4등 밖으로 밀려나는 불운의 선수이다. K는 사실 모르는 게 없는 똑똑한 놈인데 이상하게도 무대만 올라가면 몸이 사라지는 마법을 지녔다. 이번 대회 때 인천대에서 출전한 선수 대부분이 입상했는데 3위 안에 들지 못한 것은 나랑 K뿐이다. 미칠 것 같은 공통점이지만 머리에 든 게 가장 많은 두 명이다. K와 나는 제물포 지하상가에 가서 영문판 flex나 머슬맥 머슬앤피트니스를 사서 모으는 것이 취미이다. 두 명 다 체육과답지 않게 원서를 보며 해석하고 노는 것을 취미로 가졌다. 다시 그때로 돌아가 K와 이야기를 하는 것이 재미있긴 하지만 찌질이 두 명의 대화일 뿐이라는 것을 이제는 인지할 수 있었다. 새롭고 획기적인 운동 방식이 나온 것처럼 유튜브에서 소개하는 경우를 볼 수 있는데 그 방법론들은 이미 90년대 근육 잡지 100권에 모두 담겨있었다. 보충제를 남대문에서나 겨우 구하던 시절 영문 번역까지 해서 해외 주문으로 구입하고 챙겨 먹는 둘이었지만 몸은 인천대에서 제일 좋지 않다. K의 고민은 점점 이상한 곳으로 흘러가고 있었다.

"형 우리가 쟤네처럼 안되는 건 쟤네들이 약물 하기 때문이에요. 솔직히 우리보다 잘 아는 사람이 어디 있어요. 지난번 C 녀석 1등 할 때 약물 하는 것 같더라고요. 다음 대회 때는 저도 대포 한 대 맞을래요."
"주사를 맞는다고?"
"보충제만으론 안 돼요. 우리가 미국에서까지 주문해서 먹어봐야 주사 한 대보다 못 하다고요."
"선수들이 하는 모든 운동 우린 다 아는데 안 되잖아요."

난 진지하게 k를 설득하기로 했다.

"우리 처음부터 다시 시작한다고 생각하고 기초부터 마스터해보자."

"형 그냥 전 숀 레이 루틴으로 갈려고요."

아무리 설득해도 안된다. 내가 K보다 몸이 좋지 않으니 내 말을 들을 리가 없다.

"난 내일부터 기초운동만 매일 할 거야. 푸쉬업이랑 9칸 턱걸이랑 데드, 스쿼트."

"형 그런 거 한다고 몸 좋아지는 게 아니에요. 무겁게 자극을 때려야 커져요. 자극 때리고 쉴 때 크는 거예요. 코티졸 나와서 평소에 많이 움직이면 안 돼요."

"알아. 난 그냥 기초가 부족한 것 같아서."

내 몸이 구려서 설득하기가 힘들다.

"다른 건 몰라도 약물은 하지 마라."

"전국체전 한번 나가야죠. 이번엔 제대로 하려고요."

답답하지만 내가 보여주지 않는 이상 내 말을 들을 것 같진 않다.

"선수형들 아래로 들어가서 배울래요. 운동 말고 약 쓰는 것도 배워야 한다고요. 저도 형이랑 같이 운동 안 하려고 했어요. 어차피…."

뭘 해도 안 되는 놈은 안 되는 걸까. 왜 K는 악수를 두는 것일까. 결국 될 놈이 되려는 노력보다 될 놈 코스프레를 하기 때문에 실패를 경험하고 핵심을 보지 못하고 몸 좋은 사람들이 몸 좋은 이유보다는 지금 하는 것을 따라 하려고 한다. 결국 될 놈론을 모르는 것이다. 운동을 하다 보면 K처럼 실패하는 경우를 자주 본다. 왜 이렇게 문제가 많이 생길까? 그냥 주변에 몸 좋은 애들이랑 똑같이 하는데 난 왜 허리가 아프고 팔꿈치, 어깨가 아프기만 하고 근육은 크지 않는 걸까? 난 왜 입상하지 못할까? 저들은 비법 약물을 쓰는 것일까? 이런 고민을 하는 수많은 사람이 있다. K는 그들 중의 한 명일 뿐이다. 보디빌딩에서 성공한 사람들의 대부분은 기초체력이 좋은 체육과 학생들의 비중이 매우 높다. 따라서 체대 입시 경험이 있거나 어릴 때 다양한 신체활동을 접한 경우가 많다. 기초가 형성되어 있는 경우는 운동을 어떤 방식으로 접근해도 성공하는 경우가 많다. 그러나 그 반대의 경우는 뒤로 넘어져도 코가 깨지는 경험을 하게 된다. 즉 될 놈은 뭘 해도 성공한다는 것이고 안될 놈은 뭘 해도 실패한다는 것인데 그 될 놈이 우리가 생각하는 타고나는 것이 아니라는 것이다. 즉 몸만들기에 성공하고 싶으면 건강이 선행되어야 한다. 이미 인슐린이 무너져있고 혈압이 불안정하고 심혈관계, 소화계가 정상적이지 않은 상태에서 운동이라는 자극이 어떻게 작용할까? 10이라는 운동을 했을 때 아마 1-2를 얻기도 어려울 수 있다. 아니 어쩌면 오히려 몸에 해를 끼칠 수도 있을 것이다.

 하지만 신체의 모든 기능이 원활한 상태에서는 어떨까? 인슐린이나 호르몬이나 심장혈관계, 소화계가 건강하다면 10의 운동으로 우리는 온전하게 10의 효과를 누릴 수 있다. 기초체력이 없고 건강하지 않다면 분할이니 중량이니 닭가슴살 몇 그램이니 이러한 것보다 될 놈이 되는데 집중하자. 우리는 우리의 노력을 엉뚱한 곳에 낭비하고 있을지도 모른다. 뒤로 넘어져도 코가 깨지는데도 고집을 부리고 있을 수 있다. 일단 될 놈이 돼보자. 나의 새로운 20대는 될 놈이 되는 것이다. 뭘 해도 되는 그런 놈.

 과거로 돌아가면 달라질 것 같았지만 유혹들이 만만치 않다. 과거로만 돌아가면 선수처럼 살고 싶다고 했던 자신이 창피해진다. 오히려 젊은 날 유혹은 내가 상상한 것 이상으로 많다. 어제도 나이트에 가서 신나게 놀고 친구네 집에서 잤는데 오늘도 또 다른 나이트에 가게 됐다. 운동을 못한지 4일째이다.
"아 나 운동해야 하는데." 이러면 "몸 좋은 데 시합도 끝났는데 좀 쉬어."라는 말에 속아버린다. 나의 될 놈 작전은 생각보다 어렵다. 될 놈이 되고 싶었는데 결국 난 안 될 놈이었던 것인가…. 라는 부정적인 생각마저 들기 시작했다. 지난 과거를 떠올려보니 운동에 올인하지 않았던 것 같다. 보디빌딩을 좋아했지만 꾸준하게 운동하는 것을 상수로 두지 못했던 것이다. 매일 잠 자고 밥 먹는 것처럼 상수로 설정해야 함을 느꼈다.
"오늘 몸이 너무 피곤해서 약속 못가. 집에 갈게 미안." 정신 차려야 한다. 노는 것도 좋고 친구도 좋지만 이러다가는 그저 똑같은 인생을 살게 될 것이다. 다시 온 기회를 날리고 싶지는 않다. 안될 짓을 멈출 용기가 필요하다.

될 놈이 되어야 한다.
될 놈은 별다른 게 아니다 상수를 정하면 아무렇지도 않게 상수를 지키면 그만인 것이다. 하루 3시간 운동은 이제 오늘부터 상수이다. 나이트를 가지 않는 것도 아니고 여자를 만나지 않는 것도 아니지만 운동 3시간은 빼먹지 않을 것이다. 칭얼거리는 여자친구와 어릴 때 친구들. 여기저기 끌려다니는 것은 피곤하다. 이래선 새로운 삶을 살기 힘들다. 난 I를 찾기로 했다. 운동 외의 삶에서 180도 달라지지 않는다면 새로운 삶을 살아볼 수 없겠다는 사실을 깨달았다. 운동 3시간을 상수도 둔다고 해도 이 일 저 일 끌려다니다 보니 생각한 것 보다 몸의 변화가 적다. 난 I를 찾기로 했다. 물론 날 알아보지 못할 것이고 다른 누군가와 함께하고 있을지도 모르지만 기억 속 I가 다녔던 학교로 가봐야겠다. 결국 난 I 없이는 행복하기 힘들고 결국 I와 사랑하게 될 것이기에 난 무조건 I를 찾을 것이다. 일단 여자친구에게 이별을 말해야 한다. 그것도 모르고 만나기로 약속한 시각보다 40분이나 늦는다. 하지만 여느 때처럼 오히려 짜증을 낸다. 기회다 싶어서 지랄을 했다. 그런데 웬일인지 잘못했다고 싹싹 빈다. 젠장…. 더 못되게 굴어보지만 그럴수록 무릎까지 꿇고 빈다. 헉 망했다. 이러다간 더 붙잡힐 것 같았다. 나중에 이야기하자고 하고 집으로 도망갔다. 이럴 바엔 끝내고 말고 I를 찾아야겠다. I를 찾아 일단 친하게 지내기 위해 뭐든 할 것이다. 지금 여자친구와 어떻게 끝낼지는 나중에 생각해야겠다. 친구들에게 연락이 많이 온다. 일단 운동에 전념하면서 I를 찾는 것 그리고 학과 공부를 충실하게 하는 것 3가지만 집중할 것이다. 난 이전과는 다르게 다른 학교 대학원으로 진학해서 조금은 다른 길을 도전해보고 싶다. 똑같은 교육을 다시 받는 일은 지루할 것 같다. 이왕 다시 사는 거 새로운 길을 가보고 싶다. 만나주지 않으니 집까지 여친이 찾아왔다. 엄마도 있는데 징징 울고 난리다. 정말 곤란하다.

 오늘은 I를 찾기 위해 I가 다녔던 대학 앞을 서성거리고 있다. 동네에서 얼쩡거리다간 여친에게 걸리기 십상이다. 차라리 잘 가지 않는 동네에서 뭔가를 해야 한다. 하지만 내가 알아볼 수 있을까? 어린 모습의 I를 알아본들 어떻게 말을 걸지? 남자친구랑 같이 있으면 어쩌지. 심장이 두근거린다. 예전에 어렴풋이 보여줬던 사진 속 어린 I의 머리 스타일도 떠올려보며 어린 모습의 I를 상상해본다. 생각만 해도 입가에 미소가 지어진다. 하지만 몇 시간 동안 얼쩡거려도 비슷한 사람조차 보이지 않는다. 사실 무슨 과인지도 모르고 이때쯤 여기 대학에 다녔다는 정보 외엔 정보가 없다. 학과라도 안다면 어떻게 해보겠지만 이건 정말 서울에서 김 서방 찾기이다. 여대라 학교에 들어가는 것도 왠지 어색

하고 정문 앞에서 그냥 주구장창 서성였다. 그런데 동네 친구인 c가 "야! 아까 수업 들어갈 때부터 있더니 3시간이 지났는데 여기서 뭐 하냐? 아까는 수업 늦어서 인사 못했어. 근데 너 뭐해?" 당황해서 식은땀이 나려고 했는데 잘 생각해보니 이건 기회다. C에게 부탁하면 된다. "사실 누구 좀 찾는데 좀 도와주라 내가 술 한 잔 거하게 쏠게."
난 심지어 이름과 생년월일까지 알고 있다.
같은 대학 학생이라면 분명히 찾을 수 있는 방법이 있을 것이다. 친한 조교에게 부탁을 한다거나.
"근데 왜 찾는데? 아는 사람이야?"
"아니 우연히 이름을 들었는데 첫눈에 반해서 한번 만나보려고."
"너 여자친구랑 끝났어?"
"아니 그건 아닌데 하여간 아무한테도 말하지 말고 부탁 좀 들어줘"
 C에게 기대한 내가 바보였다. I를 찾아주기는커녕 여친에게 일러서 한바탕 난리가 났다. 젠장 새로운 삶을 살기란 만만치가 않다. 일단 내가 어렸다면 해보고 싶었던 일이나 해야겠다. 여친이랑은 자연스럽게 끝날 거니까 걱정 안 해도 된다. 이미 어제도 진탕 싸워서 이미 끝나는 건 시간문제다. 그런 걱정보다는 새로운 나를 창조하는 재미를 누려야겠다.

 내가 어렸을 때 했으면 좋았을 일들이 뭐가 있을까.

보디빌딩 대회에 자주 나가는 것도 있지만 난 성경을 먼저 접했다면 어땠을까 하는 생각을 한 적이 있다. 지난날을 돌이켜보니 교회에 오라고 추천하는 사람은 많았지만, 성경을 들고 다니면서 성경을 고민하고 읽는 사람은 본 적이 없다. 교회 교회하지말고 누군가 닮고 싶은 사람이 성경을 읽는 모습을 보여주었다면 성경을 빨리 접했을 것 같다. 주변에서 억지로 교회에 가자고 해서 간 적은 있었지만 성경을 추천하는 경우를 보지 못했다. 일단 바이블 보이가 되어야겠다. 평범한 것 보다는 또라이 컨셉이 재미있다.

보디빌딩에 미친 바이블 보이…

마음에 든다. 성경을 들고 다니면서 고민하며 살아보는 거다. 교회도 나가보고…. 그런데 I는 정말 찾을 수 없는 걸까…. 혹시 I 학교 근처 교회를 다녀볼까?

60kg 벤치 20회 10세트. 즉 200회는 내가 딱 몸이 변할 때의 강도라는 것을 알고 있기에 난 60kg 300회를 주6일하기로 했다. 컨디션이 안 좋으면 부분 반복으로 하고 시간이 여유가 있으면 완전 풀가동으로 천천히 하기도 하고 무조건 다양하게 매일 300회를 채우고 주당 6일 해서 1800회를 만드는 것이다.

어깨는 욕심부릴 필요 없이 벤치프레스를 한 다음 bpm raise 50회 5세트하고 인력거로 조지는 것을 선택했다.

이렇게 매일 몇 년을 할지 모르지만, 이 정도 기초가 완전히 내 것이 될 때까지는 이 프로그램에서 벗어나지 않으려고 한다. 다른 중량을 만지고 싶고 다른 종목을 하고 싶은 욕심을 완전히 버릴 수 있을까?

 오늘도 학교 체육관에서 성경을 읽으면서 주구장창 벤치를 했다. 교회 다니는 선배가 오 교회 다니려고? 하면서 좋아라한다. 아뇨. 그냥 궁금해서 읽고 있어요. 성경이 무슨 이야기를 하는지 정도는 알아야죠. 예수는 왜 유대인들을 싫어한 거예요? 질문을 했다. 싫어한 게 아니고 유대인처럼 하나님 말씀에 순종하면서 사는 건 좋은 거야.

이런 개소리를 해서 네…. 하며 벤치프레스를 했다.
성경에 대해 토론하고 운동에 대해 이야기를 나누는 학창 시절은 그냥 꿈인 걸까?
그런 교회가 어디엔가 있지 않을까?
아이디어가 하나 떠올랐다. 대학원 진학도 다른 곳으로 갈 바에는 미국 유학을 가는 것이다. 다행히 이모가 캘리포니아에 살고 있다. 골드 짐에서 운동을 하며 대학원을 다녀서 무분할을 세계화한다면 어떻게 될까. 징징거리는 여친을 떨쳐버릴 수 있는 기회기도 하고 여러모로 나의 발전에도 즐거운 경험이 될 것이다.

 이렇게 즐거운 마음으로 영어학원을 알아보려 갔는데 유리창 너머 한 교실에 I가 있었다. 이렇게 우연히 I를 찾다니. 땀을 많이 흘리고 운동용 가방을 들고 와서 뭐라고 말을 걸 수가 없었다. 오늘따라 3대 운동을 40kg

으로 25회씩 40세트 1,000개씩 하고 완전 만신창이가 된 상태로 체육관을 나와서 영어학원을 알아보러 간 것이었다. 급한 마음에 옷도 안 갈아입고 운동복차림인데 오늘따라 거지 같다. 일단 게시판에 시간표를 확인하고 무슨 수업인지 확인했다. 그리고 창 너머 있는 I를 훔쳐보고 있었다. 한참을 보고 있었는데 정말 행복했다. 어린 I는 너무너무 귀여웠다. 내일 다시 씻고 차분한 모습으로 같은 수업에 들어가야겠다. 일단 게시판에 있는 수업을 수강 신청하고 집으로 돌아왔다.
너무너무 설렜다.
어린 I와의 만남이라니. 어떻게 될지는 모르지만 이렇게 설레는 마음은 오랜만이다. 유학을 갈지 안갈지는 모르지만, 일단은 I와 친해질 수만 있다면 정말 행복할 것 같았다.

집 분위기가 좀 이상했다. "엄마 무슨 일 있어요?"
"뭐 일이면 일인데."
"뭔데."
"너 영장 나왔다."
젠장. 군대에 가기 전이라니.
과거로 돌아간다면 남자들은 제대 후로 돌아가겠다고 하는데 마침 군대에 가기 직전이었다니 최악이다.
망했다.
I와 친해질 기회도 이렇게 날아가는 것일까?

입대 D-7

 이 나이에 다시 군대라니. 혼란스럽다. 난 분명 방위였는데 이 세계에서는 현역입대이다. 멀티버스 세상인지 몰라도 나는 그대로인데 상황은 조금 다르다. 논산으로 가기 7일 전이다. 이럴 때 I에게 말이라도 한번 걸어야 하는 걸까 아니면 운명적 만남을 믿고 그냥 군대에 가야 하는 것일까?

그건 그렇고 사실 기초운동만 유지하는 것이 생각보다 쉽지 않았던 차에 오히려 잘된 것 같다. 기초운동만 하면 주위에서 왜 그런지 몰라도 훈수를 둔다. 고 반복하면 왜 이렇게 반복을 많이 하느냐 8-12회 해라 가볍게 하면 안 큰다고 등등. 차라리 잘된듯하다. 열악한 환성에서 할 수 있는 운동만 하는 거다. 물론 7일 전이지만 난 영어학원을 등록했다. 이런걸. 억지 인연이라고 말한다면 어쩔 수 없지만 I와 한 번이라도 대화하고 싶었다. 5~6번의 기회에서 한마디 건넬 순 있으리란 기대를 하고 한 달 치를 등록했다. 수업에 들어갔는데 I는 보이지 않는다. 왜 같은 수업에 I가 없는 걸까? 운명의 장난일까. 이미 이 상황은 혼란의 멀티버스이긴 하다. I가 없는 걸 확인하고 그냥 학원에서 나왔다. 바로 헬스장에 가서 기본운동을 지겹도록 오래 했다. 한 종목에 1시간 이상씩 잡고 있었다. 낮이라 사람도 없고 그저 한번 잡으면 한 시간씩 했다. 세트별로 실패 지점까지 가지 않고 그저 멈끝 수준으로 했다. 연속동작이 가능한 수준에서 하고 2-3분 쉬면서 쉬엄쉬엄 강도를 누적시켜갔다. 내가 기계가 아닌 이상 이러한 누적은 나에게 충격을 주고 이러한 충격은 나를 성장으로 이끌어 갈 것이다.

군대에서 몸만들기, 입대 D-3

어릴 때로 돌아간다면 해보고 싶은 것은 기초만 죽어라 하는 무식한 사람이 되는 것이었다. 머슬앤 피트니스와 같은 잡지들을 수백 권을 읽으며 다양한 종목과 다양한 시도를 한 것이 도움이 안 된 것은 아니지만 그러느라 돌아간 시간과 노력이 아깝긴 했다. 비법을 찾아 헤매다 보니 결국 돌아 돌아 기본으로 왔던 것을 기억하며 기본운동을 할 수 있는 기회이니 설레긴 하다. 하지만 1990년대 군대가 과연 몸만들기가 가능한 환경일까. 고민되긴 한다. 정말 뭐 같은 선임을 만나게 된다면 제대로 꼬일 수도 있는 것이 군대이다. 그 당시 군대문화는 정말 더러운 문화였기에. 하지만 생각해보면 그런 인간들은 강자에겐 약하다. 난 가기 전까지 무분할로 조져놔서 몸이 엄청나게 좋아진 상태였다. 영양도 가능한 양질의 영양소와 보충제로 거의 완벽하게 해서 이미 몸은 올라올 만큼 올라왔다. 역시 무분할의 힘이다. 기초운동을 매일 종목당 한 시간씩 조졌더니 몸이 시합 몸이 다시 버렸다. 유명피아니스트 임 씨가 세계적인 공연을 앞두고 공연 전 연습하는 것을 본 스텝은 그가 어떤 연습을 할까 기대하며 연습 장면을 보았는데 그가 연주한 것은 다름 아닌 초등학생들도 연주하는 '하농' 연습이었다. 바이엘과 체르니 정도 수준의 하농이라는 연습곡을 세계적인 공연 직전에 하는 것이었다. 보디빌딩도 상급자 운동만 하고 언제까지 기초운동을 해야 하는가 고민하는 사람들이 많다. 하지만 기본운동은 영원히 해야 하는 것이다. 그런 마음으로 해서 그런지 아니면 나이가 20대라 그런지 운동 효과가 즉각적으로 나타난다.

바리깡으로 머리를 밀고 학원 근처를 지나가는데 I가 걸어 나온다. 하얀색 블라우스에 청바지를 입은 어린 I의 모습은 천사와 같았다. 하지만 삭발하고 연습복을 입은 상태에서 용기가 나지 않았다. 그리고 뭔가 모범생 같은 남자 녀석과 같이 있다. 지금은 무슨 짓을 해도 좋은 인상을 줄 수 있을 것 같지 않았다. 그저 I를 바라만 보는 것으로 끝내야 하는 걸까? 그저 바라만 보다가 나도 모르게 I 앞으로 걸어갔다.

"저기요."

어린 I는 동그란 눈을 반짝거리며 '네?'라고 웃으며 나를 쳐다본다.

"제가 이번 주에 입대하는데 제가 입대하기 전에 이상형을 보면 고백한 번하고 가고 싶었습니다."라는 거지 같은 말을 날렸다.

하지만 I는 활짝 웃으면서 "이상형이요?" 수줍게 웃었다.
"혹시 나중에 제대하고 보게 되면 저를 꼭 기억해주세요"
라고 하는데 옆에 있던 모범생 같은 남자가 불편한 표정으로 나에게 말을 건다.
"제가 남자친군데요."

 물론 내 몸이 거의 시합 몸인 상태라 자신 없는 말투긴 하다. "지금 어쩌자는 건 아니니 전 그만 가보겠습니다. 저를 꼭 기억해주세요!"
자격지심인지 모범생이 "새끼가 미쳤나"라고 욕을 한다.
난 웃다가 무표정으로 모범생에게 "그냥 갈게 한마디만 더하면 어떻게 될지라도 몰라"라고 나지막이 말했다.
눈에 보일 정도로 식은땀을 흘리더니 가만히 있는다. I는 이런 상황에도 천사 같은 얼굴을 하며 재미있어하고 있었다. 난 I를 보고 언젠가 다시 만나면 꼭 기억해주라고 하고 뒤돌아 갔다. "제 이름은 심현도입니다. 꼭 기억해주세요!" 웃는 I의 얼굴을 보는 것만으로 행복했지만 다시 만나진 못했다. 여자친구랑은 자연스럽게 헤어지게 되고 입대 전 c와 술 한잔하게 됐다. I를 만나 신나기도 하고 입대 전이라 싱숭생숭한데 만나자고 해서 술 한잔하다 보니 2차 3차까지 가게 됐다. C는 어릴 때부터 친했던 여사친이다. 물론 좋은 집안과 명문대생이기도 하고 워낙 콧대가 높아서 재수가 없는데 웬일로 술 한잔하자 그러더니 잘 맞춰준다.
운동까지 관심이 있는지 이것저것 물어보니 나도 신나서 떠들게 되고 술에 점점 취해갔다.
눈을 떠 보니 c가 옆에 누워있다.
아무것도 기억나지 않는다. 3차 때 생맥주를 시킨 것까진 기억이 나는데 그 후엔 정말로 아무 기억이 없다.
젠장. 입대 전날인데 이런 일이 벌어지다니.
정말 아무 기억이 없는데 무슨 일일까 설마 했는데.
C가 일어나더니 나에게 입맞춤한다. 미쳤다.
무슨 일이 있었던 거지. 난 과거로 돌아오면 절대 시행착오 없이 I만을 만나려고 했는데. 피해 가려 해도 결국 흠이 나는 영화 나비효과 같은 일의 반복일까….

입대일

C의 부모님까지 차를 가지고 집 앞에 오셨다. 인생은 마음과는 다르게 진행되는 파도가 거세게 몰아친다. 파도 위를 서핑하는 서퍼로 살기를 바라지만 이번에도 크지도 않은 하찮은 파도에 휩쓸려가는 느낌이 든다. 난 스스로 해일도 넘어가는 싶다고 생각하지만, 세상속에서 갑자기 작아지는 느낌이다. 하지만 군대는 도피처가 될 수 있다. 어떤 부대에 배치받을지는 모르지만….

C의 아버지가 "내가 운동할 수 있는 부대로 손써놨네. 운동 열심히 하게나. 전공이 체육이라고 했나?"
근처 한우집에서 한우를 먹으며 이런저런 얘기를 하는데, 정말 불편하다. 20대에 결혼한 것도 아닌데 이런 짓까지. 미치겠다. 하여간 파도 속에서 구명조끼라도 받은 기분이다. 운동할 수 있는 부대라니. 그런 부대가 따로 있을까.
뭐 알아서 하겠지 일단 훈련이나 받고 자대배치를 기다려야 한다. C는 자기야 어쩌고 하면서 눈물을 흘린다.
이러다 몇 개월 지나면 말겠지. 걱정은 안 된다. 다행히 입대라니. 이미 몸은 최상의 상태이고 일부러 반항기 있는 삭발한 머리에 재미있다.
사실 훈련소야 애들 장난 아닌가.
하루 6-7시간 운동을 하다가 와서 그런지 오히려 유산소나 하면서 휴식하는 기간처럼 느껴진다. 저녁때 어떻게 운동을 조금 할까 걱정일 뿐이다.

훈련소 첫날

겁주려고 이리저리 끌고 다니느라 바쁘다. 앉아 일어서는 기본에 소리를 지르거나, 엎드려 일어서를 시키는 등 공포 분위기를 조성하느라 분주한 모습이다. 차라리 운동이나 시켜주면 좋은데 귀찮게만 한다. 옆에 있는 놈은 비만이라 그런지 땀 냄새가 벌써 심하다. 죽이고 싶다. 앉아 일어서 몇 번에 죽을 것처럼 숨을 헐떡인다. 잠깐 쉬는데 "군대는 지옥이야." 이 지랄을 한다. 뭐한 것도 없는데. 땀을 너무 흘려서 정말 냄새 때문에 지옥이다. 틀린 말은 아니다.

앉아 일어서 할 때 가능한 정자세로 스쿼트를 하니까 "조교가 138번 나와" 이러더니 "여기가 장난인 줄 알아!" 하면서 앉아 일어서를 계속 시키는데 난 끝까지 스쿼트를 정자세로 했다. 어쭈 날 놀리냐며 엎드려 일어서를 시키는데 이것도 팔굽혀펴기 정자세로 하고 점프하며 일어났다. 이제 좀 운동하는 것 같아서 좋은데 조교가 점점 빡이 도는지 어쩔 줄을 몰라 한다. 그런데 시간이 다 돼서 이동할 때가 돼서 "138번 너 두고보겠어." 이러면서 간다. 뭘 두고 봐 두고 보긴 네가 운동시켜주면야 나는 좋지….

얼핏 들어보니 C의 아버지가 지인을 통해서 나를 잘 봐달라고 메시지를 보낸 것이 조교들에게는 오히려 역효과를 가져온 것 같다. 네가 뭐라고 특혜를 줄 것 같냐? 고생 좀 해봐라. 이런 심정인 것 같다. 사실 잘 좀 봐달라는 부탁은 할 필요도 없는데 부자들이란 못 말린다. 조교들은 매일 나를 불러내서 기합을 주려고 별별 시도를 다 했다. 난 그러면 그럴수록 체력 훈련의 기회로 삼고 어떻게 하면 더 힘들게 할까를 고민하며 즐거워했다. 점프 하라고 하는데 아무래도 대충하게 돼서 발박수를 치면서 점프를 했더니 정말 빡돌았는지 내 엉덩이를 걷어차기 까지 했다. 하지만 난 항상 인상을 쓰지 않고 웃었더니 점점 조교들이 나를 무서워하는 것 같다. 흙 묻은 거 털라고 하길래 상탈을 해서 터는데 내 벗은 몸을 본 이후로는 겁먹은 것 같다. 난 매일 훈련소 기간에 신나게 체력 훈련을 했고 덕분에 컨디션이 떨어지지 않았다. 물론 식사가 부실하다 보니 밥만 많이 먹게 돼서 몸 상태가 그렇게 좋지는 않았다. 군인의 수행능력향상을 위해서 칼로리만 맞춘다고 될 일이 아닌데 참 답답하다. 다양한 야채 과일과 육류를 준다면 모두가 건강하고 강인한 군인이 될 텐데 많은 아쉬움이 남는다.

어떻게 보면 정말 오랜만에 혼자만의 시간이다. 조교들의 괴롭힘도 시들해지고 주변 훈련생들도 나를 무서워해서 무료한 훈련소 기간이다. 하지만 정말 오랜만의 혼자만의 시간이고 휴가인 것 같다. 그동안 여러 가지 일을 겪으며 시간이 참 빠르게 지나갔다. 지나간 일들을 떠올리며 왜 이런 일이 일어났는가 되돌아보았다. 과거에 혹은 타인을 보며 저 상황이라면 차라리 이렇게 할 텐데라는 생각들이 이런 경험으로 날 이끈 것 같다. 하지만 다른 상황, 다시 과거로 와도 생각한 것처럼 일이 진행되진 않는다.
　결국 운명을 사랑해야 한다는 니체의 말이 어떤 의미인가 고민하게 된다.

Amor Fati

 난 아모르파티가 사랑의 party라고 생각했던 적도 있다. 하지만 그 파티가 그 party가 아니라 자신의 운명을 사랑하라는 의미로, 인간이 가져야 할 삶의 태도를 설명하는 내 친구. 아니 내가 좋아하는 프리드리히 니체의 용어이다. 운명애(運命愛)라고도 한다.

 난 이것이 꿈이든 아니든 운명을 사랑하고 있는 법을 배우고 있는지도 모른다. 하지만 니체는 말년에 괴로운 삶을 살았다고 전해진다. 니체와 같은 천재도 말년엔 정신병에 걸렸다니 아이러니하다. 물론 기독교 진영에서는 신은 죽었다고 해서 니체가 저주받은 것처럼 말하기도 하지만 내 생각에 니체는 예수를 믿고 전통적인 기독교문화와 싸운 것뿐이다. 이미 기성교회에는 신은 죽었다고 외치고 싶었던 것은 아닐까?

아모르파티를 외쳤던 니체가 자신의 삶을 어떻게 사랑했는지 우리는 알 수 없다. 하지만 운명을 사랑하라는 그의 메시지에서 운명뿐 아니라 인간마저 사랑했던 니체의 마음이 전해진다.

오늘도 운명을 사랑하자.

Amor Fati

C 아버지 덕에 훈련소 동안 운동도 많이 하고 자대 배정도 좋은 곳으로 받았다. 1990년대의 빽의 힘은 놀라울 정도이다. 웨이트 시설 관리병이라니…. 국방부 산하에 이런 시설이 있는 것도 이상한데 이용하는 사람도 장교 몇 명뿐이다. 사병은 이용하지 못하는 시설이다. 선임은 제대 5달 남은 병장인데 키 165에 60kg 정도 되는 다쪼다. 이 새끼는 군 생활을 혼자하고 장교만 상대해서 나한테 존댓말을 한다.
"여기는 그냥 장교들 올 때 시키는 것만 잘하고 청소만 잘하면 돼요."
아무리 개념이 없어도 신병에게 존댓말이라니.
"제가 한 살 동생이에요 형…." 이러고 있다. 정말 웃기기도 해서 그냥 반말했다.
"난 운동 좋아해서 온 거니까 너 제대할 때까지 난 운동만 열심히 할게 살 부탁해."
"운동 모르는 거 있으면 나한테 물어보고. 시킬 거 있으면 편하게 시켜 불편해하지 말고. 그래도 군대인데. 선임 말은 들어야지."
"감사합니다."라고 오히려 나에게 고맙다고 한다. 워낙에 소심하고 내성적인 성격에다가 체격도 작아서 나같이 등치 큰사람을 보고 기가 죽은 것 같다.
아무리 생각해도 반말은 아닌 것 같아서.
"병장님 죄송합니다. 반말 안 하겠습니다. 그리고 말 편하게 하세요.라고 했다. 신병답게 열심히 할 테니 편하게 대해주십쇼!!"

생각해보면 뒤에서 곤란하게 하려면 얼마든지 가능한 곳이 군대이다. 막대하다간 어떤 봉변을 나중에 당할지도 모른다. 어떻게 보면 테스트일지도 모른다는 생각이 든다. 하여간 내 군대 생활은 이렇게 시작된다.

일단 단기목표는 벤치, 데드리프트, 스쿼트 60kg 200개 채우기를 매일 쉽게 하는 체력으로 만드는 것이다. 이런 트레이닝의 기회를 갖는 것은 정말 좋은 기회이다. 있는 건 시간. 있는 건 체력. 일부러 10개씩 10세트도 해보고 5개씩 40세트도 해보고 20회씩 10세트도 도전해보고 실패 지점까지 해서 짧은 세트에 끝내기도 해보고, 60kg 200회 채울 수 있는 다양한 방법을 다 해본다. 난 이 프로그램을 12주간 실시할 것이다. 최 대위는 육사 출신의 엘리트이다. 나를 관리하는 장교인데 엘리트 의식이 보통이 아니다. 유일하게 나를 갈구는 사람이다. 다른 장교들은 운동을 배우려고 잘해주는데 비해 최 대위는 일단 날 깔아뭉개기 위해 혈안이 돼 있다. 그런데 생각보다 몸이 좋다. 벤치를 100kg으로 6개까지 하는걸 보니 보통이 아니다. 날카롭게 각진 얼굴에 누가 봐도 타고난 돌쇠 스타일이다. 이미 팔에 혈관이 잔뜩 올라와 있다. 운동시간도 정말 1분 1초도 안 틀리고 도착한다. 그리고 매 세트 쉬는 시간도 타이머로 측정하며 쉰다. 일단 나보다 좋아서 나한테 조언하고 싶어 안달이 난 표정으로 날 쳐다본다. 운동을 물어보면서 살랑대는 내 모습을 상상하는 표정이다.

최 대위가 결국은 운동 파트너를 제안했다. 사실 거부할 수 있는 방법은 없다. 몇 번 운동하는 걸 보더니 한 수 알려주겠다고 하는데 거부할 수 있는 상황은 아니다. 워낙 철저한 자기관리를 하는 사람이라 근육질의 몸을 유지하지 몇 년은 돼 보이는 것 같은 사람이다. 한 부위당 20세트씩 해서 3분할을 하자고 제안한다. 하루 두 부위씩 딱 2시간에 끝내자고 한다. 시간은 일과 끝나고 7시에 시작하기로 한다. 그렇다면 난 그전에 나름 트레이닝계획을 어떻게 할지를 고민해야 한다. 주당 40세트는 나에겐 이미 적은 운동량이다.

  주당 100세트를 채우기 위해 계획을 세워야 한다. 솔직히 최 대위와 운동은 별 관심 없다. 좀 못하는척하면서 자세 연습 시간이라고 생각하면 된다. 물론 한 개 너를 외치며 귀찮게 할 수 있지만 다양한 송복을 경험하는 시간으로 하면 된다. 최 대위의 계획표는 이렇다. 월 가슴 어깨 삼두, 화 등 이두, 수 하체, 목 가슴 삼두, 금 등 이두, 토 어깨 하체로 일단 짜놨는데 토요일은 매주는 못한다고 한다.
결국 대부분 사람들이 하체는 일주일에 한 번 하는 꼴이다.

  군인이라 하체가 좋긴 한데 아주 굵지 않고 단단한 하체를 유지하는 것 위주로 훈련한다. 워밍업으로 러닝머신을 뛰는데 10분에 3kg 정도를 달리는 것 같다. 하여간 보통 사람은 아니다.

 최 대위는 어릴 때부터 장교 집안에서 훈련처럼 살아온 사람이다. 중학교 때 이미 턱걸이 50개가 가능했다고 한다. 공부도 잘했는데 운동도 잘하는 그런 사람이었다고 한다. 고등학교 때는 취미로 미스터서울고등부 나가서 1등도 했다고 하는데 벤치랑 턱걸이랑 달리기만 하고 나갔다고 한다. 그러면서 나에게 조언을 한다. "너도 나처럼 그런 실수를 하면 안 돼. 고등학교 때 나도 그렇게 했는데 운동은 자극과 휴식이 중요해."라며 일장 연설을 하기 시작한다. 최 대위도 천재는 아니다. 자신이 겪은 과정을 거치지 않으면 지금의 방법론은 무의미하다는 것을 모른다. 결국 자신이 왜 지금의 몸을 가졌는지 과정을 기록해보면 가장 많이 변했을 때의 운동법을 알아야 하는데 최근의 방법이 자신을 만들었다고 착각하는 것이다. 그러한 과정이 있었기에 지금이 가능하다는 것을 모르고 지금 단계에 이른 것이 그동안의 과정으로 만들어진 결과가 아니라 당장의 트레이닝의 결과라고 착각을 하고 있다. 결국 고정관념과 방법론의 지옥에서 탈출하기는 쉬운 일이 아니다. 몇 가지 생리학 이론과 방법론 그리고 선수들의 운동프로그램을 대충 적용해서 그것이 나에게 맞을 확률은 1% 정도 될 것이다. 그 1%들이 그 방법론을 찬양하게 되면서 99%가 괴로워지는 것이다. 난 99%를 위해 살아야 한다. 1%보다 99%를 보자.

육군 보디빌딩 대회 소식에 최 대위는 들떠있다. 내가 찬조해야 하나 이러면서도 나가서 우승할 생각에 들떠 있다. 국군의 날 행사로 사단 대표를 뽑아 최강 육체를 선발하는 대회를 기획하고 있다. 사단마다 5명을 선발하라는 공문이 나왔다. 체급이 따로 없기 때문에 사단에서 5위안에 들어야 출전이 가능하다. 최 대위는 우리 둘은 무조건 나가야지 하며 들떠있다. 사단 예선은 3개월 남았고 최종대회는 4개월 후이다. 무분할 트레이닝으로 최 대위를 이길 수 있는 기회가 왔다. 경력 10년 넘은 최 대위를 나 같은 새파란 일반병이 이긴다는 것은 정말 설레는 일이다. 그것도 무분할 트레이닝으로 이길 수 있다고 생각하니 심장이 뛰기 시작한다.

트레이닝 수준이 낮아도 주당 강도로 이길 수 있다는 것을 모르는 최 대위에게 좋은 교훈을 줄 수 있을 것 같다.

최 대위 같은 엘리트가 무분할 트레이닝에 대해 알게 된다면 나중에 잘 전파 할 수 있을 거라는 생각이 들었다. 최 대위를 위해서도 이번 대결을 이겨줘야겠다.

　최 대위를 이기는 작업은 매우 간단하다. 결국 주당 강도의 설정은 일주일간 운동을 나열해서 몸 좋은 사람이 하루에 못 할 정도 강도를 디자인하는 작업이다. 스쿼트 100kg 20회 5세트는 그렇게 어렵지 않지만 이것을 주 6일 한다면 100kg 20회 30세트다. 아무리 몸이 좋은 선수라도 주 1회 스쿼트를 하는데 100kg 20회 30세트 정도 강도로 운동하는 것은 쉬운 일은 아니다.

이런 메커니즘을 기준으로 다양하게 디자인하면 된다. 예를 들어 스쿼트를 월요일 180kg 5회씩 5세트, 화요일 160kg 8개 5세트, 수요일 60kg 60회 5세트, 목요일 100kg 25회 5세트, 금요일 140 15개 5세트, 토요일 20kg 워킹런지 한 시간.

요일별로 나누어보면 높은 강도는 아니다. 하지만 저 프로그램 모두를 주 1회에 소화해야 한다고 생각을 바꿔보자. 엄청난 강도다. 주 1회 하체 운동하는 방법으로 저런 강도를 내지는 못하더라도, 주당 강도가 같다면 근소한 차이로 근접할 것이다. 그리고 어설프게 분할 운동을 하는 사람보다는 큰 차이로 이기게 된다. 이것이 바로 천재 트레이닝이다.

전 부위를 가상 선수의 상상할 수 없을 정도의 고강도 프로그램을 만들고 7등분으로 쪼개는 것이다. 문득 '7분할 아카데미' 아이디를 쓰던 회원이 떠올랐다. 이상적인 프로그램을 7등분한다는 의미에서 그 친구가 그렇게 사용했다면 그는 나보다 더 천재다. 하여간 모든 부위를 7등분으로 쪼개는 작업을 시작했다. 가상의 괴물 운동프로그램을 몇 개 만들고 그것을 칠 등분 하는 작업이다. 한 번에 한다면 정말 엄청난 강도의 운동이라고 여겨질 강도를 설정해나갔다.

가슴은 120kg 5세트 맥스, 100kg 100개 채우기, 80kg 200개 채우기, 60kg 500개 채우기, BPM 팔굽혀펴기 500개채우기, 타바타 60, 50, 40 각 100개 채우

기, 40kg 1000개 채우기 7가지로 구성했다. 이 프로그램을 하루에 한다고 생각하면 정말 엄청나지만 7등분하면 할만하다. 7분할 아카데미 들으면 들을수록 재미있는 아이디이다. 운동을 7등분한다는 의미였을까? 아니면 그냥 똘아이였을까….

 최 대위 말을 안 들으니 최 대위가 나에게 와서 말했다. "나도 대회 나갈 거야. 난 우승하고 넌 예선 탈락할 거고. 그때 참교육해줄게 너 하고 싶은 대로 해봐라."
"올림피아 선수들이랑 코리아 선수들이 괜히 분할하는게 아니야. 너처럼 교만해서 네 멋대로 해선 시합 몸 못 만들어. 초보자는 몰라도 절대 안 돼. 이 새끼 정말 말 안 듣네…."
"대위님 죄송한데 제가 이기면 어떻게 하시겠습니까?"
"이 새끼가 미쳤나.!! "최 대위가 뚜껑이 열려서 나를 때리기 시작했다."
넘어뜨린 다음 나를 밟았다. 하지만 괴롭지 않았다. 이 정도까지 하고 내가 이길 생각을 하니 아드레날린이 뿜어져 나온다. 더 치밀하게 해서 최 대위를 꺾을 생각에 즐겁다. 고강도 훈련을 7번으로 나누어서 무분할을 완성할 기회다.

 취사병 원준이는 나를 잘 따른다. 몸이 좋아지고 싶어서 항상 나에게 물어보고 최 대위 재수 없다고 항상 말하는 친구다. 원준이는 단백질 잘 챙겨드려야 한다고 고민하는데 난 원준이에게 말했다. 단백질 말고 야채 10종류랑 아무 고기나 섞어서 그냥 끓여달라고 했다. 난 원준이에게 돌스프이야기를 했다.

"우리 할머니가 국을 끓일 때 항상 돌을 넣으셨었어. 그래서 난 물어봤지. 할머니 왜 돌을 넣으세요?"

"돌을 넣은 국이 가장 맛있는 국이야."

하면서 이야기를 이어가셨어. 할머니가 어릴 때 집에 나그네가 잠시 들렀는데 아무도 그 나그네에게 음식을 주지 않았지. 그 나그네는 큰 냄비 하나를 빌려달라고 하고 돌을 넣고 국을 끓이기 시작했지. 돌을 넣고 국을 끓이는 나그네를 보고 사람들은 궁금해서 질문을 하기 시작했지. 돌을 넣고 끓여서 무슨 맛이 납니까? 나그네를 말했지 약간의 양파와 마늘을 넣으면 간이 좀 맞을 겁니다. 슬슬 음식 냄새가 나지만 사람들은 그 정도로 국이 될 것 같진 않아서 다시 나그네에게 물어보니 나그네는 약간의 돼지고기만 있으면 국물이 진해질 겁니다. 재료가 더해지면 더해질수록 냄새는 온마을로 퍼지고 동네 사람들이 자신이 가지고 있는 식재료를 한두 가지씩 가져오기 시작했어. 그리고 재료 수십 가지를 넣고 푹 끓여보니 세상에서 가장 맛있는 진미의 국물이 된 거야.

난 그래서 건강 수프를 돌스프라고 부르게 됐지. 원준아 우리 돌스프로 몸만들기를 도전해보자. 육수 만들 때 재료가 많을수록 맛이 깊어지는 거 알지. 인간은 영양성분이 다양할수록 맛도 깊게 느끼게 돼.

 최 대위를 이기기 위한 작전은 당연히 상승다이어트다. 돌스프는 그동안 부실했던 영양을 완전하게 충족시켜줄 것이다. 최 대위는 생닭가슴살과 감자로 다이어트를 한다고 하는데 체중을 뺀다며 격일 무탄으로 간다고 한다. 최 대위는 85kg에서 시작해서 75까지 뺀다고 했고 나는 72-73에서 시작해서 75까지 올릴 것이다. 만약 같은 체지방으로 75kg에서 만난다면 누구 몸이 강도가 높을까? 영양실조 다이어트로 물론 시합 몸은 만들 수 있다. 가지고 있는 근육량이 많고 근육이 빠지더라도 가능한 한 잘 뺀다면 실패라곤 할 수 없다. 하지만 내 평생 최대의 근육량을 유지한 상태에서 최저의 체지방을 만든다면…. 수준이 낮지만 수준 높은 사람을 시합에서 잡을 수 있다. 군부대 시합은 단일체급경기이다. 하지만 체중을 어설프게 빼면 근질이 안 보여서 실패할 것이다. 하지만 너무 빼면 근 손실이 과다해진다. 최고의 양질의 영양을 공급하고 상승다이어트를 한다면 나에게 승산이 있다. 분명 영양실조 다이어트를 하면 운동강도는 줄어들 것이다. 무대에서는 운동강도가 극명하게 드러난다. 밝은 조명 아래에서는 운동강도를 속일 수 없다. 영양실조로 만든 몸과 이상적인 영양으로 역대 최고의 수행을 유지한 몸은 상대가 될 수 없다.

난 최 대위를 꺾을 것이다.

 군대지만 돌스프를 매일 먹은 덕에 나의 수행은 점차

증가하고 있다. 스쿼트가 140kg 8회에서 16회까지 증가했다. 140kg 100개 채우기가 10세트 안에 가능해지고 100kg 20회 10세트가 가능해졌다. 물론 최대중량은 일부러 측정 안 하고 있다. 몇 kg이 들리는지는 궁금하지도 않다. 3대 몇이냐고 물어보는 쪼다들의 이야기는 듣지 않는다. 데드리프트도 루마니안만 꾸준히 해서 140으로 20회 5세트를 매일 한다. 턱걸이 200개 채우기와 데드5세트를 기본으로 컨디션에 따라 바벨로우나 케이블로우 암풀다운을 추가한다. 벤치는 부분 반복으로 70으로 50회씩 10세트가 가능해졌다. 40으로 부분 반복 100회씩 10세트도 가능하다. 돌스프와 훈련 덕에 체중은 그대로인데 수행은 늘고 지방은 빠지고 있다. 운동 직후 펌핑은 그 어느 때 보다 강력하다.

  최 대위는 다이어트를 한답시고 자극 위주로 트레이닝을 하고 있다. 워낙 근육질이라 운동이 되는 것 같지만 이런 식으로 강도를 낮추면 무대 위에서 강력함은 찾기 힘들 것이다. 최 대위 앞에선 일부러 옷을 벗지 않고 있는데 몸이 빵빵하니까 다이어트를 안 한다고 생각할지도 모른다. 식당에서 국물 먹는 걸 보고 시합 포기했냐며 비아냥거린다. 닭가슴살을 씹어먹으며 주변 사람들에게 자랑스럽게 이야기한다.
"보디빌딩은 인내의 싸움이야. 먹고 싶은 거 저렇게 먹고 몸 좋아지면 개나 소나 다 한다"라며 날 조롱한다.

[운동 목록]

〈등 운동〉

데드리프트 140kg 100회, 매일 컨디션 좋은 날 중량 시도 180kg~220kg, 턱걸이 200회, 컨디션 안 좋은 날 9칸 턱걸이, 바벨로우 100kg 100, 주 1회 바벨로우 타바타 40kg 300회. 주 1회 케이블로우 30kg 300개, 주 1회 암풀 30kg 500회.

〈가슴 운동〉

벤치 80kg 100개 채우기, 매일 BPM 푸쉬업 칸별 100개 채우기 1칸 to 6칸, 주 1회 40kg 타바타 500개 채우기, 주 1회 벤치 중량별 맥스 테스트, 주 1회 사다리 푸쉬업, 주 2회 올레길 걷기.

주당 계획을 설정하는 것은 정말 재미있는 작업이다. 주당 강도를 계획하지 않는 것처럼 어리석은 것은 없다. 강도를 주당 테이블을 그려놓고 판단하지 않으면 판단하기는 불가능하다. 그 이유는 3분할이라고 하면 주 7일에서 하루 쉬고 6일 동안 한 부위를 두 번 한다는 의미이다. 2분할은 6일 동안 한 부위를 3번 한다는 의미이다. 이런 개념을 지니고 주당 한 부위를 몇 번 하는가를 복합적으로 계획해야 한다.

모든 부위를 같은 강도로 3분할 혹은 2분할 혹은 무분할 할 필요가 없다. 천편일률적으로 2분할이 좋다든가 3분할이 좋다든가 하는 수준은 상위 0.1% 신체 발달이 완벽한 사람이던가 멍청이던가 둘 중 하나다. 그래서 난 멍청이를 이길 수 있는 복합분할을 실시할 것이다.

〈하체운동〉

 하체는 가장 중점을 둔 부위다. 하체의 경우에는 스쿼트 매일 5세트를 기본베이스로 가는데 다양한 고강도 훈련을 배치한다. 월요일은 180으로 5세트에 몇 개 하는가를 테스트한다. 화요일은 100kg 100개 채우기로 깔끔하게 컨디션 회복을 하고, 수요일은 180 160 140 120 100 80 60을 실패 지점까지 한다. 다시 목요일은 가볍게 60kg 5세트 몇 개 하나를 한 다음 금요일에 40kg 300개 채우기 타바타. 그리고 토요일은 스쿼트를 쉬고 레그프레스 고중량. 일요일은 레그프레스 고반복을 시행한다. 추가로 월요일은 런지, 화요일은 레그익스텐션 컬, 수요일은 새우 스쿼트, 목요일은 런지, 금요일은 발박수 타바타, 토요일과 일요일은 익스텐션으로 구성한다. 시합 때까지는 휴식이 없다.
시합 3일 전까지 하고 3일간 휴식 예정이다.

〈복근운동〉

 복근을 하지 않아도 된다는 선수들도 있다. 타고나서 골이 깊은 선수도 있고 배에 지방이 없는 타고난 선수들도 있을지 모르지만 생각보다 강도 있는 복근과 그렇지 않은 복근은 무대에서 차이가 확연하다.
 소위 옥상 복근, 즉 가장 높은 칸에서 하는 윗몸일으키기가 쉽게 만들고 목뒤에 원판을 들고 실시할 것이다. 일단 옥상 윗몸이 멈끝으로 100개 가능하게 만드는 것이 목표이다. 그러기 위해서는 바닥 2분 윗몸을 140개를 만들고 그다음 200개 채우기를 4분 안에 들어오는 것을 만들어야 가능하다. 그리고 한 칸씩 올리는 작업을 실시하는 것이다. 100개가 가능한 시점에서 원판을 가지고 매일 200개씩 할 것이다. 옥상에서 5kg 원판 으로 200개 정도 하면 강도는 충분하다. 매일 한다면.

결전의 그 날 D-1

 한 번도 상탈을 안 하고 묵묵히 운동했다. 결전의 그 날이 다가왔다. 무분할을 하며 돌스프를 묵묵히 먹었다. 주변에선 시합을 포기한 줄 안다. "최 대위는 몸이 바짝 마르고 얼굴도 데드페이스인데 저 녀석은 매일 국물 먹고 시합 포기했나 봐. 최 대위 이기기는 힘들지 심지어 마르지도 않은 거 보면 다이어트 안 한 거 같은데."

사단장이 오고 난리다. 나름 큰 행사로 치러질 모양이다. 마지막 일주일은 격일무탄으로 진행할 것이다. 이미 컨디션은 최고로 올라왔지만 강도를 보이기 위해서 마지막에만 결핍을 시키고 마지막 날에 하루의 단수와 클린한 탄수를 넣는 작전을 구사할 것이다. 이미 배 아래서부터 대흉근 상부까지 혈관이 타고 올라온다. 이 정도면 대보협 전국대회 수준이다. 하지만 내 몸이 이 정도 수준으로 올라온 것은 아직 아무도 모른다. 강당에 집결된 인원들을 보니 진짜 시합장 같은 느낌이다. 사단에서 무려 40명이나 출전했다. 각 연대에서 몸 좋은 애들은 다 나온 것 같다. 하루 전날 선수들이 도착해서 웨이트장에서 몸을 풀게 되었다. 그런데 그중에 Y대 선수 녀석, J대 선수 녀석 둘이나 선출이 보인다. 최 대위가 문제가 아니었다. 선출들이 아무리 못 만들어도 최 대위보다는 좋을 것이다. 사단에서 3명 선발이라 다행이긴 하지만 탑 3안에 드는 것이 만만할 것 같진 않다. 시합 당일 40명을 2개 조로 나눠서 탑3을 뽑고 탑 6 경쟁을 한다고 공지가 붙어있다. 탑 6중에 3명을 최종 선발할 것이라고 한다. 난 두 번째 조에 편성되었고 최 대위랑 같은 조이고 선출들은 없는 것 같다. 첫 번째 조 경기에서는 선출 2명 말고는 경쟁자가 없었다. 두 명은 완전 시합 몸은 아니지만 선출들이라 복근은 선명하다. 특히 J 대학 녀석은 다이어트를 다 하지 않은 것 같은데도 다리가 완전하게 분리가 돼서 빠그라져 있다. 봉공근이 보일 정도의 상태이다. Y대 녀석은 상체는 좋은데 다리가 떡이다. 군대 대회라 결과가 어떻게 될 지는 모르겠다. 당연히 선수 두 명에게 집중이 되었고 복근이 선명한 한 명이 선발되었다. 이제 두 번째 조이다. 최 대위는 미리 상탈을 하고 과시하듯 펌핑을 하고 있었다. 난 1조 경기를 보고 나의 상대가 아닌 것을 알고 펌핑도 옷을 입고 슬슬 하고 있었다. 최 대위보다 강도가 있는 2-3명이 보인다. 최 대위의 크기에 밀리긴 하지만 독하게 운동한 것 같은 2-3명이 있다.
"5분 후에 올라갑니다."
난 이제 옷을 벗었다. 슬슬 펌핑을 했지만 이미 혈관이 올라와 있었다. 주변 사람들이 웅성거리기 시작한다. 시합을 끝낸 두 선수가 놀라며 쳐다본다.
"누구야? 완전 선수네 선수." 난리가 났다.
 최 대위의 놀라는 표정과 관중들의 함성.

"…………"

눈을 떴다.
어두운 방 안이다.
함성이 들리는 것 같더니 적막이 흐른다.
어둠 속에서 휴대전화 문자 때문에 빛이 새어 나온다.
손을 뻗어 휴대폰을 잡고 문자를 봤다.
 사실 이 모든 이야기는 소설이고 꿈이다. 현실이 아니고 지어낸 이야기다. 난 내가 알게 된 몸만들기에 관한 모든 것을 어떤 방식으로 이해하기 쉽게 풀어갈 수 있을까 고민했다. 이야기 형식으로 풀어내면 더 잘 이해할 수 있을까?

다양한 상황에서 어떻게 평가하고 어떻게 운동해야 할 것인가를 설명하고 싶었다. 현실은 아니지만 더 현실 같은 이야기를 쓰고 싶었다. 물론 소설의 소자도 모르면서 이런 무모한 짓을 한 것으로 인해 재미가 부족한 것은 어쩔 수가 없었다. 전하고 싶은 메시지는 많지만, 글을 풀어쓸 능력이 부족하다.
문자를 확인해보니 I 이다.

"오늘 저녁에 시간 돼요?"

에필로그

신의 기적을 경험하고 싶다면?

 우리가 가지고 있는 문제 해결의 시작은 나는 누구인가를 어떻게 정의하는지에 따라 방향의 설정을 달리한다. 소크라테스가 우리에게 너 자신을 알라는 말을 남긴 이유도 같은 이유에서일 것이다. 나를 어떻게 규정하는가에 따라 인생의 방향이 결정되기 때문에, 지금까지도 인류에게 중요한 메시지로 선포되고 있는 것이다. 신의 기적을 경험하기를 원한다는 것은 인간이 신과의 관계 속의 존재라는 것을 인정한다는 의미이다. 반대로 신의 기적이 없다고 생각한다면 이 글은 무의미할 수도 있다. 인생을 살다 보면 생각지도 못한 기적을 경험할 때가 있다. 이러한 것을 그저 우연이라고 생각할 것인가. 아니면 무언가의 작용에 일어났다고 생각할 것인가. 우리는 선택할 수 있다. 인생을 그저 운에 걸면서 살아가기에 우리의 인생은 너무 소중하다.

주위에는 타고난 환경 속에서 걱정 없이 순탄하게 살아가는 사람들과 반대로 어려운 환경 혹은 주변 사람들로 인해 자신이 원치 않는 고난 가운데 서 있는 사람들도 있다. 하지만 상황과는 별개로 어떤 선택을 통해 인생을 어떻게 만들어갈 것인가를 고민해야 한다. 그렇다고 해서 인생이 특정한 공식에 의해서 기계처럼 흘러간다고 생각하자는 것은 아니다. 한 가지 확실한 것은 신이라고 불리는, 다시 말하면 우리가 알지 못하는 어떠한 힘(대자연의 법칙)과 우리의 생각이나 태도와의 관계가 존재한다는 것이다. 그저 긍정적인 생각이나 태도가 좋다고 막연하게 생각하지만 그것이 왜 우리에게 좋은 결과를 가져다주는지에 대해서는 알지 못한다. 그에 대해 여러 가지 주장들이 존재한다. 양자역학이나 주파수를 비유해서 설명하기도 하고 신학적인 설명을 하기도 한다. 아니면 미신적인 무엇인가를 통해 설명하는 시도를 하기도 한다. 나는 긍정적인 생각과 태도가 좋은 기운을 가져다준다는 의견을 성경이 우리에게 주는 메시지를 통해 풀어가고자 한다. 성경에서 이야기하는 인간론은 하나님의 형상이다. 예수가 우리에게 십자가에 못 박히면서까지 강조한 것은 인간은 누구나 하나님의 자녀라는 것이다. 예수의 죄목은 다름 아닌 하나님의 아들을 사칭한 죄였다.

창세기에서 말하는 주제도 예수의 주장과 일맥상통한다. 창조자인 하나님의 형상대로 인간을 만들었다고 기술하고 있다. 즉 인간이 가진 속성은 창조적 존재라는 것을 의미한다. 앞서 말한 것처럼 우리는 우리의 선택에 의해서 우리의 삶을 창조하는 존재인 것이다. 이러한 신의 속성을 지닌 인간이 신의 속성을 활용하려면 동물과 다른 무언가가 필요하다. 많은 인간들은 아무런 고민 없이 짐승처럼 살아가기도 한다. 인간다움을 잃어버린 시대일수록 인간은 짐승과 같은 행동을 하기 마련이다.

파블로프의 개 실험을 통해 개는 같은 자극을 반복적으로 가하게 되면 그러한 자극에 일정하게 반응한다고 알려져 있다. 종을 치고 밥을 주는 것을 장기간 반복하게 되면 종만 울리고 밥을 주지 않아도 침을 흘린다. 이처럼 인간도 살아오면서 겪는 자극과 반응의 결과로 인간의 인격이 형성되고 환경에 의해 지배당하는 존재로 여겨지기도 한다. 성장기의 여러 가지 환경이 인간의 인생을 결정한다고 주장하는 학자도 있다. 즉 인간은 환경이라는 자극을 통해 만들어지고 그것에 종속되어 반응할 수밖에 없다고 여겨지기도 한다.

그렇다면 신의 속성을 누리는 창조적인 삶을 사는 비결은 무엇일까? 성경에서는 이러한 문제에 대해 어떻게 이야기하고 있을까? 인간이 하나님의 나라를 누리지 못하는 이유를 창세기에서 말하고 있다.

선악과를 먹은 불순종의 인간이 이러한 문제를 나타낸다. 선악과를 먹음으로 인해 맞이하게 된 문제는 인간이 좋고 나쁜 것을 분별할 수 있게 된 것이다. 어리석음의 특징은 좋음과 나쁨에만 집중하는 것이다.

최근 SNS 속 글들을 보면 흑백 사고의 오류를 범하는 글들이 대부분이다. 운동을 예로 들자면 어떤 운동은 좋고 어떤 운동은 나쁘고를 이야기하는 바보들이 넘쳐난다. 좋고 나쁜 것이 아니라 단계별로 각자에게 맞는 운동이 존재한다는 것을 인지하지 못한다. 난이도가 높은 운동이 안되는 이유를 기초가 부족해서가 아니라 나에게 맞지 않는 운동이라고 생각하고 좋고 나쁨으로 운동을 판단하는 경우를 많이 본다.

결국 어리석은 우리는 인생 전체를 보지 못하고 좋고 나쁨을 나누는 것에 정신이 팔려 중요한 것을 놓치고 있는 경우가 많다. 선악과를 먹은 존재인 인간은 본능적으로 좋고 나쁨을 나누는 것에 혈안이 되어있기 때문이다. 이러한 오류 속에서 벗어날 수 있는 방법은 판단기준을 바꾸는 것이다. 판단기준인 준거 틀이라고도 불리는 패러다임의 설정이 필요한 것이다. 우리는 누구나 준거 틀을 가지고 있다. 즉 환경이나 주변 사람들을 판단하기 위한 자신만의 도구를 가지고 있다는 것이다.

인간의 문제는 패러다임이 원칙중심이 아닌 것에서 기인하는 경우가 많다. 기준을 특정 방법론이나 잘못된 시각으로 삼는 경우가 있다. 뇌피셜이라 불리는 지극히 개인적이고 감정적인 생각을 기준으로 삼아 내린 판단은 우리의 삶을 혼란스럽게 만든다. 예를 들어 운동을 no pain no gain이라는 격언으로 패러다임을 형성한다면 몸을 괴롭게 만드는 것에 집중하게 된다. 운동의 원칙은 no pain no gain이 아니라 점진적 과부하의 증가인데 말이다. 쉽게 운동해도 꾸준하게 운동강도를 높여간다면 몸은 발달하게 되는데, 원칙중심이 아닌 패러다임을 적용하여 문제가 발생한 것이다.

원칙중심의 패러다임. 즉 원칙에 기인하여 판단해야 한다. 변치 않는 기준에 의해서 판단해야 하고 그렇지 않은 경우에는 판단해선 안된다. 원칙이 아닌 것으로 판단하기보다는 차라리 판단을 하지 않는 것이 유리하다.

결국 인간은 환경에 대해 어떻게 반응하는가가 그의 삶을 결정한다. 그것을 결정하는 기준인 패러다임은 원칙중심이 되어야 한다. 그러기 위해서 필요한 것은 자극과 반응 사이에 공간이 있음을 인지하는 것이다. 동물적인 반응과 반대되는 것은 환경이나 자극에 대해 반응하는 나 자신을 객관적으로 바라보는 능력을 갖추는 것이다. 이것을 투사라고 부른다.

그렇게 되면 뇌피셜에 빠지거나 자신의 주관적인 감정에 휩싸여 어리석은 결정을 하지 않게 된다. 이러한 것이 반복되면 자극과 반응 사이에 공간이 만들어지고 바로 그 공간이 신의 기적이 개입될 수 있는 통로가 된다. 자극과 반응 사이에 공간만 만들어져도 선택의 퀄리티와 상관없이 신의 개입이 시작된다.

잘하고 못하고보다 더 중요한 태도의 문제는 환경에 대한 반응을 객관적으로 하는 것에 있다. 감정이나 방법론 혹은 특정 주장에 몰입되어 판단하는 것을 멈추어야 한다. 자극에 대한 반응을 통제할 수 있는 능력이 있음을 인지하는 것이 인간의 책임이고 그 책임을 다할 때 신의 개입이 시작되는 것이다. 하나님은 인간이 인간답기를 원하신다. 인간답다는 것은 자극에 대한 자율적 반응권이 있다는 것을 인지하고 반응하는 것이다.

책임은 영어로 responsibility이다. 반응(response)하는 능력(ability)이기 때문이다. 이것을 알고 실천할 때 인생을 창조하는 창조자의 삶이 시작되고, 창조적 태도는 신과의 연합을 가능케 해준다. 이것이 기적의 비밀이다. 함께 기적을 경험하는 삶을 시작하자.

PART 2
돌마리의 편지

CHAPTER 1. 몸만들기원칙과 심관장&헬스토피아

CHAPTER 2. 심관장의복음

CHAPTER 3. 원칙과 방법

CHAPTER 4. 자유로운 트레이닝

CHAPTER 5. 신체발달지수

돌마리의 편지

 송파구 석촌동에 있던 마을로서, 이곳에는 돌이 많아서 돌마리라 하고 이를 한자명으로 표기한 데서 마을 이름이 유래되었다. 지금도 1m만 파도 많은 돌이 나온다고 한다. 이 마을에 돌이 많은 원인에 대해 두 가지 설이 있다. 하나는 병자호란 때 청군(淸軍)이 이곳에 돌을 옮겨다 집터를 만들었기 때문에 돌이 많게 되었다고 한다. 일설에는 백제시대 때 남한산성 쪽에서 돌을 가져다가 적석총을 만들었는데 일제 때 적석총을 없애기 위해 부근 주민들에게 적석총의 돌을 가져다가 담장을 쌓도록 하였다고 한다.
 내가 운동을 시작하고 강남에서 헬스토피아를 시작해서 돌마리 석촌동에 오기까지 이야기를 너에게 들려주려고 한다. 물론 이 편지를 쓰는 이유는 왜 돌마리에 오게 됐는지가 아니라 건강한 몸만들기에 대해서 이야기 하려고 쓰는 것 이란다. 하지만 돌마리에서 돌스프를 먹으며 몸을 만들었던 이야기를 너에게 들려줘서 네가 나의 뒤를 이어갔으면 한다. 물론 나의 연약함으로 인해 저질렀던 실수까지도 네가 거울로 삼아 같은 실수를 반복하지 않았으면 한다. 그동안 겪어왔던 모든 일을 너에게 전하면서 나는 나를 다시금 되돌아보고, 헬스토피아를 위해 같이 걸었으면 한다.

1.몸만들기 원칙과 심관장 & 헬스토피아

1) 헬스토피아 그리고 심관장

　나 심현도 관장은 체육관을 25년간 운영했던 첫 시작부터 이야기를 하려고 한다. 난 1997년에 헬스클럽을 처음 오픈했다. 그 당시는 정말 헬스클럽에 대해서 아무것도 모를 때였는데 대학원을 다니면서 병행 할 수 있는 일을 찾다가 무작정 시작 했다.

　보디빌딩 선수들이 있는 인천대학교에 진학하게 되면서 난 태어나서 처음으로 진짜 하고 싶은 일이 생긴 거야. 사실 체대에 진학하게 된 이유도 좀 황당하긴 해. 아버지는 소위 KS마크 경기고 서울대 출신의 엘리트셨어. 회사 일에 바쁘시다 보니 세상 물정을 잘 모르셨던 것 같은데. 누나나 여동생은 생각했던 대로 이대에 진학했기에 당연하다 생각을 하셨는데 문제는 나였지. 그래도 과외도 받고 부모님께 물려받은 머리 덕분에 공부를 안 해도 중간 정도는 유지하고 있었는데 아버지께서 중간 정도 하니 연고대는 가는 거지? 라고 어머니께 말씀하신 것이 화근이 되었지. 결국 어머니는 책임감에 나를 연고대라도 보내려고 알아보다가 운동신경 있는 나에게 딱 맞는 연대체육과를 도전시키게 된 거야. 생각해보면 나도 학원 생활을 해봤지만 그 조교들은 정말 멍청이들이었던 것 같아. 돈을 받고 입시 체육을 지도하면서 종목도 제대로 인지하지 못했던 조교

덕에 난 낙방을 하게 되었지. 자세한 건 뭐 재미도 없고 어이도 없었던 일들이라 생략하긴 하겠지만 하여간 난 이러한 이유로 체육에 흥미를 거의 잃게 됐지. 그래도 운동신경이 있었던 덕분에 기초체력 종목은 2-3주 만에 만점 기준에 도달해서 그냥 주말에 한 번씩 점검하러 갔었고. 결국 전공 실기인 축구 때문에 떨어졌는데 축구도 제대로 배워보지도 못하고 시험종목과 다른 연습을 좀 하다가 흐지부지되었고 입시에서도 떨어지다 보니 흥미를 잃게 되었어.

그리고 난 후에 그냥 방황을 했어. 재수를 하면서 단과학원을 다녔었는데, 시간이 안 간다고 느꼈던 시기였어. 시간을 보내기 위해 만화방을 가거나 오락실을 가기도 했지. 그저 여기저기 돌아다니기도 하고 무의미한 시간을 보냈어. 운동도 안 하고 그림에 관심이 생겨서 미술학원도 다녀보기도 했는데 대충해서 뭔가가 이루어지진 않겠지. 미대에 낙방하긴 했지만 정말 운이 좋았던 것은 그저 실기점수랑 학력고사 점수에 맞춰서 들어간 인천대학교에 마침 미스터코리아 헤비급을 이미 여러 차례 우승했던 연재호 선수가 87학번 선배로 있었던 거야. 그래서 나는 몸만들기에 처음 입문하게 되었어. 다들 알고 있겠지만 내가 행운의 사나이였던 것이 바로 한 학년 후배인 93학번부터 전국대회를 우승한 특기생들이 줄줄이 들어오기 시작한 거야.

전국에서 가장 잘나가는 보디빌더 대학생들이 모두 모인 학과에 나도 모르게 입학하게 된 거지. 난 몸이 좋아지고 싶은 마음에 제물포역 지하에 있는 머슬앤 피트니스 Flex와 같은 잡지들을 수십 권 사서 읽기 시작했는데 거기 나온 보충제 광고 들은 너무나 매력적이었지. 운동한다고 하는데 성과가 없어서 보충제를 먹지 않아서라고 생각했던 것 같아. 결국 난 용기를 내서 재호형에게 보충제 뭘 먹어야 하냐고 물어봤는데

"야 까시! 너 벤치 50kg 10번씩 10세트는 할 수 있냐?"

이 질문을 했는데 할 수 있는지 없는지조차 모르는 내 자신을 발견했지. 당연히 시도해봤는데 실패했고 그 이후로 난 수량화를 시작하게 됐어. 몇 kg으로 몇 개씩 몇 세트라는 개념을 잡기 시작했고 50kg으로 10회 10세트가 가능했을 때는 이미 더 이상 물어볼 필요가 없다는 것을 알게 된 후였어. 벤치는 나름대로 열심히 했는데 생각보다 난 근육 체질은 아니었고 소위 말하는 인자약이었던 것 같아. 한 학기 보디빌딩 수업을 듣고 매일 열심히 벤치를 했는데도 반복은 잘 늘었지만 중량은 잘 안 늘렸던 것을 정확하게 기억하고 있어. 방학 때 동네 헬스장에 가서 관장님께 보디빌딩전공생이라고 할인을 부탁하고 첫 운동을 하는데 그때 처음 중량 봉이라는 걸 사용하게 됐어. 이전엔 경량 바의 양쪽에 20kg씩 꼽고 15-20개 정도 가능했는데 경량 바라 10kg이 안 되는 바여서 고작 45-50kg 정도로 운동했던 거지.

난 중량 바에 20kg이 꽂혀있는 것을 보고 50kg인 줄 알고 들었다가 한 개도 못하고 깔렸어. 무게 차이가 크지는 않았지만 짧고 얇은 바만 들다가 굵고 넓은 올림픽 바를 처음 들어서 적응하지 못했던 것 같아. 결국 정확한 60kg 벤치를 잘 다루지 못하는 상태로 입대하게 돼서 본격적인 시작은 다시 뒤로 미뤄지게 된 거지. 데드리프트나 스쿼트 같은 기본운동의 개념도 없이 그저 벤치나 좀 잘 들었으면 좋겠다는 생각만 있었던 시절이었지. 머슬지를 보고 이 동작 저 동작 따라 하면서 시간을 허비했던 시절이고 시간이 지날수록 과연 내가 근육질이 될 수가 있을까? 라는 의구심이 들기 시작했어. 내가 모르는 뭔가 특별한 보충제가 있는 것은 아닐까? 게이너를 먹어야 한다는 수많은 광고를 보면서 어떻게든 70kg을 만들기 위해 배가 터질 때까지 먹는데도 68kg 이상으로 체중이 늘지는 않았었지.

메가매스를 남대문 수입 상가에서 어렵게 구했지만 용량대로 먹으면 무조건 설사를 하고 다른 비법이 있는 것은 아닐까 고민하기 시작했어. 나는 결국 뭔가 배우기 위해 대한보디빌딩협회 코치아카데미 8기에 등록을 하고 보디빌딩을 본격적으로 시작하기로 마음먹었어. 그 당시에는 선수 지망생들이 코치아카데미를 거쳐 한 단계 업그레이드를 하는 초기 단계였고 강사는 지금 IFBB 프로 이자 그 당시 최연소 미스터코리아였던 김준호 선생님이었지. 난 그때 처음 기본운동이라는 것이 존재하는 것을 알았고, 미국에서는 스쿼트,

데드, 벤치를 기본적으로 먼저 하고 운동을 시작한다는 것도 처음 듣게 되었지.

 하지만 그 지식보다 먼저 분할훈련을 체계적으로 배우게 돼서 분할 운동에 빠지게 됐지. 뭐 이런저런 거 떠나서 난 행운의 사나이인 것이 대학에 레전드 재호형 강경원 선수 등등 수많은 선수들을 만나게 되고 코치아카데미에 김준호 선생님 그리고 수료 후에 영동시장 한국헬스에 고재수 관장님, 인천대학교 전공에서는 미스터코리아이자 지금 한체대 교수이신 권만근 교수님을 만나서 배울 수 있었다는 거야. 결국 당대 최고의 선수들에게 배울 수 있는 기회를 얻은 거지. 심지어 8기 동기 중에 나보다 한 살 많은 조왕붕선수, 노우현 선수 같은 현역선수들도 있었고 아마 황진욱 선수도 있었던 걸로 기억해. 결국 난 좋은 지도자가 될 수밖에 없는 환경이 주어진 거야.

 난 우현이 형이랑 동네가 비슷해서 친하게 지냈는데 가슴 등이 엄청 좋았는데 랫풀이랑 벤치만 2-3년했다고 하더라고. 그래서 이런저런 지식은 물론 경험담을 듣게 되고 몸에 비해 너무 다양한 지식이 생긴 것이 문제일 정도의 지경에 이르렀지. 결국 난 시행착오의 시간을 보내기 했지만 대학 생활을 재미있게 보냈어. 몸이 좋아지기 위해 생리학과 영양학을 깊게 공부하고 내가 몸이 안 좋은 이유를 과학적으로 접근하려고 노력했던 것 같아.

 그저 단계를 밟지 않아서 나아가지 못하고 발전이 없

었던 단순한 문제를 매번 방학 때마다 비법을 이용해서 확 달라진 모습을 보여줘야지 라고 다짐하지만 막상 두 달 정도의 기간에 비포애프터를 만들어내는 것은 불가능했어. 시간이 지날수록 생리학적, 영양학적 지식은 높아져 가는데 변화의 폭은 오히려 점점 줄어들게 되었지. 방법론적으로 다양한 접근도 하고 별의별 보충제를 전부다 먹어봐도 그냥 거기서 거기였지. 3분할, 4분할, 5분할을 오가며 다양한 보충제를 먹으면서 결과가 눈에 보이지 않으면서 내 마음은 점점 근육질은 스테로이드 없이는 불가능한 것 아니냐는 생각이 커지게 되었던 것 같아. 스포츠 영양학적 지식으로 별의별 방법을 적용해봤지만 막상 몸의 변화는 크지 않았고 그저 대학 보디빌딩 대회나 미스터인천 4-6등 정도 할 정도까지는 만들었지만, 그 이상 뭔가 강도 있는 몸은 불가능하다는 생각도 들었고 그들은 약물을 사용해서 그렇게 된 것일까? 라는 의심도 커졌어. 하지만 정말 다행인 것은 스테로이드를 아무도 권하지 않았고 구할 수도 없었던 것이 나에겐 가장 큰 행운이었지.

　결국 전형적인 보디빌딩 프로그램으로 도전했던 나의 대학 시절 시합은 4등이 최고의 성적으로 마무리하게 되었고 오히려 4학년 때는 예선탈락을 하게 되었어. 너무 말라보여서 체급을 무작정 올려서 다이어트 강도도 안 나오고 그렇다고 커지지도 않는다는 사실을 모르고 다이어트만 대충한 꼴이 된 거지. 결국 이것도 저것도 아닌 몸으로 무대에 올라가는 실수를 범하고 이상한 체중 부심으로 75kg급은 나가야 한다는 고집만 생겼지. 근육량은 65kg을 나가도 될 정도 수준인데 억지로 75를 나가고 싶은 어리석은 생각에 무겁게만 들다가 어깨가 나가버렸어. 보통 선수들이 오버헤드 프레스 100kg을 미는 걸 보고 어떻게든 100kg을 밀려고 별짓 다 하다가 어깨는 안 커지고 부상으로 이어져서 시합은 포기하는 지경에 이르게 됐어. 결국 난 선수보다는 대학원 진학해서 공부하기로 정하고 대학원에 진학하게 됐지. 이론적으로 보다 더 연구하고 이론적으로 만큼은 최고가 되고 싶었기 때문이었어. 어차피 몸으로는 안된다는 좌절감도 맛보고 이론으로 무장한 트레이너가 되기로 정한 거지. 그런데 1998년 IMF가 터지면서 내 계획은 혼란해지기 시작했어. 돈 걱정 없이 대학원 가고 박사까지 하고 교수까지 하려고 했지만, 집이 부도가 나면서 공부를 지속하기 어려운 상황이 돼버린 거야. 결국 시합을 20여 번 출전하면서 보디빌딩에 대한 도전을 다양하게 했지만 결국 실패로 마감하게 됐어. 미련이 많이 남았던 시절이었어. 보충제의 비법? 아니면 약물 이런 것 없이 안되는 괜한 짓을 한 것인가 하는 생각도 들었고 타고나지 못해서 그런가 하는 고민도 했지. 결국 난 이론적으로는 다 알지만, 그 이론을 실천하지 못하는 키보드 워리어가 돼버렸어.

 보디빌딩에 대해서는 누구보다 잘 아는데 그 지식을 낭비할 수는 없어서 브이트렁크라는 사이트에서 Q & A 활동도 하고 여기저기 기웃거리는 생활을 했어. 그리고 대학원 휴학 상태에서 다행인지 아닌지 몰라도 몇천만 원을 가지고 헬스클럽을 개업하게 됐어. 일단 먹고 살아야 하는데 대학 후배인 박석 선수가 자기네 동네에 좋은 자리 나왔는데 같이 헬스클럽을 하자는 거야. 그래서 여기저기 알아보고 기구 알아보다가 막상 거기에 하지 않고 지금은 신논현역이 된 이전 제일생명사거리에 헬스클럽을 창업하게 돼. 그 당시 문화는 기구업체를 선정하면 기구 사장이 컨설팅해주는 정도 수준의 시장이었어. 기구업체 사장은 헬스클럽 하려면 이러이러한 것이 필요하다고 추천을 하고 나같이 아무것도 모르는 젊은 관장은 그렇게 해야 하나보다 하고 시설을 하게 되지. 운동에 대해서도 아직 개념이 확립되지 않고 코치아카데미나 선배가 하는 헬스클럽 시설과 비슷하게 하면 될 거라는 막연한 생각으로 시작하다 보니 미흡한 점이 많았던 것 같다. 예산에 맞춰서 상가를 알아보고 기구는 보통 공증이라는 것을 쓰고 할부로 사들이던 시절이었지. 그래서 그 당시엔 보증금과 약간의 시설비만 확보하면 시작할 수 있던 시절이었고, 인테리어라고도 할 것 없는 요즘 유행하는 노출 인테리어로 시설을 했는데 지금 생각해보니 나쁘진 않았던 것 같아. 35평 정도 되는 공간에 기구 사장이 추천한 소위 기본기구라는 세팅을 했는데 러닝머신 두 대 자전거 두 대, 팩덱플라이, 체스트프레스, 숄더프레스, 토탈힙머신, 레그익스텐션 컬, 레그프레스, 케이블, 랫풀다운, 스쿼트렉, 스미스머신 그리고 무슨 이유인지 모르게 그 당시는 올림픽 벤치를 중량 벤치 한 개, 경량 벤치 한 개를 놓아야 한다고 해서 그렇게 했는데 지금 생각하면 회원의 편의성은 고려하지 않은 배치였던 것 같다.

 신기한 것 중의 하나는 지금 지어도 동일하게 지었을 것 같은 체육관의 이름이야. 난 이름 따라 이렇게 된 것일까 할 정도로 좋은 이름을 그 당시에 만들었어. 헬스+유토피아. 즉 건강의 이상향이 있는 공간이라는 의미에서 헬스토피아라는 이름인데 정말 그 당시엔 그냥 별생각 없이 만든 이름이었는데 그 이름으로 여기까지 온 것 같은 느낌도 들어. 이상적인 공간에 대한 고민을 나도 모르게 하게 된 것일까? 이상적인 공간과는 거기가 먼 허접한 헬스클럽이 점점 이상적인 공간으로 변해가는 것을 경험했지. 난 아침 6시에 일어나서 밤 11시 마감할 때까지 아니 심지어 하루 종일 삼노 거기서 자면서 운영을 했고 생각보다 운영은 잘되었어. 첫 달부터 트레이너 월급보다는 조금 더 나오는 것 같더니 벌써 30년도 전에 4-500을 벌었던 것을 보면 소위 말하는 '열심'에 대한 보답을 받은 것 같아. 아르바이트생으로 동네 형이었던 뺑노형을 고용하고 뺑노형이 오면 잠깐 눈을 붙이거나 전단지를 돌리러 나가서 간단하게 식사를 하고 돌아오는 정도로 지냈지. 인천대학교 후배였던 선수 출신인 병운이랑 같이 지내면서 운동도 배우고 즐겁게 지냈던 것 같아. 하지만 사실 그전까지 시합경력은 20회 정도 예선탈락 4-5회와 4-6등 정도

15회 정도의 경력이 전부였었지. 결국 3위안에 드는 소위 입상이란 것을 한 번도 못 해보고 헬스클럽 관장이 된 거야. 어쨌건 난 몸이 좋아지기 위해 이론에 관한 공부를 지속했고 대학원을 다니면서 할 수 있는 일을 찾은 것 치곤 괜찮은 벌이였던 것 같다.

 같이 숙식하며 운동하던 병운이는 집안이 어려워서 숙식 해결하고 운동만 편하게 할 수 있으면 더 바랄 것이 없다는 친구였지. 전국대회 1등도 해보고 스쿼트 할 때가 가장 즐겁다고 했으니... 티비보면서는 항상 크런치를 끝없이 했던 모습이 아직도 생생하다. 병운이는 인천 출신이고 선수 출신으로 특기생으로 인천대에 들어온 후배였는데 후배 중에 몸이 좋은 선수 중 하나였어. 전국대학생대회 체급 1위를 5체급 할 때 즉 강경원 선수가 전체 타이틀 차지할 때 -70에서 1위를 했던 선수였지. 그 당시에 복근이랑 하체는 코리아급 이라고 할 정도로 좋았고 모양이 슌 레이 선수를 보는 것 같을 정도로 좋았던 선수야. 보디빌딩환자라고 할 수 있을 정도로 보디빌딩 말고는 아무것도 모르던 녀석이었어. 그래서 그 친구 덕분에 엄청나게 많은 고반복 훈련도 경험해보고 약점 부위는 시도 때도 없이 매일 하는 것을 배웠던 좋은 기회였지.

행운의 사나이

그 친구의 별명은 '바른 생활 사나이'였는데 시간에 맞춰 닭가슴살과 야채를 먹고 운동도 정해진 시간만큼 정해진 운동량을 하고 어쩌다 회원들과 회식을 한다 해도 절대 참석하지 않을 정도로 바른(?) 보디빌더였다. 우린 병운이를 '바른'이라고 불렀어. 항상 돈 걱정 없이 운동만 할 수 있다면 국가대표 보디빌더가 되는 게 꿈이라고 이야기했었는데 주변에서도 모두 그를 응원하고 어려움 속에서 지금처럼만 한다면 가능하다고 응원하곤 했다. 지금처럼 개인지도가 활성화 되어있지도 않고 운동을 하면서 돈벌이를 한다는 것이 만만치 않았던 시절이기에 걱정 없이 운동에 전념할 수 있기를 모두 바랐을 정도였던 것 같아. 병운이는 영종도 시골에서 자랐는데 아버지가 갯벌에 맨손을 넣어서 낙지를 잡을 정도의 베테랑이라는 이야기를 들려줬던 게 기억이나. 영종도 깡시골에서 건강하게 자라서 건강한 몸에 운동강도가 더해지니 몸이 좋아졌던 것 같아.

그런데 신기하게도 그에게 행운이 찾아왔어, 그 녀석이 살던 영종도를 공항이 들어서면서 영종도 땅을 보상을 받게 되었는데 그 금액이 몇십억이 넘는 금액이었어. 사실 그냥 아무짝에 쓸모없는 갯벌이었던 곳이 금싸라기땅이 된 것이지. 결국 병운이는 집안일을 돕는다고 헬토를 떠났어. 집에서 맘 편히 운동하려나 보다 했지. 그런데 얼마 후 주유소를 운영하게 됐다 그러더라고. 지금 생각해보면 주유소를 구입했던 곳도 지금 화성신도시가 들어와서 땅값이 엄청나게 올랐을 텐데 몇 년 못 버티고 망해서 팔고 건물 지어서 뭘 해보겠다고 지은 건물이 문제가 생기고. 헬스클럽도 자기 건물에 한다고 했는데 이상한 소송에 휘말리고.

 10여 년이 지나고 연락했는데 결국 모든 재산을 다 날리고 운동도 안 하고 빚만 2-30억 떠안게 되었다는 소식을 들었지. 결국 환경미화원이 돼서 열심히 살고는 있다고 하는데 이후로는 소식을 듣지 못했어.

 우리에게 행복은 무엇이고 행운은 무엇일까?

그 이후에 헬스토피아는 3개월 10만 원 작전을 시작했어. 코리아헬스 마케팅의 원조이자 헬스산업을 망친 주범이 된 거지. 24시간 운영에 3개월 10만 원. 1980년대에 월 8만 원이던 헬스장 회비를 3개월 10만원으로 후려치고 24시간 운영을 때리는 거야. 30평짜리 헬스에서 한 달에 100-150명 3개월 회원을 받으면 회원이 3-500명인데 어떻게 감당할까? 그냥 안 오길 바라는 거야. 미끼를 던지고 오든 말든 떨어져 나갈 걸 아는 거지. 미어터져서 불편하면 오지 않는 거야. 심지어 옆 동네 헬스에서는 1년에 20만원까지 때리더라고. 거기에 사람이 너무 많아서 왔다는 사람도 있지만 헬토도 어쩔 수 없었지.

 그러다 같은 층이었던 옆 검도장이 망하고 100평의 공간을 추가해서 한층 전체를 사용하면서 실평수 150평 정도의 헬스클럽을 만들 기회가 온 거야. 그 당시에

3개월 10만 원 작전을 알려줬던 부산의 장 사장이 러닝머신 10대에 텔레비전 설치하면 대박 난다는 말에 티비 쫙 깔고 유산소 위주로 확장 오픈을 계획했지. 투자자를 구하기 위해 장 사장의 도움으로 도면도 완성하고 운영 계획도 만들었는데 막상 투자 당일에 투자가 빠그라진 거야. 그냥 지나가는 말로 아르바이트하던 뺑노형한테 "형 투자 빠그라졌는데 돈 있어?" 그랬는데 놀랍게도 다음날 돈을 가져오더라고. 하여간 그렇게 난 강남에 150평 헬스장 관장이 됐어. 3개월 15만원 받았는데 한 달에 270명이 등록하더라고. 사람들은 러닝머신 보며 티비를 보고 장 사장 말대로 탁구대를 놓으니 동네 놀이터가 됐어.
  그렇게 돈도 잘 벌리고 갑자기 피티라는 제도가 들어왔어. 그 많은 회원 중에 10%만 물어봐도 피티 수요 넘쳐났지. 캘리포니아 피트니스라는 홍콩계체인이 들어오면서 세션 피티라는 걸 유행시키더니 난 가만히 있는데 알아서 피티 문의가 들어오더라고. 시간이 없어서 후배들한테 나눠주기 바빴지. 그러다 보니 동네 놀이터인 헬스장과 괜찮은 벌이에 난 그냥 만족할뻔했어. 게다가 강남에서 24시간 하다 보니 김종국같은 유명연예인들도 다니고 헬스토피아가 유명해지기 시작했지. 그렇게 원하는 것을 이뤄가고 살아가던 중 갑자기 정신이 들기 시작했어.
  엄청난 돈을 벌었던 것은 아니지만 몸 좋아지는 회원은 드물고 점점 출근이 하기 싫어지더라고, 다행히 난 인천대에서 강의를 하고 있었는데 학생 중 서울 사는 애들을 불러서 방학 때 아카데미를 진행하게 된 거야. 이게 무분할 아카데미의 시초야. 2달 방학 동안 운동을 시켜서 완전 다른 몸으로 개강 때 나타나는 작전을 시킨 거지. 몸만들기 엑스파일 책을 만들었던 도완이, 영록이가 최초의 시도였지. 난 2달간의 과정에 몸을 변화시키는 노하우를 쌓기 시작했어. 방학 때마다 3-4명의 인천대 학생이 와서 놀라운 변화를 경험했지. 그러면서 무분할 아카데미는 성장하기 시작했고 놀라운 비포에프터들이 나타났어. 난 지엑스룸에 탁구대를 버리고 렉을 채우기 시작했어. 러닝머신보다는 렉과 벤치를 더 사고 몸만들기 좋은 헬스장으로 다시 변화시키기 시작했어.

2) 심관장 이름을 알리다.

　결국 나는 식단조절을 하지 않고 (물론 안 했다는 것은 거짓말이고 짜장면을 먹을 때도 있었지만 그런 날은 운동 전후 심즈밀과 같은 MRP보충제로 때운다던가 나름 조절하는 수준 즉 100%클린은 아니지만 몸이 좋아지는 방법을 사용) 10개월 정도가 걸려 원하는 몸을 만들었다. 그때 가장 바쁘고 정신없는 시절이었는데 무분할을 처음 시도하고 20회 10세트를 기준으로 트레이닝을 구성했다. 8-12회의 기존 틀에서 이런 시도들은 받아들여지지 않았다. 난 분할을 버리고 매일 운동과 고반복 트레이닝으로 유산소 식단 없이 몸을 만든 비포에프터사진을 비비매니아에 올렸다. 무분할 트레이닝과 고반복으로는 몸을 만들 수 없다던 상식들을 처음 깨부수는 사건이었어. 난 역대 최고의 조회수와 좋아요를 받고 위클리멤버가 되고 심지어 비비매니아 운영자였던 친구가 나에게 연락이 와서 그 당시로는 파격적인 대우 월 100만 원에 사진과 칼럼 연재를 부탁했어. 10개월비포에프터 사진 한 장으로 심관장이라는 이름이 유명해진 거야.

　그런데 오늘의 나에게 다시 질문을 하고 싶어졌어. 넌 왜 좋은 수익구조의 헬스장의 구조를 변경하고 렉 6개의 헬스장을 만든 거니? 왜 피티를 안 하고 인천대 학생들을 데려다 몸만들기를 시키는데 너의 시간과 열정을 보낸 거니? 아무도 수익을 보장해주지도 않고 인천대에서 정교수를 시켜주는 것도 아니고 아무도 알아주지도 않는 짓을 한 이유가 무엇일까? 피티를 할 수 있는 시간에 방학 때 마다 인천대 학생들을 대려다 비포애프터를 만드는데 모든 것을 바쳤던 이유가 무엇일까? 돈도 명예도 따르지 않는 짓을 한 이유가 무엇일까? 결국 강남헬스클럽도 문을 닫고 인천대에서도 잘렸잖아. 오늘 나에게 질문해도 나도 모르겠어. 그냥 난 하고 싶은 것을 했을 뿐인 것 같아. 난 그런 것이 가치가 있다고 생각했던 것일까? 난 왜 그런 것일까?

후회하냐고?

아니 난 전혀 후회는 하지 않아.

난 다시 그 시절로 돌아간다면 오히려 더 그쪽으로 치우쳤을 거야. 그냥 난 그런 인간인 것 같아. 난 박사과정을 하면서 정말 바쁠 때 일반인처럼 몸을 만들어볼 수 있는 기회라고 생각했어. 비비매니아에서 위클리멤버라고 몸 사진을 올려서 좋아요 개수가 많은 사진에 보충제를 주는 제도가 있었는데 고등학생 회원 한 명이 "관장님 몸 사진 올리면 위클리멤버가능하세요?"라고 물어보는 거야. 난 대학에서 강의도 하고 보디빌딩 전공자인데 설마 일반인들이 사진 올리는 데서 위클리멤버가 못 되는 것은 상상도 하지 않았어. 그런데 막상 운동해서 펌핑하고 상탈을 하고 사진을 찍었는데 어떻게 찍어도 몸이 너무 구린 거야. 위클리멤버는커녕 운동한 사람처럼도 나오지 않는 것을 보고 충격을 받았지. 시합 나가는 것처럼 다이어트를 한다면 모를까 평소의 몸이 너무 안 좋은 것을 보고 충격을 받았어. 그때까지만 해도 시즌 비시즌 이라는 개념과 보디빌딩적 사고에 속고 있었던 거지. 그래서 난 그때 무분할을 시작한 거야. 내가 뭔가 잘못된 패러다임에 빠져 있다는 것을 직시하게 된 거야. 루틴이고 나발이고 일단 일반인보다 좋은 수준의 몸을 항상 유지하기 위해 최소한 해야 할 것이 무엇인가를 고민하기 시작한 거지. 결국 그래서 운동프로그램에 대수술을 하고 본격적인 가지치기가 시작된 거야.

 일단 가장 중요하다고 생각되는 종목을 하루 1세트라도 해야겠다고 생각했어. 박사과정 강의 등등으로 바빴던 시기라 운동할 시간은 하루 1-2시간이었고 어떤 날은 30분을 해야 할 때도 있는 상황이 발생했지. 이렇게 되면 분할훈련은 불가능 해 진다는 걸 알았지. 계산해보니 한 부위에 한 시간씩 주 2회는 해야 어느 정도 강도를 뽑을 수 있는데 하루에 두 부위를 해야 하는데 30분 정도 있을 때 할 수 있는 방법이 없더군. 꼭 해야 할 운동은 결국 벤치 데드 스쿼트였고 시간이 없으면 한 종목에 10분씩 나눠서 했지. 순위를 정해서 시간이 많으면 종목을 추가하는 식으로 설정했고 반복은 세트당 10회 이내는 거의 하지 않고 10-50회 정도로 설정했지. 일단 매일 쉬게 하기 작전으로 정말 바쁠 땐 5종목을 하루 한 세트씩만 할 때도 있었어. 그리고 풀반복이니 자극이니 신경 쓰지 않기로 하고 무조건 하고 싶은 대로 한 세트만이라도 했지. 그런데 놀랍게도 워낙 바빠서 일반식을 하는데 체지방은 빠지고 근육이 다시 붙기 시작했어. 기존에는 규칙적으로 주 6일을 2-3시간 해야 가능했다면 이 프로그램은 시간 날 때마다 할 수 있는 만큼 했는데도 오히려 효과가 좋았지. 무분할의 시작이야. 트레이너로서 나에게 좋은 기회들이 찾아오기 시작했어. 나는 나를 바꾼 프로그램을 회원들에게 적용하기 위해 피티가 아닌 매일 기간별로 오는 프로그램을 만들었어. 어차피 세션 트레이닝 1시간으로 몸을 바꾸긴 힘들다고 생각했고 몸만들기에 절실한 사람들에게 기초과정을 충분하게 연습할 수 있는 기회를 줘야겠다고 생각했지. 물론 그 당시 피티를 안 한 것은 아니었지만 피티보다는 기간제 프로그램으로 오는 친구들과 운동하는 것이 중점을 두기 시작했어. 그때 비비매니아를 보고 위클리멤버가 되기 위해 찾아오는 친구들이 정말 좋은 친구들이 많이 왔어. 내가 봐도 놀랄 정도의 변화를 가져오기 시작한 것이지. 비비매니아에 위클리멤버는 헬스토피아가 점령할 정도가 됐지. 심지어 헬스토피아는 약물공장이라고 소문이 날 정도로 좋아졌어. 그동안 기존에 없었던 변화기에 사람들은 약물이 아니면 불가능하다고 단정을 짓기 시작했고 심지어 약을 배우러 오는 애들도 있었어. 물론 아니라고 해도 잘 안 믿고 돌아가긴 했지만, 그 정도로 비포에프터가 좋은 친구들이 나를 도와준 거야. 정말 내가 시키는 것을 100% 순종해서 놀라운 결과들을 끌어내기 시작했지. 지금 내가 봐도 신기할 정도의 비포에프터였어.

 아이디'미친듯이 몸만들기'를 사용했던 창호. 지금도 기억이 생생한데 역대급 비포에프터로 이 사진을 보고 찾아오는 회원들이 있을 정도로 대단했어. 결국 젊은 친구들이 위클리멤버가 되기 위해 찾아오고, 또 새로운 비포애프터가 쏟아져나오고 소문이 나고 다시금 엄청난 비포에프터가 쏟아지게 되는 일이 반복되었던 거야. 무분할 아카데미의 형태가 갖춰지기 시작했지. 초보에서 시합 출전 수준까지 가서 전공이 아님에도 불구하고 예선통과 하는 친구들도 많이 나오고 몸만들기 입문체육관으로 만들어져 갔어. 고등학생 중에 전국 1등 하는 친구도 나오고, 대학에 특기생으로 진학할 정도의 수준까지 만들게 된 거야. 모두가 그런 식으로는 안 된다고 노래를 했던 무분할 고반복 으로 엄청난 결과를 이끌어냈지. 방법론이 아니라 원칙을 적용해야 한다는 것을 체감하기 시작한 거야. 오전시간엔 무분할 아카데미로 문전성시를 이루고 연예인들도 소문을 듣고 찾아오기 시작했지. 헬스클럽으로는 그때가 가장 전성기였던 것 같아. 24시간 운영을 하면서 일반회원도 많은데다 무분할 아카데미까지 잘되니 점점 헬스토피아가 완성되어가는 것 같았지. 그 당시 잘 없었던 아이반코 탄력봉을 하나둘 사모아서 탄력봉이 10개가 넘는 전국 유일한 체육관이었을지도 몰라.

여기를 통해 몸의 변화뿐 아니라 인생의 전환점이 되는 케이스도 많았어. 하지만 너무 명성을 얻다 보니 인원이 너무 많아지면서 별별 인간들이 오기 시작하더니 이상한 기류가 나타나기 시작했어. 관장님 존경합니다 라고 하다가 갑자기 뒤통수를 치기도 하고 점점 그런 애들 한둘이 등장하다 보니 나는 지쳐가는 것 같았어. 어떻게든 변화시키려고 진심을 다했지만 나중에 엉뚱한 소리 하는 애들이 하나둘 나오면서 나도 모르게 애정이 식었던 것 같아. 오전에 성업이 되는 거에 비해 오후는 개판이라는 생각도 들고 나는 잘되는데도 불구하고 불만이 쌓이고 애정이 식어 가게 된 거야. 저녁엔 전혀 다른 분위기의 체육관인 것도 불만이고 나 혼자 다 하는 것 같아지다 보니 점점 애정이 식어 갔어. 결국 신기하게도 300억이나 하는 건물이 팔리면서 쫓겨나게 됐지. 잘되기를 바라는 게 아니었던 즉 차라리 망했으면 하는 마음의 힘이 작용한 거야. 나는 잘되고 있었지만, 열심히 하지 않는 오후 동업자가 잘되는걸 바라지 않았던 거야. 동업자가 망하는 것이 사실은 나까지 망하게 한다는 것을 모르고 있었던 거지. 동업자가 어떻게 하건 간에 내 할 일에 집중했어야 했는데 그땐 그러지 못했어. 그저 불만이 쌓이고 잘 안되길 나도 모르게 바랬던 거지.

 결국 대학 강의와 바쁜 생활 속에서 뭔가 무너져내리는 자신을 발견하게 되었어. 정말 원했던 모교에서 겸임교수도 되고 나름 유명해지기도 하고 돈도 잘 벌렸는데 이상하게 나 자신은 무너져가고 있었어. 대학교수도 되고, 헬스클럽도 잘되고, 나 때문에 몸 좋아지는 회원들도 많고, 칼럼도 인기가 있고, 강남에 아파트도 사고 외제차도 샀는데도 왜 괴로운지 알 수가 없었어. 체육대학 졸업해서 할 수 있는 베스트 길을 걷고 있는데도 점점 인생이 괴로워지는 것을 막을 힘이 없었어. 난 이런 것들을 위해 온 힘을 다하고 있었던 것 같아. 마치 불교나 동남아에 등장하는 천수보살처럼 손을 하나둘 추가해나가서 있는 힘을 다해 꽉 잡고 있었던 거야. 가진 것들을 손으로 있는 힘껏 쥐어도 필요할 때면 또 다른 손이 나와서 나는 천 개, 만 개라도 손이 또 나올 줄 알았지. 그런데 어느 순간 아주 사소한 문제에 더 이상 손이 나오질 않는 거야. 손이 나온다고 할지라도 한 손에는 200kg을, 또 다른 손에 150kg을 들고 있는데도 고작 1kg 덤벨 정도의 무게를 감당할 수 없는 손이 나오는 거야. 손이 나와봐야 다른데 힘을 써서 그런지 1kg 덤벨로 못 드는 상황이 되어갔어. 큰 문제를 해결하고 원하던 것들을 다 이루었지만 사소한 문제를 견딜 힘이 없었어. 난 죽고 싶다고 생각했어.

그동안 나의 삶은 선택의 문제인 삶이었지. 좋은 것과 나쁜 것. 해도 되는 것 안 되는 것으로 구분해서 둘 중 하나를 선택해야 한다고 착각하고 있었지. 원하는 것 원치 않는 것을 정해놓고 원하는 것만 생각했었는데 원하는 것을 이루고 보니 삶은 그런 것만 존재하는 것이 아니었어. 내가 원했던 것에 부가적으로 딸려 오는 수십 가지의 일들은 내가 원했던 것이 아니었어. 그러한 것을 감당하기엔 너무 버거웠던 거야. 원하는 것을 얻기 위해 온 힘을 다한 상태에서 원치 않는 수십 아니 수백 가지의 일들이 밀려오니 감당할 수 없었던 것이지. 난 그때 예수를 만났어. 난 막연히 예수에 대해 들은 적이 있지만 무슨 말을 했는지는 전혀 무지했었어.

예수가 나에게 선물한 것은 방법론, 선택, 좋고 나쁨, 잘하고 못하고 등등의 문제보다 더 근본적이고 본질적인 문제가 중요하다는 메시지였어. 단순하게 술·담배를 하고 안 하고 보다 인간에겐 더 심각하고 심도 있는 형이상학적인 문제가 있다는 것이야.

선한 사마리아인 비유처럼 원칙이 아닌 것을 원칙 삼았던 유대인들에게 일침을 날리는 장면을 통해 난 내가 지켜왔던 수많은 방법론들은 원칙이 아니라는 것을 알게 되었고 지옥 같은 삶에서 구원받게 되었어. 예외가 없는 진리의 문제가 아닌 것에 에너지를 낭비하지 않기 시작했고 나는 형이상학적인 존재이며 진리의 문제만 고민하면 나머지 것은 따라온다는 가르침을 따르기 시작했지. 먼저 하나님 나라와 의를 구하라 그리하면 모든 것을 더하시리라는 말씀이 가슴에 닿았어. 그리고 진리가 너희를 자유케하리라고 선포한 메시지가 내 삶의 나침반이 된 것이지. 그렇게 나는 더 이상 천수보살일 필요가 없었고 난 진리를 꽉 붙잡으면 된다는 확신을 갖게 된 거야.

2. 심관장의 복음

1) 과부하의 원칙

 보디빌딩의 방법론에 빠져서 20년도 넘게 똑같은 몸을 가진 수많은 회원을 접하게 됐어. 2-30세트를 부위별로 조지고 근육통을 달고 살지만, 성장은 없는 시점이 찾아오게 되지. 그냥저냥 근육은 있지만 사진 찍으면 보이지 않는 신기한 근육맨 상태가 되는 거야. 티셔츠 입으면 운동한 것 같이 보이긴 하지만 막상 상탈하면 몸이 없는. 그런 보디빌딩 지옥에서 구원해준 것은 과부하의 원칙이야. 난 진리 즉 예외가 없는 것에 집중해야 한다는 것을 알고 보디빌딩에도 예외가 없는 것들을 찾아내기 시작했어. 인간의 몸은 세포로 구성되어있지. 근육조직도 결국은 세포들이 모여서 구성된 것이기에 우리는 세포의 성징을 이해해야 해. 세포는 항상성이라는 특징을 지니고 있어. 흔히 우리는 항상성을 인간의 특징이라고 착각하는 경우가 많아. 항상성이 있어서 우리는 항상 같은 상황을 유지해야 하니까 근육은 잘 크지 않는다는 이상한 말을 하고 그래서 과부하 즉 과한 자극이 아니면 크지 않는다는 궤변을 만들어내는 것이 현실이야. 하지만 과부하의 원칙은 그런 것이 아니야. 운동이란 자극은 세포 내 환경을 파괴하고 세포는 그 파괴된 상태를 복구하는데 총력을 기울이지. 항상 같은 세포 내 환경을 유지하려는 항상성 기전으로 말이야. 그러기에 우리 몸은 세포 내 환경을 유지하기 위해 변화되는 것이 바로 과부하의 원칙이야. 항상 유지하고 싶어 하는 세포 덕분에 우리 자신은 변화하는 것이지. 긍정적인 방향이든 부정적인 방향이든 우리의 몸은 항상 변하게 되지.

2) 패러다임의 변화

어떻게 하면 근육통이 올까? vs 어떻게 하면 근육통이 없을까?

기존패러다임은 과부하의 원칙을 오해해서 무리한 부하를 가하고 근육통에 시달리는 것에 초점을 맞춰왔다. 하지만 과부하의 원리를 세포의 항상성 차원에서 이해한다면 패러다임의 변경이 필요하다. 상식적인 퀴즈를 내주겠다.

100kg 10회 5세트를 하면 5일 동안 근육통에 시달리는 나와 100kg 10회 5세트를 했는데 아무런 근육통이 없는 나 둘중에 누가 더 몸이 좋을 것인가를 고민해보아라.

사실상 궁극의 목적은 근부하를 견디는 몸을 만드는 것이지 과한 부하로 괴롭히는 것 자체가 목적이 아니라는 것을 잊어선 안 된다. 트레이닝은 방향을 설정하는 것이다. 물론 트레이닝을 하면서 근육통이 나타날 수도 있고 여러 가지 '현상'이 드러날 수 있지만 그것은 현상일뿐 방향의 문제와는 다르다. 우리는 방향의 문제를 고민해야 하는데 현상만을 고민해서 어디로 가는지 모르고 현상에만 집중하기 때문에 궁극적인 목표를 잊고 있는지 모른다. 과부하의 원칙을 과한 부하라고 무식하게 이해한다면 무식한 삶을 살 수밖에 없다. 우리는 계획적인 신체활동을 통해서 단계를 밟아 우리의 몸을 발달시키는 것에 방향성을 잡아야 한다. 그 동안 발생하는 현상이 전부라고 생각하는 실수를 범하지 말자. 원칙을 정확하게 이해하면 나머지 것들은 자동으로 연관되어 이해되기 마련이다. '과부하의 원칙'이라는 개념이 정확하게 인지된다면 점진적 과부하 과부하의 개별성과 같은 다른 개념들도 정리가 되기 마련이다.

 점진적 과부하를 단어 그대로 해석하는 오류를 범하는 상황을 자주 접한다. 이것은 마치 성경을 문자 그대로 해석해서 오류를 범하는 것과 비슷하다. 예수가 진리 중심의 삶을 살라며 조언한 반석 위에 집을 지어야 한다는 구절을 보고 건축학개론의 이야기라고 받아들인다면 어리석은 일이다. 점진적 과부하의 원칙을 문자 그대로 점진적으로 과부하를 늘리는 것이 원칙이라고 오해해서는 안된다.

'트레이닝을 일정 기간 지속한다면'이라는 전제가 깔린다. 트레이닝을 지속한다면 과부하의 속성이 점진적으로 변해간다는 것을 말하는 것이다. 억지로 늘리지 않아도 점진성을 지닌다고 이해하는 것이 더 현명한 이해이다.

 과부하의 속성은 일정 기간이 지나면 점진적으로 증가할 수밖에 없는 속성을 지닌 것이다. 결국 한 개 더 한 개 더를 외치는 것이 점진적 과부하의 원칙을 적용하는 것이 아니라, 한 개 더를 안 해도 언젠가는 더 좋은 수행과 몸을 가질 수 있게 된다는 것이다. 원칙의 적용을 잘못하면 방향을 잃을 수 있다. 서울에서 뉴욕으로 갈 때 1-2도라도 방향이 틀어지면 도착지는 전혀 다른 곳에 도착하게 된다. 개념의 이해는 방향의 문제와 연관이 있고 결국 점진적 과부하의 원칙을 정확히 이해하고 차분하게 트레이닝하면 되는 것이다. 그렇지 않으면 우리는 방향을 잃게 되어 결국 트레이닝 실패를 경험하게 될 확률이 높다.

 '개별성'을 신체적으로 타고난 것이나 비만 혹은 마른 사람들에게 다른 운동을 시켜야 한다는 것으로 이해하는 경우가 많다. 개별성을 잘못 이해하는 이유는 이 개별성은 과부하의 속성인 과부하의 개별성이다. 즉 과부하가 아닌 다른 변인을 개입시킨다면 과부하의 개별성을 적용하기 힘들다. 운동처방에 있어서 원칙은 과부하의 개별성에 의해 처방하는 것이라고 말할 수 있다. 하지만 과부하의 개별성이 아닌 변인을 처방에 변인으로 추가시킨다면 원칙을 지키는 것에서 멀어질 수 있다. 즉 체형이나 불균형, 성별, 구체적으로 나이, 체중, 신장 등등의 변인을 추가시켜서 검사를 복잡하게 만든다면 정확한 처방을 할 수 있는 확률이 낮아지게 된다. 시력검사를 할 때 성별이나 MBTI와 같은 수십 가지의 검사를 추가한다 해도 그 결괏값에 의한 렌즈 처방은 전혀 달라지지 않는다.

운동처방을 할 때도 과부하검사를 하는데 고려되는 수많은 요인들이 처방에 영향을 주지 못할 수 있다는 것을 인지해야 한다. 트레이닝의 기본을 지킨다는 것은 원칙을 지키는 것이고 원칙을 지키는 것은 과부하의 다름을 측정할 수 있는 객관적 지표를 개발하는 일이다. 이러한 지표 외에 다른 변인을 추가한다면 원칙적 트레이닝에 대해 전혀 모른다고 판단할 수 있다. 만약 과부하의 개별성 외의 것을 변인으로 추가하려는 트레이너가 있다면 신뢰하지 말아야 할 것이다. 그리고 과부하라는 개념의 크기가 사람마다 다를뿐더러, 개인의 시간적 경과에 따라 다르다는 것이 개별성이다. 과부하는 변화하는 것이기에 시기나 개개인의 능력에 따라 다르고 그것에 따라 훈련을 해야 한다는 의미이다.

3) 원칙적 트레이닝의 실천

 이러한 원칙을 기반으로 우리는 방향을 설정하고 방법론을 자유롭게 선택할 수 있는 자유가 생기게 된다. 과부하의 원칙이란 어떤 의미인지 그리고 점진성과 개별성의 의미를 확실하게 인지해서 트레이닝의 기준으로 설정하는 작업이 선행되어야 한다. 물론 모든 대중들이 이러한 작업을 해야 하는 것은 아닐 수도 있다.
이것은 지도자들의 의무이고 대중들은 이렇게 원칙중심의 지도자를 신뢰하는 것으로 좋은 방향을 설정할 수 있는 것이다. 좋은 트레이너를 고르는 방법을 많이 질문한다. 나는 물론 학력이나 시합경력 지금 몸 상태도 중요하다고 생각하지만 나의 대답은'원칙과 방법론'을 구분할 수 있는가이다. 생각보다 원칙과 방법론을 구분하지 못하는 지도자들이 많다. 안타깝게도 대부분의 지도자들은 방법론과 원칙을 구분하지 못한다. 구분하지 못하는 이유는 원칙에 대한 인지가 부족하기 때문이다. 과부하의 원칙에 대해 설명해달라고 하면 바로 구분할 수 있다.
과부하가 과한 부하라고 하거나 점진적으로 늘려야 한다고 하거나 체형에 따른 트레이닝 등을 강조한다면 무조건 걸러야 한다. 원칙을 적용하는 일은 방법론의 다양성을 보장해준다. 원칙에서 멀어지면 멀어질수록 틀 안에 벗어나지 못하게 된다. 특정 방법론의 우월을 주장하게 되고 그런 트레이너에게 몸을 맡기는 것은 부자가 되기 위해 로또를 구매하는 것과 비슷한 선택이다.

4) 원칙적 트레이닝의 기초 확률과 변인

한 가지 프로젝트가 시작돼서 끝날 때까지 영향을 미치는 변수들을 우리는 변인이라고 부른다. 8주간 팔굽혀펴기를 한다면 팔굽혀펴기를 변인이라고 부른다. 8주간 팔굽혀펴기 운동의 효과라는 논문을 쓴다면 팔굽혀펴기를 어느 정도 시키는지 정확히 기술하고 그 정도의 변인이 결과에 어떻게 영향을 미치는지 확인하게 된다. 그런데 8주간 벤치프레스, 딥스, 덤벨프레스도 했다면 8주간 어떤 운동의 효과인지 판단하기가 어려워진다. 이렇게 논문을 쓴다고 생각하면 과연 어떠한 변인 때문에 이러한 결과가 도출되었는가를 고민하게 된다. 그래서 변인에 대한 이해는 매우 중요하다. 변인의 통제라는 것은 팔굽혀펴기 외에 관련 근육이 사용되는 동작을 제한해야 한다. 그리고 근육성장에 영향을 미치는 식단이나 생활 습관도 통제해야 신뢰도가 높아진다.

예를 들어 A와 B 두 그룹으로 나눠서 비교하는데 팔굽혀펴기를 제외한 나머지 변인을 통제하지 않으면 문제가 생긴다. A조는 팔굽혀펴기 매일 5세트를 시키고 B조는 시키지 않았다고 가정해보자. 그러나 나머지 변인에 대해 전혀 통제하지 않는다면 결과의 신뢰도는 매우 낮아질 것이다. B조가 팔굽혀펴기만 하지 않을 뿐 다른 변인을 했다면 결과는 무의미해질 수 있다. 팔굽혀펴기는 안 하지만 벤치를 10세트 했다던가 운동 이외에도 영양을 A조는 라면만 먹고, B조는 20가지 채소와 육류로 된 건강식단을 제공한다면 결과의 신뢰도는 매우 낮아진다. 이렇게 변인은 결과에 영향을 미친다는 것을 인지하고 어떤 변인이 적용되는가부터 인지해야 한다.

변인이 무엇인지조차 모른다면 트레이닝의 결과를 예측하고 계획하는 것 자체가 불가능하다. 변인의 이해는 원칙을 적용하는 방법론의 첫걸음이고 변인의 수가 적을수록 통제가 가능할 확률이 높아진다는 것을 이해해야 한다.

 난도가 높다는 것의 의미는 변인의 숫자와 비례하기 마련이다. 난이도가 높은 과제일수록 우리가 얻을 수 있는 것이 크기에 우리는 어려운 과제에 도전을 한다. 빠른 효과와 큰 효과를 얻고 싶은 욕심이 없는 사람은 없을 것이다. 고난도의 프로젝트가 주는 높은 수준의 효과를 기대하고 도전하기 마련이다. 초보자가 올림피아 선수의 운동과 식단을 따라 한다던가 주변 상급자의 운동을 따라 한다든가 하는 것은 성공 가능성을 매우 희박하게 만든다. 상급자라는 것은 통제 가능한 변인의 숫자가 증가하는 것을 의미한다. 최상급자를 우리는 마스터라고 부르는데 변인들을 하나하나 숙달해

나가기 때문일 것이다. 때문에 초보자는 변인을 최소화하는 노력을 해야 한다. 초보자가 난이도 높은 과제를 성공한다는 것은 매우 어려운 일이다. 난이도가 낮을수록 성공확률은 높아진다. 물론 도달할 수 있는 정도가 낮아지긴 하지만 실패해서 아무것도 얻지 못하는 것보다는 적은 성공을 쌓아가는 것이 좋을 것이다. 초보자는 하위단계의 낮은 성과들을 차곡차곡 쌓는 빌드업 과정이라고 생각해야만 한다. 물론 통제할 수 있는 변인을 점차 늘려야 하는 것은 중요한 일이지만 쉽고, 어렵지 않은 것들을 내 것으로 만드는 과정은 필수적이다. 과정을 건너뛰고 상급자 흉내를 내는 것은 도박이기에 자신의 단계를 조금은 낮게 보는 연습을 하는 것이 좋다. 운동을 할 때 자신보다 낮은 수준의 사람과 같이 운동해보는 것을 권한다.

운동을 계획하는 변인은 매우 다양하다. 운동강도는 다양한 변인의 합으로 나타난다. 종목, 자세, 중량, 반복, 세트, 동작속도, 가동범위, 빈도 의 합이 운동강도이다. 변인의 조합을 통해 우리는 운동강도를 만들어낸다.

 우선 초보자라면 종목의 숫자를 제한하는 것이 좋다. 초보자는 종목 안에서도 다양한 중량, 반복, 세트, 가동범위를 활용해서 트레이닝하는 것보다는 단순화시키고 일정하게 연습을 하는 것이 좋고 특히 종목을 늘리는 것은 매우 위험하다. 일단 종목을 선택하고 자세를 익히는 것이 생각보다 쉽지 않기 때문이다. 물론 운동

신경이 뛰어나서 다양한 종목의 자세를 빠르게 익히는 사람이 있을 수도 있지만 대부분의 경우 한 가지 종목을 마스터하는것도 매우 어려운 일이다. 여러 가지 변인 중 입문자들은 종목을 한정한 다음 반복과 세트에 집중하는 것이 좋다. 쉬는 시간이나 가동범위나 동작 속도 등을 신경 쓰다가는 아무것도 얻지 못할 수도 있다. 어설픈 완벽주의에 빠져 이것저것 신경 쓰지만 아무런 효과도 얻지 못하고 시간만 낭비할 수도 있다는 것을 명심해야 한다. 변인들은 다양하기 때문에 우열이 있어서가 아니라 순서를 정해볼 필요는 있다. 변인들은 영향력이 조금씩은 다르기 마련이지만 즉 결과에 영향을 미치는 퍼센트가 다르지만 그렇다고 해서 우열을 가르는 것은 좋지 않다. 먼저 고려해야 한다고 해서 더 좋은 변인이라고 생각하는 것은 좋지 않다. 즉 중량보다 반복 위주로 진행하라는 조언을 듣고 그럼 중량보다 반복이 중요한 거예요? 이렇게 질문하는 경우가 있다. 그렇지 않다.

지금 상황에서 순서를 정하는 것은 더 중요해서가 아니라 더 쉬운 방법을 찾는 것뿐이라는 것을 인지해야만 한다. 그리고 지금 상황에서 영향력의 비중이 큰 변인을 고려하는 것이다. 트레이닝을 쉬운 것을 숙달하는 것에 초점을 맞춰야 하므로 순서를 정할 뿐이다. 모든 변인은 우리의 운동강도에 영향을 미치게 되고 그 정도가 다른데 그것은 지금의 상황에 따라 그 퍼센티지는 달라지기 때문이다. 초보자는 반복이 미치는 영향이 조금 더 많지만, 중급자는 중량이 결과에 미치는 영향이 점점 커진다. 중급자는 세트에 따라 몸의 차이가 나지만 상급자가 될수록 모든 변인의 중요도가 차이가 나지 않게 된다. 대충 예로 든 것이지만 변인의 영향력 퍼센티지는 개개인의 상황에 따라 변하기 때문에 우열을 정하는 것은 트레이닝 방향을 잃게 만들 수 있다. 모든 변인을 고려하고 지금 상황에서 어떤 변인을 공략할지 파악하는 것이 트레이너의 의무이다. 그리고 그것이 능력이다. 100단계의 사람들에게 모두 한 가지 순위의 변인 순위가 있다고 생각하는 트레이너는 되지 말자. 단계마다 고려해야 할 변인의 퍼센티지가 다르다는 것을 알아야 한다.

 우선시해야 하는 변인은 상황에 따라 단계에 따라 다를 수 있음을 알았다. 변인은 변인일 뿐 변인 한 개가 가지는 힘은 생각보다 적다. 변인이라는 것은 변인의 조합에 따라 그 힘 즉 영향력이 달라지는 것이다. 운동 강도에 영향을 미치는 변인이 다양하고 그것을 단순하게 선택하는 문제가 아니라는 것을 알아야 한다. 변인 중에 가장 효과적이고 좋은 변인이 있다고 착각하는 수준에서는 시너지의 힘을 얻지 못한다. 변인의 선택의 문제가 아니라 조합의 문제이다. 어떠한 조합을 하는가에 따라 대상자에게 엄청난 영향력을 전달할 수 있는 것이다. 조합의 힘은 통제할 수 있는 변인의 숫자가 많으면 많을수록 큰 힘을 낼 가능성이 커진다. 통제가 가능한 변인이 많아진다면 고려해야 할 변인의 수가 증가하는 것은 당연하고 이미 통제 가능한 변인보다는 통제가 어려운 새로운 변인에 집중할 수도 있기 때문에 새로운 조합을 통해 새로운 강도를 끌어낼 수 있다.

결론적으로 변인 자체는 힘이 없지만 변인의 조합은 수만 가지 조합이 가능하고 강도 또한 훨씬 증가하게 만드는 힘이다.

5) 소마토타입

우리가 쉽게 알고 있으면서도 미신처럼 알고 있는 것이 소마토타입이다. 소마토타입이라고 하니 낯설 수 있지만 중배엽, 내배엽, 외배엽이라고 분류하는 방법이다. 흔하게 그냥 마르면 외배엽, 뚱뚱하면 내배엽, 근육질이면 중배엽이라고 대충 분류해서 적당히 운동시키는 방법으로 생각할 수도 있지만 사실 그렇지는 않다. 소마토타입은 체형을 평가하는 매우 객관적인 지표 중의 하나이고 3가지 형질 즉 Endomorphy(내배엽 형질), Mesomorph (중배엽 형질), Ectomorphy(외배엽 형질) 의 비중을 평가해주는 공식이다.

신장이나 손목 두께 같은 변하지 않는 변인도 있지만 체중이나 체지방 근육량과 같은 변하는 변인도 공식에 포함되는 방법이다. 각각의 점수가 몇 점 정도 인가를 파악해서 체형을 평가하고 그것에 알맞은 트레이닝을 실시할 수가 있도록 도와주는 공식이다.

결국은 소마토타입 체형의 분류가 자체가 의미 있다기보다는 타고난 부분으로 쉽게 통제 가능한 부분보다는 통제가 어려운 부분에 집중해야 하는 의미를 부여할 수도 있는 것이다. 예를 들어 Ectomorphy(외배엽 형질) 이 근지구력이나 심폐가 좋다면 부족한 근력의 비중을 추가해주거나 등등 여러 가지 체력 요인의 균형을 맞춰주는 방법으로 활용할 수 있는 것이다. 결국은 모든 방법은 어떻게 활용하는가에 따라 중요하게 이용될 수도 있고 미신처럼 엉뚱하게 사용될 수 있다는 것을 인지해야 한다. 체형분류도 소마토타입 외에 여러 가지 평가법을 인지하고 필요에 따라 잘 활용할 수 있는 트레이너가 되어야 한다. 3가지 체형분류를 단순하게 타고난 체형의 문제로 치부하는 어리석음을 범하진 말자.

6) 객관적 자기평가

객관적 자기평가는 얼마나 많은 평가지표를 개발하는가가 매우 중요하다. 체력장이나 체대 입시를 보는 이유는 학과에서 원하는 인재를 선발하기 위해 기준을 정하는 것처럼 우리는 건강한 몸만들기에 필요한 조건들을 객관적으로 평가해야 한다. 하지만 체대 입시를 보면 기록만 잘 나오는 꼼수를 알려주는 학원도 있는 것을 보게 된다. 하지만 평가지표가 의미하는 본질적인 부분을 잘 이해하고 그것이 내게 꼭 필요한 능력이라는 것을 인지한다면 그런 꼼수를 고민하지는 않을 것이다.

헬스토피아에서 개발한 기초체력 평가지표는 여러 가지가 있지만 대표적인 것이 BPM 테스트이다. 특히 상체의 가장 기본이 되는 종목인 팔굽혀펴기의 BPM 테스트는 내가 대학 강의 할 때부터 애용해오던 매우 좋은 평가지표이자 운동이다. 이 운동은 평가지표로도 좋지만, 운동 자체로도 의미가 있다.

BPM 즉 분당 몇 번 울리는가에 따라 진행하는데 보통 30 BPM을 사용한다. BPM을 이용해서 테스트하면 객관적인 테스트 진행이 가능하고 운동을 대충하는 것을 방지할 수 있고 가동범위나 자세의 정확성에도 도움이 된다. 나는 전공생들에게 정강이 정도 높이의 바에서 BPM 테스트로 팔굽혀펴기 100회를 기본으로 장착하라고 주문했었다. 통제된 상황에서 100회가 가능할 정도의 기초 정도는 전공자의 소양이라고 생각했기 때문이다. 그러한 과정을 거치고 잘 따르는 학생들은 몸이 좋아지는 것을 경험하지만 꼭 그런걸 왜 해야 하냐고 따지는 녀석들은 몸이 좋아지는 길에서 점점 멀어졌다.

비법 아닌 비법을 어떻게 활용하는가의 태도의 문제는 정말 중요하다. 객관적 자기평가를 통한 인지. 그리고 적용. 이것은 트레이너의 가장 기본적인 자질이 되어야 한다.

7) 거짓 교사

방법론이 원칙의 자리를 차지한다면?
성경에 등장하는 거짓 교사는 무엇을 의미할까?
갈라디아서에 바울의 편지에서 등장하는 거짓 교사는 복음에 율법을 첨가하려 했다. 즉 방법론을 원칙의 자리에 넣으려는 속셈을 지닌 자들이다. 이들은 원칙과 방법론을 구분하지 못하면 좋은 방법을 왜 원칙의 자리에 놓지 않는가를 오히려 이해하지 못한다. 이렇게 좋은 방법이라면 원칙보다 더 중요한 것 아닌가 라고 물을 수도 있다.

 예를 들면 3대 운동과 같이 효과가 좋은 운동도 사실상 원칙은 아니다. 아무리 좋은 방법일지라도 그것이 원칙의 자리에 자리 잡는다면 거짓 교사의 길로 가게 되는 것이 성경의 갈라디아서가 우리에게 주는 교훈이다. 율법은 나쁜 것은 분명 아니다. 하지만 율법 중에 가장 중요하다고 생각하는 것을 원칙의 자리로 이동시킨다면 그것은 거짓 교사가 되고 그것을 배우는 사람들은 혼란을 겪고 방향을 잃게 된다.

 원칙은 방향을 정하는 매우 중요한 지표이기 때문에 아무리 좋은 방법론이라도 원칙의 자리에 놓게 되면 그것을 모두에게 혼란을 초래하게 된다. 자신들이 신앙생활을 하면서 은혜받는 방법, 예를 들면 새벽기도 같은 것은 분명하게 우리에게 유익하고 도움이 되는 것이지만 절대 원칙은 아니다.

지금 트레이닝에서 고반복이 효과를 봤건 천천히 움직이는 것이 효과를 봤건 어떤 것도 원칙은 아니다. 그러한 방법론을 원칙에 자리에 놓는 트레이너가 되느니 차라리 아무것도 지도하지 않는 것이 대중들에게 도움이 된다. 방법론과 원칙을 구분하지 못하고 좋은 방법에 취해있다면 아무리 몸이 좋고 아무리 유명한 트레이너라도 내 방향을 맡겨서는 안된다. 그리고 트레이너라면 방향성을 인도해주는 인도자여야 하고 절대 원칙과 방법론을 혼동해선 안된다.

3. 복음의 기원

'지옥에서 구원' 프로젝트를 실시하고 있다. 보디빌딩 지옥에 빠진 헬린이들을 어떻게 구할 것인가. 과연 무엇이 복음인가 무엇이 기쁜 소식인가?

1) 오직 원칙

 방법론은 원칙을 활용하는데 있어서 매우 중요한 요소이다. 하지만 원칙의 적용이 없는 방법론의 적용은 도박과 같다. 우리는 모든 일에 확률에 대해 고민해야 한다. 확률이 100%인 과제를 과연 몇 퍼센트의 사람들이 성공할까?
이것이 무슨 엉뚱한 질문이냐고 물을 수 있다. 100%인 과제의 성공률은 100%라고 생각하지만 그렇지 않다. 클린푸드를 하면 몸 좋아질 확률은 100%지만 그것을 실행하는 사람은 단지 몇 퍼센트에 지나지 않는다. 이렇게 성공확률이 100%인 과제도 성공하는 것이 쉽지는 않다. 워낙 다양한 주변 요인들이 방해하기 때문이다. 단지 다이어트뿐 아니라 모든 과제가 성공확률이 100%인 것도 그것을 100%로 만드는 것에 일정한 성실성과 꾸준함 같은 노력이 첨가되어야 한다. 그런데 성공확률이 100%가 아닌 과제를 한다면 어떻게 될까?

100%의 과제도 성공시키기 힘든 것이 인간인데 성공확률이 100%가 안되는 과제를 도전하는 일은 매우 어리석은 일이다. 방법론이 아무리 좋아도 확률의 문제에 걸려버리면 그것은 무가치해진다. 예를 들어서 아무리 좋은 렌즈라도 시력검사 없이 무작위로 처방한다고 생각해보라. 성공확률은 아마 1%도 안 될 것이지만 분명 얻어걸리는 사람은 존재한다. 그런 방법론에 운이 좋게 얻어걸려서 몸이 좋아진 사람들, 즉 가장 높은 도수의 렌즈가 우연히 맞아서 앞이 잘 보이는 사람의 운동방법을 따라 하는 것일 수도 있는 것이다.

 원칙의 적용은 객관적 자기평가를 통해 자신에게 가장 알맞은 운동을 찾는 것이다. 좋고 나쁨이나 방법론의 우열을 이야기하는 저급한 트레이너가 되어서는 안 된다. 내가 좋아진 방법이 마치 뭐라도 되는 것처럼 우쭐거리며 그것만을 주장하는 추악한 짓은 절대로 하지 말자. 회원들에게 도박을 시키는 미친 짓일 뿐이다. 대상자에게 어울리는 운동을 위해 끊임없이 고민하는 것이 건강한 트레이너의 자세이다. 좋고 나쁨에 휘둘려 선악과를 먹은 인간의 추악함을 드러내는 실수를 하지 말자.

2) 분할 운동과 충돌

 원칙적 트레이닝에서 분할 운동 이야기가 빠질 수 없는 이유는 무엇일까? 분할훈련은 과부하의 원칙을 적용하는 방법의 한가지이다. 하지만 이 분할훈련이 원칙의 자리에 있는 대표적 방법이기에 분할 운동과는 충돌을 피할 수 없다.

분할 운동은 부위별 운동강도를 높이기 위해 한 부위를 집중적으로 훈련하는 방식이다. 큰 자극과 완벽한 휴식을 통해 과부하를 점진적으로 증가시킬 수 있는 방법의 하나이다. 즉 한 부위를 20-30세트 운동을 하는 대신 1-이틀의 휴식을 주고 휴식 중에 다른 부위를 훈련해서 최적화시키는 작전이다. 하지만 분할훈련은 일회성 운동강도에 집중하다 보면 오히려 주당 운동강도가 떨어지는 실수를 할 수노 있나. 한 부위를 30세트 했는데 회복이 안 돼서 한 부위에 주 1회를 한다면 주당 운동강도가 30세트가 된다. 하지만 적당히 6일 동안 하루 6세트를 한 사람은 36세트를 운동한 것이 된다. 일회성 강도로 보면 30세트와 6세트는 큰 차이가 나지만 주당 운동강도는 오히려 6세트 매일 한 사람이 높아지게 되는 것이다. 일회성 운동강도가 무의미한 것은 아니지만 주당 운동강도를 놓치게 된다면 일회성 운동강도가 무의미할 수도 있다.

 분할법을 원칙에 자리에 놓게 되면 겪게 되는 문제는 매우 다양하다. 분할의 고정관념에 빠지면 균형적인 발달이 안된 상태에서 전 부위의 난이도를 동일하게 설정하는 실수를 범하게 되고 (예를 들면 가슴이 약하면 가슴은 매일 하체가 강하면 주 2회 등등 적용해야 하지만 동일하게 적용) 약점과 장점의 격차를 더욱더 벌리게 된다.

그리고 시기에 따라 매일 하는 부위 이틀에 한번 3일에 한 번 등 다양한 시도를 할 자유가 있어야 하는데 그러한 선택에서 자유로워지지 못한다. 특히 초보자의 경우 체력이 확보되지 않은 상태에서 일회성 운동량의 증가는 부하라기보다 무리에 가깝게 되고 부상이나 컨디션에 악영향을 미치기 쉽다.

3) 주당 강도로 얻는 몸

 결국 우리의 몸은 체력 변화에 반응하게 되는데 그것이 일반적으로 수행능력이라고 불리는 일회성 체력과는 다른 양상을 보인다. 수행능력은 몸입니까? 라는 질문을 받는데 그것은 쉽게 말할 수 있는 부분이 아니다. 만약 일회성 운동강도라면 그 질문의 대답은 '아니요.'라고 답할 것이다. 하지만 체력의 요인을 다각적으로 분석해서 장기간 발현 가능한 체력의 평가를 다양한 변인을 모두 고려하여 평가한다면 답은 '예스'이다. 100kg으로 10개가 가능한 집단 100명을 모아 80kg은 몇 개 가능한가? 5세트에 몇 개 하나 60kg은 몇 개 가능한가? 40kg은 몇 개 가능한가? 등등 다양한 테스트를 하였을 때 결과는 모두 다르게 나온다. 그러한 변인을 모두 평가할 수 없는 인간의 한계가 문제이지 이유 없이 몸이 좋은 경우는 없다. 모든 변인을 통제해서 다양한 측정이 가능하다면 하루의 총 트레이닝은 물론 분명 일주일간 그리고 그 누적된 한 달간 즉 일정 기간에 수행할 수 있는 근력, 근지구력에 따라서 우리의 몸이 발현된다고 보는 것이 정확하다. 근력과 근지구력의 평가지표는 변인 5-6가지만 고려한다고 해도 수십억 개가 되기 때문에 현실적으로 객관적으로 평가하기는 쉽지 않다. 물론 그러한 체력 요인의 객관적인 평가를 위해 주당 운동강도라는 단위를 사용하지만 10일간 운동강도, 20일간 30일간 6개월간 등등 다양한 기간의 운동강도를 평가해본다면 우리의 몸에서 체력의 발현 양상을 알 수 있을 것이다.

 꼭 1주일의 강도가 중요한 것이 아니라 누적되고 유지할 수 있는 지속적 강도의 측면에서 최소단위로 1주일을 측정한 것이다. 1주일간 무리해서 강도가 높았더라도 월간강도가 낮아지게 되면 그것 또한 문제가 있을 것이기에 주당 운동강도가 절대적이라고 볼 수는 없지만 운동강도를 평가하기에 매우 좋은 지표인 것은 분명하다.

4. 자유로운 트레이닝
1) 초보자는 운동이 어려워

 어제 누군가가 '인생은 왜 이렇게 어려울까요?'라는 질문을 했다. 난 일단 답을 먼저 이야기했다. '변인이 너무 많기 때문이지' 운동을 어렵게 느끼는 사람들은 운동강도를 이루는 변인들에 대한 이해가 부족하기 때문이다. 운동강도는 다양한 변인의 조합으로 수억 가지의 조합이 가능하기 때문에 변인 전체를 이해하지 못하면 좋은 처방을 할 수 없다. 숲 전체를 보고 적당한 조합을 처방하는 것이 좋은 트레이너라고 할 수 있다. 변인 중의 한 가지나 두 가지에만 집중해서 그것이 전부인 줄 안다면 문제가 생기기 마련이다. 인생은 더더욱 그렇다. 운동같이 단순한 것도 변인의 조합으로 운동강도의 경우의 수가 수억 가지가 나오는데 인생은 변인의 숫자만 운동의 수백 배이다. 인생을 안다고 하는 것은 어떻게 보면 거짓말일 수도 있다. 운동을 알아가는데도 많은 시간이 걸린다. 각각의 변인들에 대해 이해하기 위해서는 많은 시간과 노력이 필요하기 때문이다.
 내가 예수를 따르기로 한 것도 내가 수많은 변인들을 통제하지 못한다는 확신에서 시작된 것일 것이다. 하여간 생각보다 무분할 아카데미 운동은 일반인이 생각하는 것처럼 무식하지 않다. 여러 가지 변인의 조합으로 구성돼 있다.

변인의 다양성을 추구하는 곳이 무분할 아카데미이다. 다양한 변인의 조합은 엄청난 시너지를 일으키기 때문에 놀라운 비포에프터가 나온다.

2) 건강인가? 보디빌딩인가?

근육이 많으면 무조건 건강할까?
아니다. 건강의 기준 중 BMI라는 지수가 있다. 통계적으로 건강에 관한 데이터를 기반으로 신장마다 적정체중을 제시한다. 물론 이 기준을 일괄적으로 적용하는 것은 무리다. 같은 체중이라도 신체 조성이 다르기 때문이다. 그 예로 정상체중 일지라도 근육이 거의 없는 마른 비만이 있다. 때문에 BMI 만으로 건강을 진단하는 데는 아쉬움이 있다.

그래서 등장한 것이 바로 체성분분석기이다. 주로 인피던스 방식이 사용되고 전파를 통해 체성분의 추정치를 구하는 기계이다. 그래서 사람들은 BMI보다는 체지방률을 더 중요하다고 여기게 되었다. 하지만 체성분분석은 특별하게 근육이 적거나 근육이 많은 경우에서 예외의 경우를 위해 검사하는 것이고 BMI 범위에서 크게 벗어나지 않는 것은 중요하다. 키가 170인 사람이 체지방이 10% 이내라고 하여도 체중이 120kg이라면 건강하다고 할 수 있을까? 비정상적으로 많은 근육을 과연 심장과 혈관, 내장들이 온전하게 버틸 수 있을까?

 약물 사용으로 인해 키에 비해 과도한 근육을 지닌 보디빌더들이 수없이 많다. 건강 체중의 기준인 BMI에서 멀어지는데 체지방이 낮다고 해서 무조건 건강하다고 볼 수 있을까? 안타깝게도 내가 보디빌딩을 하며 봐왔던 수많은 유명선수들이 목숨을 잃었다. 최근에 국내에도 약물 사용으로 인해 젊은 나이에 세상을 떠나는 보디빌더들이 많이 있다. 약물의 부작용 만의 문제일까? 과도한 근육을 몸이 견디지 못해 장기에 이상이 나타나는 것은 아닐까 진지하게 고민해야 한다. 최근 매체를 통해 내추럴 보디빌딩의 진위를 가리는 프로그램이 많이 있다. 내추럴 보디빌딩을 하는데도 어떻게든 건강과 상관없이 근육량을 늘리는 데 모든 것을 집중하는 선수들을 본다. 심지어 클래식 보디빌딩에 출전하지 못할 정도의 많은 근육량이 있는 내추럴 선수들도 있다. 그런데 과연 그런 것이 건강에 좋다고 자신할 수 있을까?

 수많은 선수들이 호르몬 테스트결과 비정상 판정을 받는 모습을 보고 안타까웠다. 보디빌딩의 본질이 근육을 무조건 많이 늘리는 것일까? 건강관련체력인 근력, 근지구력, 심폐지구력의 고른 발달로 건강하고 균형 있는 몸을 만드는 것. 즉 건강한 몸의 정점을 보여주는 것이 보디빌딩의 본질이라고 생각한다. 키-100을 넘기지 않으면서도 좋은 균형미를 보여주는 수많은 우수선수가 있다. 약물을 한 선수보다 작아 보인다고 해서 근육을 늘리는 욕심을 버렸으면 한다.

 내추럴 보디빌더들이 하는 일은 건강한 몸의 정점을 우리에게 보여주는 정말 가치 있는 작업을 하고 있는 것이고 대단하다는 것을 말해주고 싶다. 건강보다 중요한 가치는 없다. 몸만들기가 이 시대에 중요한 가치로 인정받기 위해서는 건강을 유지하면서 몸을 만드는 보디빌딩의 본질적 패러다임을 회복해야 한다고 확신한다.

나 또한 키-100보다 높은 체중을 지니기 위해 수많은 노력을 해서 이루었지만 막상 50이 되고 보니 체지방이 20%가 넘지 않는데도 혈압이 비정상 경계에 있는 것을 발견했다. 그 이후 근육량도 중요하지만 체중을 BMI 기준에서 너무 높아지지 않게 하는 노력을 통해 건강 관련 수치들을 다시 정상으로 되돌리는 경험을 했다. 보디빌딩이 전공이라고 해서 현실적인 문제를 외면하고 체지방이 낮고 근육이 많으니 괜찮다고 우길 수는 없다. 우리에게 가장 중요한 것은 보디빌딩의 본질적인 가치인 건강한 몸만들기다.

3) 공식이 인생을 망친다.

 우리는 공식화된 무언가를 통해서 원하는 것을 얻고 싶어 하는 욕망이 있다. 모든 일에 비법이 있다고 믿고 싶은 마음은 누구에게나 있다. 생각보다 정답은 간단하고 명료하지만, 오히려 인간은 그럴 리가 없다고 생각하고 보다 복잡하고 오묘한 무엇인가가 필요하다고 느낀다. 유대인들은 인생의 공식을 원했고 수백 가지 율법 조항을 만들고 그것을 지키는 것에 인생을 걸었다. 결과는 어떠했는가? 공식을 만들 때는 원칙을 이해하기 위해 만들기 마련이다. 하지만 공식을 마드는 순간 원칙과는 점점 멀어지게 된다. 하나님을 믿고 하나님을 따르기 위해 만든 율법이 결국 하나님을 볼 수 있는 눈을 가리게 되는 것이다. 예수는 유대인들을 향해 이렇게 말했다. 너희가 보려고 하니 보지 못한다. 눈뜬 장님이라고 표현했다.
 공식이 원칙의 자리를 찬탈하면 우리는 눈이 멀게 된다. 공식에 갇혀서 우리는 보아야 하는 것을 보지 못하는 장님이 된 것이다.

비법을 알려줘!

 나는 헬스클럽을 25년 운영하고 보디빌딩 관련 대학 강의를 15년, 유튜브 채널을 5년이 넘게 운영하고 있다. 대부분 기본에 대한 이야기만 반복적으로 말하는데 많은 사람들은 비법을 원한다. 그런 이야기 말고 루틴이나 알려달라던가 비법을 말하라고 하는 경우가 상당히 많다. 기본적인 이야기는 매우 단순하고 쉬운 이야기임에도 불구하고 그런 어려운 이야기가 아닌 복잡한 비법을 내놓으라고 한다. 뭐가 쉽고 뭐가 어려운가를 인지하지 못하고 반대로 생각한다.

어렵고 복잡한 정답은 받아들일 준비가 되어있지만 간단한 기초적인 해답에는 거부반응을 일으킨다.

누구나 자신의 생각이 들어가면 길을 벗어난다. 요즘 무분할 아카데미 친구들과 스키장을 같이 다니는데 스키를 처음 접하는 경우도 다양한 케이스가 있다. 스키 또한 지시사항을 지키지 않으면 미궁에 빠지게 된다. 스키는 다양한 경사의 슬로프에서 원하는 속도로 내려오는 기술을 배우는 스포츠이다. 그러기 위해 초보가 필요한 것은 스키를 삼각형을 유지하고 한발에 힘을 주는 것. 딱 두 가지다. 삼각형 모양에서 한쪽 발에 힘을 주면 스키는 한 방향으로 이동하게 된다. 내가 오른쪽, 왼쪽으로 가는 것이 아니라 한쪽에 힘을 주게 되면 스키는 알아서 오른쪽이든 왼쪽이든 가게 된다. 하지만 배운 대로 하지 않고 본인의 생각이 들어가서 '오른쪽으로 가야지'라고 생각하는 순간 이상한 동작이 만들어진다. 왼발에 힘을 주면 오른쪽으로 가기 마련이지만, 오른쪽으로 가려는 마음은 왼쪽 발에만 힘을 주어야 한다는 사실을 무시하고 몸을 움직여 오른쪽으로 돌리거나 오른발에 힘을 주는 이상한 행동을 하게 된다. 이렇게 되면 원치 않는 동작이 들어감으로 인해 원치 않는 결과가 나타난다. 왼쪽에 힘을 주면 오른쪽으로 간다고 했는데 왜 오른쪽으로 안가지? 라고 생각할 수 있다. 그럴수록 왼쪽에 힘을 주는 것에 더욱 집중해야 하는데 다른 동작을 첨가한다.

 A와 B. 두 친구가 있었다. 두 명은 완전히 다른 양상을 보였다. A는 스키를 제대로 타보기도 전에 슬로프에서 미끄러져 넘어지면서 사람들과 충돌하는 경험을 하고 나니 가르쳐준 대로 하지 못했다. 겁이 나서 계속 뒤로 누우며 넘어졌다. 반면 B는 처음부터 시키는 대로만 해서 처음 타는 것이라고 믿지 못할 정도로 잘 탔다. 물론 오후쯤 돼서는 A도 두려움이 줄어들어 넘어지지 않을 정도가 되었고 B는 중급자코스도 편하게 내려올 정도가 되었다. 지켜야 할 것을 지키고 싶어도 두려움이라는 마음의 벽을 넘기는 쉽지 않다. 인생도 우리에게 두려움을 주는 요소가 도사리고 있다. 그런 두려움을 이길 힘은 순종뿐이라는 것을 알아야 한다. 며칠 후 다시 스키장에 갔다. B는 기초 다음 단계는 뭐가 있냐고 물어봤다. 패러럴 턴에 대해서도 물어보고 자신감이 넘쳤다. 반면 A는 시키는 것만 잘해도 된다는 것을 체득해서 그런지 아무런 질문도 없이 순종만 하겠다고 다짐했다. 그러자 상반된 결과가 나타났다. 시키는 것만 하겠다는 A는 안정적으로 스킹을 했고 첫날 잘 탔던 B는 새로운 기술을 해보겠다고 시도하다가 그물망에 걸려 넘어지기도 하고, 엉뚱한 짓을 하여 오히

려 첫날보다도 스키를 즐기지 못했다. 나중에 물어보니 자만심은 실패를 가져오고 실패는 곧바로 두려움으로 이어졌다고 한다. 두려움이 찾아와 시키는 대로 몸이 움직이지 않고 오히려 하고 싶은 대로 하기 시작했다는 것이다. 거기다가 지나가던 아저씨의 엉뚱한 조언을 듣게 되었다. 지도자가 아닌 사람의 조언을 들으니 점점 엉망진창이 되어갔다.

 어떻게 인생과 이리도 똑같을까? 잘 안될 때일수록 근본적인 문제를 점검해야 한다. 그렇지 않으면 외부적인 다른 방해 요소들에 정신을 팔리게 된다. 성경에는 두려워하지 말라는 말이 가장 많이 나온다고 한다. 우리도 인생에서 중요한 가치인 사랑, 용서, 정의 등과 같은 가치를 지키는 것이 가장 중요한 것을 알면서도 외부 환경에 의한 두려움 때문에 혹은 자만심 때문에 엉뚱한 짓을 하고 있지는 않은지 돌아봐야 할 것이다.

일희일비(一喜一悲)하지 않고 굳건하게 나아가기 위해서 필요한 것은 무엇일까? 어쩌면 우리는 이미 답을 알고 있을 수 있다. 하지만 원하는 결과가 나오지 않을 때 우리는 자신의 생각대로 엉뚱한 행동을 하게 된다.

 데드리프트도 마찬가지이다. 고관절과 무릎의 각도를 접으면서 손이 어디까지 내려가는지 지켜봐야 하는데 무조건 바닥에 내리려고 하면 이상한 동작을 하게 된다. 인생도 자신의 생각이 들어가는 순간 길을 벗어난다. 내려놓음이란 내 생각을 비우고 순종으로 향하는 것이다. 인간의 생각은 어찌 이리도 어리석은지 진리에서 벗어나는 것이 본능적인 반응이라는 것을 느낀다. 스키를 통해 인생을 배운다. 걱정, 근심, 두려움은 인생을 엉뚱한 내 생각으로 가득 차게 만든다는 것을 알았다. 먼저 하나님 나라와 의를 구하라 그리하면 모든 것을 더하시리라는 말씀을 붙잡고 나아가보자.

4) 기복 신앙이 뭐길래

예수 믿어서 잘되는 것을 바라면 기복신앙이라고 말하는 바보들을 볼 때마다 답답하다. 기복신앙이라는 것은 하나님을 알라딘의 요술램프로 생각하는 것을 말한다. 즉 내게 필요한 것이건 아니건 떠나서 내가 원하는 것을 주는 존재로 생각하는 것이다. 예를 들어 사막에서 죽기 직전 구출된 사람에게 필요한 것은 물 한 모금이다. 아무리 그 사람이 다이아몬드를 원한다 해도 그것을 주는 것은 의미가 없다. 어린아이들이 무조건 사탕만 달라고 할 때 건강에 좋은 음식을 주는 것이 부모의 마음인 것처럼 하나님은 그런 존재이고 좋은 분이다.

몸만들기 할 때도 좋은 지도자는 원하는 것을 들어주는 지도자가 아니라 장기적으로 건강한 몸을 만들 수 있는 길로 인도한다. 단기적으로 체중이 늘거나 줄기를 원한다고 해서 그것을 원하는 대로 해주는 것이 좋은 지도자는 아니다. 좋은 지도자라면 현대사회에서 무너진 인슐린 대사를 회복시키고 전체적인 체력을 끌어올려서 건강한 상태로 만들고 체력을 이용해서 신체 조성을 긍정적으로 변화시키는 것에 집중해야 한다. 즉 좋은 지도자를 만난다면 원하는 것이 당장 이루어지지 않아도 결국 장기적으로는 나에게 이로운 방향으로 설정되고 언젠가는 원하던 원치 않던 건강한 몸을 만들어줄 것이다.

인간은 건강한 몸이 75kg임에도 55kg이 되길 원할 수 있고 100kg이 되길 원할 수 있다. 하나님은 우리에게 75를 주시는 분일 뿐 축복을 안 주시는 분이 아니다. 우리가 원하는 100kg이나 55kg을 안 주신다고 해서 잘되지 않는다고 표현한다면 그것은 어리석은 판단이다.

 기복신앙이라는 것은 무조건 내가 원하는 것을 달라고 하고 그것을 얻은 것이 신앙이라고 생각하는 것을 말한다. 예수를 믿어서 모든 것이 제자리를 찾고 정상화돼서 내가 잘되는 게 신앙이 아니라고 주장하는 사역자들을 보면서 이 땅의 크리스천 젊은이들이 왜 세상의 기생충이 되는지 이해가 갔다. 예수 믿어서 사업이 잘되거나 공부를 잘하게 되는 게 기복신앙이라고 주장하다니. 예수를 믿는다고 해서 재벌이 되지 못할 수도 있고, 서울대를 못 갈 수도 있지만 나를 최선의 길로 인도해주는 것은 확실하다. 그저 세상의 곳곳에서 빛과 소금이 아니라 루저이자 기생충으로 살아가는 것이 목표인 양 설교하는 사역자들이 젊은이들을 망치고 있는 것은 아닐까?

 하나님이 알라딘의 요술램프는 아니지만 복 주시는 것과 무관하다고 생각하는 것도 문제이다. 그 복이 내가 원하는 복이 아닐 뿐 나에게 최선의 복이라는 것은 확실하지 않은가. 그것이 경제적인 것으로 나타날 수도 있음에도 경제적인 은혜는 멀리하는 금욕주의가 기독교의 기본정신이라고 착각하지는 말자. 돈을 섬기지 말아야 할 뿐 하나님께서 주시는 경제적인 은혜를 누리는 것을 기복신앙이라고 착각하는 바보가 되지 말자.

5) 기도가 어려운 몇 가지 이유

 한국인은 존댓말이 있기에 진심으로 기도하기가 어렵다. 유교문화의 영향인지, 뭔가 어려운 대상에게 부탁하는 것 같은 착각을 하게 됨. 예수도 하나님을 아바라고 부르며 친근하게 우리가 하나님의 자녀라고 했지만, 한국 정서상 아버지도 어른이고 어른에게는 존대해야 한다는 고정관념 때문에 뭔가 어렵게 느끼고 들어 줄 수도 있고 아닐 수도 있는 직장상사에 부탁하는 착각을 느낀다. 아빠 나 오늘 힘들어. 좀 도와줄래? 이렇게 자연스러운 기도를 원하셨을 텐데 우리는 하나님 너무 힘듭니다. 저를 도와주시면 안 될까요? 이렇게 어색하게 기도하게 된다. 혹은 반대로 5살 아이가 장난감

사달라고 조르는 것처럼 으름장을 놓는 양극화 상태인 듯. 나 힘든데 안 도와주면 큰일 나요. 뭐 이런 식? 내가 직장상사라도 혹은 부모라도 NO라고 하고 싶다. 하지만 정말 친한 사람이 오늘 그리고 요즘 이러 이러해서 힘들어. 나 도와줘 이러면 YES라고 할 것이다. 인간은 하나님과 벽을 만드는데 재주가 있어서 뇌물을 주지 않으면 안되는 존재라고 생각해서 제사를 지내고 인신 제물까지 바치는 엉뚱한 짓을 한다.

 결론은 하나님을 아바라 부를 수 있는 친근함으로 진심으로 만나보는 것은 어떨까?

The truth will set you free.

진실은 우리를 자유롭게 하니까. 진실로 하나님을 만나보자.

5. 신체 발달지수

우리는 운동을 단편적으로 평가하기 마련이다. SNS를 통해서 보는 운동선수들의 일부를 보고 전체를 평가한다. 그래서 수행에 비해 몸이 좋다 혹은 하는 것에 비해 몸이 안 좋다. 공룡 유전자다. 타고났다 등등의 말을 쉽게 하고는 한다. 하지만 트레이닝은 생각보다 복잡한 작업이다.

1) 운동 볼륨

운동 볼륨이라는 단어를 사용하고 단순한 산수로 생각하는 경우가 많다. 즉 10kg 100회는 10 곱하기 100이니까 1000, 100kg 10회도 100 곱하기 10이니까 1000이라고 표현한다. 답이 1000이기 때문에 운동강도가 같을까? 그것은 엄청난 착각이다. 1000을 만들 수 있는 수많은 경우의 수가 있다. 20kg 50회도 있고 40kg 25회도 있다. 단지 숫자의 합으로 운동강도를 표현하는 것은 어리석은 것이다. 그래서 운동 볼륨을 재정의해야 할 필요가 있다. 신체 발달에 어느 정도 영향을 미치는가를 평가할 수 있는 지표가 필요하다. 상식적으로 10kg 100회와 100kg 10회 중에 근육발달에 큰 영향이 있는 것은 100kg을 10회 하는 것이라는 것을 인지해야 한다. 단지 숫자의 합으로 운동강도를 계산한다면 심각한 오류에 봉착하게 된다. 물론 100kg과 10kg의 예는 비교적 구분하기가 쉬워서 당연히 100kg 10회가 더 난이도가 높고 신체에 미치는 영향이 크다는 것을 알지만 40kg 20회와 80kg 10회의 차이를 판단하는 것은 쉽지 않다. 물론 영향을 미치는 체력 요인이 다르기 때문에 어느 것이 우위에 있다고 말할 수는 없다. 우위를 판단하는 것이 아니라 신체 조성에 어느 정도 영향을 미치는가를 알 필요는 있다.
더 나아가 세트까지 추가되면 계산이 매우 어려워진다.

A. 1세트 80kg 10회, 2세트 80kg 8회
3세트 60kg 25회, 4세트 60kg 15회, 5세트 50kg 30회
(총합 5070)

B. 1세트 60kg 25회, 2세트 70kg 18회
3세트 80kg 12회, 4세트 100kg 7회, 5세트 100kg 4회
(총합 4920)

비교분석이 가능한가?
5070 vs 4920 이다. 숫자와 비례하여 신체 발달에 영향을 미칠까? 이를 분석하기 위해서는 신체 발달 즉 근육발달에 영향을 미치는 변인의 조정이 필요하다. 즉 반복의 효과가 증가하는 구간을 알아야 한다. 종목별로 특정 구간부터 효과가 증대되는 구간이 존재한

다. 예를 들어 키가 170인 사람은 벤치프레스의 경우에 70kg부터 팔굽혀펴기보다 높은 효과를 발휘한다. 30kg으로 벤치프레스를 해봐야 큰 효과를 보긴 어렵다. 차라리 팔굽혀펴기의 강도가 더 높을 수 있다. 하지만 70kg을 몇십 개씩 수행하는 것이 가능하게 된다면 팔굽혀펴기보다 큰 신체 발달효과를 기대할 수 있다. 신체 발달지수 공식을 위해서는 종목별 효과의 증폭 구간을 이해해야 하고 신장, 체중과 연관성을 두어 설정해야 한다. 그리고 어느 정도의 반복 구간에서 신체 발달에 많은 영향을 미치는가에 대한 이론적 접근도 중요하다. 무조건 많이 혹은 무조건 무겁게 하는 것이 아니라 신체 발달에 큰 영향을 줄 수 있는 구간을 설정하기 위해서는 다양한 변인의 조합을 평가할 수 있는 공식이 필요하다.

나는 개인적으로 신체 발달 공식을 완성했고 그것을 애플리케이션으로 구현했지만 현실적인 문제로 인하여 앱의 구동에 문제가 있는 상태이다. 신체 발달지수 공식으로 두 가지 운동의 점수를 비교해서 제시해보겠다.

	Weight	Reps	Sets	Volume points	Score
	100			#N/A	#N/A
		Weight	Reps	Volume points	
	Set 1	80	10	800.00	
	Set 2	80	8	640.00	
	Set 3	60	25	788.10	
Bench press	Set 4	60	15	606.06	
	Set 5	50	30	603.90	
	Set 6	0	0	#N/A	
	Set 7	0	0	#N/A	
	Set 8	0	0	#N/A	
	Set 9	0	0	#N/A	
	Set 10	0	0	#N/A	
			Total	3438.06	33.81

	Weight	Reps	Sets	Volume points	Score
	100			#N/A	#N/A
		Weight	Reps	Volume points	
	Set 1	60	25	788.10	
	Set 2	70	18	898.88	
	Set 3	80	12	960.00	
Bench press	Set 4	100	7	960.40	
	Set 5	100	4	470.40	
	Set 6	0	0	#N/A	
	Set 7	0	0	#N/A	
	Set 8	0	0	#N/A	
	Set 9	0	0	#N/A	
	Set 10	0	0	#N/A	
			Total	4077.78	40.10

단순한 볼륨의 합과 신체 발달지수가 다름을 위 표를 통해 알 수 있다. 그렇다면 세트를 무한정으로 추가하면 점수가 끝없이 올라갈까? 이 공식은 세트별 최적 효과에 대한 변인도 추가되어있다. 5세트 이후부터는 누적 점수가 감소하도록 설계되었다. 같은 중량으로 10세트를 하는 것이 1세트보다 10배의 효과가 있을까?

	Weight	Reps	Sets	Volume points	Score
	100			#N/A	#N/A
		Weight	Reps	Volume points	
Bench press	Set 1	60	20	674.88	
	Set 2	60	20	674.88	
	Set 3	60	20	674.88	
	Set 4	60	20	674.88	
	Set 5	60	20	674.88	
	Set 6	60	20	607.39	
	Set 7	60	20	539.90	
	Set 8	60	20	472.42	
	Set 9	60	20	404.93	
	Set 10	60	20	337.44	
			Total	5736.48	56.41

결국 단순한 숫자의 조합을 운동 볼륨이라고 생각하는 것은 틀렸다. 신체의 변화에 연관된 변인들을 조합하고 변화의 가능성이 높은 부분의 가중치, 낮은 부분의 가감치를 설정하여 신체 발달지수를 평가할 수 있는 공식이 필요하다. 내가 무거우면 고중량이라는 착각을 버려야 한다. 즉 몸이 커질 수 있는 중량은 상대

적인 것이 아니라 키와 체중에 비례하는 가변적인 기준이 있다는 것이다. 중량운동의 효과가 발현되는 지점은 앞서 설명한 것과 같이 키에 따라 다르게 나타난다. 예를 들어 스쿼트의 경우 키가 170인 사람이 중량운동의 효과를 보기 위해서는 최소 70kg 이상의 중량을 다뤄야 하고 고중량 운동의 효과를 누리기 위해서는 140kg 정도의 중량을 다뤄야 고중량 운동의 효과를 누릴 수 있다.

일부 공개한 위의 스코어가 내가 개발한 신체 발달지수 공식을 대입한 것이다. 중량에 대한 절대치를 기준으로 적용하여 만든 공식이다. 종목별로 기준치가 상이하며 세트에 따른 점수의 가감도 반영되어 있다. 세계 최초로 만든 운동 공식이다. 그리고 키와 체중을 대입하여 기준치를 가변적으로 설정하고 중량과 반복을 넣었을 때 각기 다른 점수가 나올 수 있도록 고안한 공식이다. 주관적인 느낌으로 힘들게 운동하면 몸이 좋아지는 것이 아니라 이 운동이 내 몸의 변화에 어느 정도의 영향을 미치는가를 알 수 있는 공식이다. 책을 읽고 메일로 요청하는 독자에게는 엑셀 파일을 무료로 보내주려고 한다.

이 공식은 내 트레이닝 생리학 공부의 완결판이라고 할 수 있다.

메일 simsgym@naver.com

302 돌마리의 편지

PART 3
건강운동을 위한 52가지 이야기

CHAPTER 1. 운동과 건강

CHAPTER 2. 트레이닝을 위한 체력

CHAPTER 3. 내추럴을 위한 패러다임

CHAPTER 4. 운동의 원칙

CHAPTER 5. 트레이닝 방법론

운동과 건강

1. 건강이란 무엇입니까?

강의를 할 때면 학생들에게 건강의 정의를 묻습니다. 하지만 건강에 대해 자신만의 생각을 가지고 있는 학생은 있어도 정확한 정의를 인지하고 있는 학생을 만나기는 어렵습니다. '아프지 않은 것', '오래 사는 것' 등 비교적 간단한 대답으로 얼버무리는 학생들이 많습니다. 운동을 전공하고 건강에 관심을 가져야 할 학생들조차 개념이 확립 되어있지 않은 경우가 대부분입니다. 기본개념을 아는 것은 수많은 정보를 아는 것보다 훨씬 중요합니다. 만약 정보의 질과 상관없이 양만 중시한다면 인터넷 검색으로 짧은 시간에 수십 혹은 수백 장의 자료를 얻을 수 있습니다. 다양한 방송매체와 인터넷 뉴스 등 하루에도 건강 관련 정보만 수십만 건이 자기도 모르게 흘러 들어옵니다. 결국 건강에 대한 많은 정보보다는 그 많은 정보들을 자신에게 유익하게 만들 수 있는 이해가 우선입니다.

이 책을 통해 우리는 건강한 몸만들기를 향한 여행을 떠나게 될 것입니다. 모든 관점을 건강에 맞춰야 하기에 건강에 대한 이해는 무조건 성행되어야 합니다.

2. 건강에 대한 잘못된 생각들

사람들에게 요즘 건강에 관하여 물으면 '난 건강 체질이야.', '잡곡밥을 먹어.', '보약을 먹어.', '건강 검진을 받았어.' 등 단순한 문제로 치부하는 경우가 많습니다. 특히 건강이라고 하면 바로 보양식을 떠올리고 미디어에서도 그러한 내용을 자주 접하게 됩니다. 물론 개인마다 좋고 나쁜 음식이 있기는 하겠지만 기본적인 개념을 뒤로 하고 특효약만 쫓는 모습을 볼 때마다 안타까운 생각이 듭니다. 이런 경우 건강을 단순히 체질이나 섭생 혹은 병원이나 한방에서 해결할 수 있는 단순한 문제로 생각하기 때문입니다. 물론 위의 것들 모두 건강을 위한 부분이지만 부분으로 전체를 대신할 수는 없습니다. 하지만 방송이나 언론에서는 그런 내용들을 여과 없이 내보냅니다. 예를 들어 양파를 주제로 방송을 하면 양파의 장점, 체질별 섭취법 등을 시작으로 양파가 하나의 만병통치약으로 소개되고는 합니다. 영양사는 물론 한의사, 의사, 몸짱 연예인들이 패널로 출연해 시청자들의 시선을 끌기에도 알맞습니다. 한의사들은 한의학의 관점에서 양파의 효능에 대해 기가 막힌 화술로 설명하고 다양한 예를 통해 장점을 부각시킵니다. 영양사들은 다양한 조리법과 다른 음식과의 궁합 등을 설명하며 장점을 부각시킵니다. 연예인들은 즐거운 농담을 하다가 진지한 표정으로 양파로 건강을 찾은 이야기를 꺼냅니다. 그러다 보면 양파가 건강의 전부인 것처럼 인식됩니다. 밥상에는 양파가 들어간 음식이 몇 일 올라오다가 또 얼마 지나 다른 토픽이 방송에 나오고 다수의 사람들은 그런 정보에 끌려다니는 일상이 반복됩니다. 이것이 바로 일반인들이 건강에 대한 정보를 여과 없이 받아들이고 있는 현실입니다. 물론 양파는 좋은 식품입니다. 하지만 건강이 무엇인지 생각해 본적도 없이 그저 무작위로 쏟아져 나오는 수많은 정보에 빠져 살아가는 것은 문제가 있습니다. 최근에는 '건강한 음식=살 빠지는 음식'이라는 이상한 주장을 아무렇지도 않게 합니다. 영양가 없는 음식을 먹으면서 살이 안 찌니까 최고라고 주장하기도 합니다. 영양은 외부에서 섭취해야만 하는 필수영양소들에 대해 이해해야 합니다. 먹지 않아도 되는 것이 중요한 필수영양소의 자리를 차지하고 있을지도 모릅니다.

3. 건강에 대한 명확한 기준

그런 프로그램의 해악성을 이야기하고 싶은 것이 아닙니다. 그런 정보를 접하고도 흔들리지 않을 수 있는 우리가 되야 한다는 것을 말하기 위함입니다. 이런 상황은 영양에서만이 아니라 운동에 관한 정보에서도 마찬가지로 적용되고 있습니다. 인터넷을 보다 보면 한 가지 운동이 만병통치약으로 표현되는 경우가 많습니다. 특히 시대나 유행에 따라 그러한 정보도 달라집니다.

예를 들어 각종 매체에서 요가로 건강을 찾은 연예인의 변화된 모습을 세밀하게 다룹니다. 아름다운 연예인들이 직접 시범을 보이며 장점을 부각시킵니다. 그러다 보면 정말 요가가 마법의 운동으로 보입니다. 요가가 건강을 위한 필요충분조건을 모두 만족시켜주는 것으로 표현됩니다. 몸짱 연예인을 다루는 프로에서는 그를 몸짱으로 만든 노력보다는 그의 어깨를 만드는 비법이라고 포장된 운동 동작을 알려줍니다. 즉 어떤 특정 운동이나 비법이 그를 몸짱으로 만들어준 것으로 표현됩니다. 일반인들은 그것을 따라해보고 몸짱이 안 되는 자신을 발견 한 후 운동을 포기 하는 악순환을 반복합니다.

혹은 유명 보디빌더의 운동프로그램이나 식단을 따라해보기도 합니다. 누군가를 멘토 삼고 따라가는 것은 중요합니다. 하지만 따라가려면 시작지점부터 따라가야 합니다. 처음 운동을 시작했을 당시의 프로그램부터 배워 나가야 합니다. 전국대회나 세계대회 같은 종착점에서부터 따라가려고 한다면 그것은 엄청난 착각입니다. 그가 평생 어떤 신체활동을 하고 어떤 영양을 섭취했는지 고려하지 않고 지금 순간만을 따라 한다면 빙산의 일부만 바라보는 어리석음을 범하게 됩니다.

4. 건강의 정의

정의를 안다는 것은 가장 기본적인 것을 정확히 안다는 것입니다. 누구나 많은 것을 알고 싶어 하지만 한 가지라도 정확하게 알려는 노력이 부족한 경우가 많습니다. 대충 아는 것 보다는 한 가지 라도 정확하게 이해하는 것이 중요합니다. 한 학기 동안 운동과 건강에 대한 강의를 들었는데 정작 건강의 정의가 확립되어 있지 않다면 많은 정보를 얻었다 해도 올바르게 적용할 수 없습니다. 운동도 마찬가지입니다. 운동이 뭔지 정확하게 이해하지 못하면 우리가 접한 수많은 정보의 의미는 퇴색될 뿐입니다.

건강의 정의를 명확히 하기 위해 세계보건기구의 웹사이트(www.who.Int)에 들어가 보았습니다. 세계보건기구에서는 건강을 '질병이 없고 허약하지 않을뿐더러 신체, 정신, 사회적으로 완전한 상태.'라고 정의하고 있습니다. (Health Is defIned In WHO's constItutIon as a stae of complete physical, mental and social well-being and not merely absence of diseases or Infirmity.)

5. 질병없는 생활?

'질병이 없다는 것'은 수많은 의미를 내포합니다. 범위를 좁혀 성인병 예방을 위해 우리가 할 일이 무엇인지 생각해보겠습니다. 차이는 있겠지만 현대를 살아가는 우리는 패스트푸드를 먹고 삼겹살에 소주도 먹습니다. 그렇다면 고탄수화물, 고지방 식사와 음주를 피하는 것이 답일까요? 시간에 쫓기다 보면 개인적 취향에 상관없이 패스트푸드점에 들어가게 되는 경우가 있습니다. 점심을 자주 사 먹다 보면 마땅히 먹을 것도 없고 먹을만한 것은 비싼 경우가 많습니다. 혼자서 식사하게 되는 경우도 많고 사회생활을 하면서 본인의 취향에 맞게 식단을 정한다는 것도 쉬운 일은 아닙니다. 자장면에 탕수육을 시켜 먹자는 팀원들의 말에 혼자만 NO라고 한다면? 후배들이 삼겹살에 소주 한잔하자고 할 때'우리 건강을 위해 산채비빔밥 어때?'라고 말한다면 정상적인 사회생활을 할 수 없을 지도 모릅니다. 이는 지극히 현실적인 이야기이고 피할 수 없는 우리의 모습입니다. 하지만 이러한 환경 속에서도 성인병에 걸리지 않으려면 어떻게 해야 할까요?

고칼로리의 음식을 먹고도 지방을 축적하지 않는 방법이 있을까요? 혹은 좌업화된 사회에서 활동이 부족한 신체에 충분한 열량 소비가 가능하도록 할 수 있을까요? 물론 고지방 고칼로리의 음식만 먹는다면 어떤 방법을 동원해도 건강을 지키기 힘듭니다. 하지만 원활한 사회생활을 할 정도의 식생활을 하면서 건강을 유지할 수 있는 방법은 있습니다. 건강하기 위한 식사 방법은 사실 간단합니다. 풍부한 야채 즉 섬유질이 많은 음식과 지방이 적은 고기류(소고기의 안심, 닭가슴살 혹은 생선 살), 곡류를 골고루 섭취하고 후식으로 신선한 과일을 먹는 것입니다. 그것도 유기농식품으로만 소량으로 나누어 배고프지 않을 만큼 여러 번에 걸쳐 섭취한다면 건강식사가 가능합니다. 이처럼 이상적인 식사를 말로 표현한다면 몇 줄로 가능하지만, 현실적으로 볼 때 어떤가요? 그리고 그러한 섭생만으로 성인병의 예방이 가능할까요? 결국 결론을 내리거나 건강의 정의를 단번에 안다는 생각보다는 우리가 풀어가야 할 숙제라고 생각하는 것이 현명하고 올바른 판단일 것입니다. 짜장면을 평생 안 먹는 것이 건강일까요? 짜장면을 먹어도 건강을 유지할 수 있는 것이 건강일까요?

6. 허약하지 않음?

그렇다면 허약하지 않음은 무엇일까요? 무거운 물건을 들어 올려야 할 때, 장시간 걷거나 뛰어야 할 때, 다양한 레저 스포츠를 즐길 때 우리는 체력이 필요합니다. 수행의 가능 여부를 떠나 그런 활동을 수행한 후에 1주일간 앓아눕는다면 어떨까요? 우리는 보통 체력을 소홀하게 생각하는 경우가 많습니다. 한 달에 한 번 등산을 하는데 1주일 쉬고 나면 회복되는 것을 아무런 이상이 없는 것처럼 말하거나, 오랜만에 운동해서 무릎이 아픈데 몇 일 쉬면 괜찮다는 둥 신체 건강의 적신호를 무시하고 달려갑니다. 그렇다면 이와 반대로 근력이 강해서 200kg의 역기를 쉽게 들어올리거나, 마라톤 풀코스를 완주하고 다리를 일자로 찢을 수 있으면 건강한 것일까요? 결국 신체적 건강 역시 '하다' 혹은 '않다'로 표현될만한 것이 아닙니다. 즉 현상의 문제가 아니라는 것입니다. 건강 전문가라고 해서 신체적 건강에 대해 100% 건강하다 말 할 수 있는 사람은 존재 하지 않습니다. 건강은 인간의 삶의 목표이지만 완벽한 건강 상태라는 것은 어쩌면 존재하지 않을 수도 있습니다.

그렇기에 우리가 할 일은 건강을 완성형이 아닌 신행형으로 바라보는 것입니다. 닭가슴살만 먹는 현상이 아니라 무엇을 먹어도 건강한 상태로 진행이 되어야 하는 것과 비슷합니다.

즉 허약하지 않기 위해 갖추어야 할 체력 요건을 알고 질병을 예방하기 위한 기본적인 섭생과 운동, 신체적 발달(근육을 이용한 효율적인 동작 수행 능력 등의 발달), 정신적 발달(다양한 활동을 통한 인지 능력의 발달 및 정서적 순화와 스트레스의 감소), 사회적 발달(운동 참여나 다른 사회집단을 오가며 배우는 사회성 등)과 같은 모든 것을 위한 종합적인 노력이 건강한 삶을 위한 기본인 것입니다. 건강에 대한 이해는 여러 가지 지식을 아는 것이 아니라 건강한 삶을 위해 나아갈 길을 알고 그 길을 걸어가는 것입니다. 이를 위해 앞서 말한 건강의 정의를 항상 머릿속에 담아 두고 생각해야 합니다. 기본개념을 가진 상태에서 지금 자신의 모습을 되돌아봐야 합니다. 사소하더라도 어떤 질병을 가졌는지 어떤 질병의 위험 요인을 가지고 있는지 돌아보고 점검 해야 합니다. 신체적, 정신적, 사회적으로 자신이 어떤 위치에 있는가를 생각해볼 수 있는 기회를 자주 마련해야 합니다. 지금 난 어떤 상태인가를 되돌아볼 수 있는 자신만의 기준을 머릿속에 그려가야 합니다. 하지만 그중에서 가장 기본이 되는 것은 신체적 건강입니다. 신체적 건강을 이루려는 노력을 통해 우리는 WHO에서 정의한 질병이 없고 허약하지 않으면서 신체, 정신, 사회적으로 완전한 상태에 다가갈 수 있는 방법을 찾을 수 있습니다.

7. Health? fitness?

fitness란 단어는 미국 내에서 Health보다 더 많이 사용되는 용어입니다. fitness는 건강이란 개념 중에서 신체적 건강을 의미합니다. FIT은 적합하다 알맞다는 뜻으로 fitness는 건강하기에 알맞은 즉 physical fitness의 약자입니다. 신체적으로 적합하다는 것, 즉 신체적인 건강 상태에 적합한 모양이라는 것입니다. 미국에서 fitness model이란 직업은 보디빌더처럼 극한의 근육발달을 이루거나 마라톤선수처럼 극도로 마른 몸은 아니지만 누구나 선호하는 몸짱 모델을 말합니다. 건강한 신체의 표본이라고 할 수 있는 그들과 같은 멋지고 아름다운 몸매를 원하는 사람들의 욕구는 점차 커지고 있습니다.

예전의 헬스장은 근육질의 남성 혹은 보디빌더들의 전유물로만 여겨졌지만 현재의 헬스클럽이나 피트니스클럽은 이러한 사회적 분위기에 맞춰 다양한 시도가 일어나고 있습니다. 근력운동 뿐만 아니라 지구력, 유연성 등의 건강관련체력 요인을 발달시킬 수 있는 요가나 필라테스 그리고 스핀 사이클과 같은 다양한 프로그램을 제공합니다.

우리가 건강과 관련해 갖추어야 할 몇 가지 체력 요인들이 있는데 그것이 바로 근력, 근지구력, 심폐지구력입니다. 체력이란 것은 인간의 육체 능력을 뜻하며 주로 움직임의 능력을 말합니다. 그러한 체력에는 3가지 이외에도 유연성, 순발력, 민첩성, 협응성, 교치성 등등 수많은 요인이 있습니다. 그러한 능력이 있으면 금상첨화겠지만 건강을 위해 최소한 갖추어야 할 체력 요인은 바로 근력, 근지구력, 심폐지구력입니다. 이것이 바로 WHO에서 정의한 질병이 없고 허약하지 않으면서 신체, 정신, 사회적으로 완전한 상태에 이르기 위해 우리가 갖추어야 할 체력 조건입니다. 그래서 헬스클럽이나 피트니스클럽은 3가지 체력 요인을 발달시킬 수 있는 시설을 위주로 만들어져있습니다. 심폐지구력을 발달시키기 위한 러닝머신, 고정자전거, 스텝머신과 같은 cadio기구(유산소 운동기구)와 근력(근력, 근지구력 포함)을 발달시키기 위한 다양한 덤벨, 바벨, 머신등의 여러 가지 기구들이 즐비합니다. 한쪽에는 매트를 놓고 스트레칭을 할 수 있는 공간도 제공하고 있습니다. 물론 그렇지 못한 곳도 있지만 헬스클럽이나 피트니스클럽은 신체적 건강을 위한 체력 요소들을 만들 수 있게 계획되어있습니다. 하지만 헬스장을 운영하던 당시를 회상하면 러닝머신과 같은 유산소 운동만 하거나 근력운동만 하는 회원들을 자주 접했습니다. 행여 '근력운동도 병행 하시죠?'라던가 '유산소 운동도 병행하시죠?'라고 하면 '제가 알아서 할게요.'라는 답변이 돌아오곤 했습니다.

 사실 신체적 건강을 위해서 웨이트트레이닝, 러닝머신과 같은 운동은 필수는 아닙니다. 다양한 신체활동을 통해 간접적으로 비슷한 효과를 가져올 수 있습니다. 하지만 많은 사람들이 헬스클럽을 찾는 이유는 바쁜 현대사회에서 단시간에 근력과 근지구력, 심폐지구력을 만들 수 있는 효율적인 장소이기 때문입니다.

카누를 타고 바람을 맞으며 노를 젓는다면 좋겠지만 바쁜 현대인들에게는 가까운 헬스클럽에서 바벨 로우를 몇 번 하는 것이 더 효율적일 수 있습니다. 우리 몸에 있는 대근육을 위해 다양한 레저 스포츠를 즐긴다면 이상적이겠지만 우리에게는 현실적인 문제들이 있고 헬스클럽에 가는 시간을 내기조차 바쁜 것이 현실입니다.

결국 전문가들이 제시하는 것은 신체적 건강을 위한 정답이 아니라 가장 효율적인 길입니다. 이 책은 건강을 위해 있지도 않은 정답을 찾아다니는 사람들을 위해 어떤 지식을 이해해야 하고 어떻게 해야 건강한 삶을 살 수 있을 것 인가에 대한 방향을 제시합니다.

트레이닝을 위한 체력

8. 체력이란?

　건강한 몸만들기를 위해서는 체력을 변화시켜야 합니다. 체력(physical fitness)은 인간의 생존과 생활의 기반이 되는 신체적 능력을 말합니다. 쉽게 말하면 몸의 능력이라고 말할 수 있습니다. 체력은 현대사회에서 나타나는 신체활동의 감소나 여러 가지 문제에 의한 정신적 스트레스 그리고 일상생활에서의 피로 등을 해결하는 데 중요한 요소입니다. 체력의 약화는 여러 가지 문제를 초래하며 신체, 정신, 사회적인 문제에 이르게 될 가능성이 높습니다. 이에 대한 보다 구체적인 이해를 위해 많은 학자들은 다양한 연구를 진행했습니다. 그 결과 최근 많은 문제를 일으키고 있는 성인병과 현대인의 문제들을 해결하기 위한 방법으로 찾은 것이 바로 체력의 변화입니다. 지구력의 의미를 알아내고자 노력한 결과 운동을 지속하기 위해서는 심혈관계의 변화를 동반한다는 사실을 알아낸 것입니다. 평가를 통해 지구력의 발달을 알 수 있지만 몸의 변화는 심장과 혈관계가 변화해야 가능하다는 것을 알아낸 것입니다. 그래서 지구력운동을 미국권 영어에서는 cardiovascular 즉 심장과 혈관계를 말하는 단어의 심장 부분만을 따서 cardio라고 부릅니다. 학자들은 그때부터 각 체력 요인과 몸의 변화에 관한 심도 있는 연구를 진행했습니다. 결국 학자들은 1. 몸의 기능적, 해부학적 생리학적 변화가 큰 체력 요인과 2. 운동 신경계통의 발달이 있기는 하지만 다른 조직이나 기관의 변화가 없는 두 가지 체력 요인의 분류를 하게 됩니다. 전자를 1. 건강관련체력이라고 부르고 후자를 2. 기능적 체력이라고 부릅니다. 우리가 신체적 건강, 소위 말하는 몸짱을 위해 노력하는 체력은, 체력의 발달로 인하여 몸의 조직이나 기관이 변화되는 1. 건강 관련 체력 요인을 붙잡고 노력하는 것입니다.

9. 체력의 분류

건강 관련 체력은 인간의 신체 능력 중 건강유지에 연관이 있는 신체적 능력으로, 근력, 근지구력, 심폐지구력 등이 포함됩니다. 이러한 체력 요인의 발달은 몸의 변화와 밀접한 관계가 있습니다. 기능 관련 체력은 운동 상황에서 운동수행이나 특정 기술을 발휘하는 데 있어서 중요한 민첩성, 정확성, 평형성, 순발력 등의 체력을 말합니다. 이것은 눈에 보이는 몸의 형태 변화가 아니라 기능적 변화에 관련된 부분입니다. 운동수행 능력의 향상이나 종목의 기술 습득 혹은 기술의 발달 여부는 위에서 언급된 근력, 근지구력, 유연성, 순발력, 민첩성, 정확성, 평형성, 심폐지구력과 같은 각각의 체력 수준과 깊은 관계를 맺고 있는 것입니다.

올바른 트레이닝을 위해서는 각 개인에 대한 체력의 현재 상태와 발달상태에 따라서 적절한 방법을 선택해야 합니다. 또한 스포츠 종목에 따라서 필요한 체력이 있기 때문에 체력을 정확히 파악하는 것이 필요합니다. 따라서 체력 측정은 체력의 상태나 발달 정도 가능성 등을 객관적, 수량적으로 파악하여 명확한 목표와 합리적인 계획을 수립하기 위한 목적을 갖습니다. 체력의 요소를 신체적 요소와 정신적 요소로도 분류할 수 있습니다. 일반적으로 신체적인 부분을 중요시하지만 정신적인 요소가 체력에 포함되어 있는 것은 운동자의 동기나 의욕 그리고 의지에 따라 체력의 발휘 정도가 다르기 때문일 것입니다. 모든 종목에 지도자가 존재하는 것 또한 신체적인 기술 발달 부분뿐 아니라 정신적인 측면에서 의미가 있다고 볼 수 있습니다. 신체적으로 매우 우수하고 극도의 기술을 지닌 모든 종목의 국가대표선수들에게도 지도자가 필요한 것을 본다면 정신적인 부분도 매우 중요한 부분이라고 할 수 있습니다. 그러기에 체력은 항상 정신적 요소를 배제하고 생각할 수는 없습니다. 이것은 유독 정신력과 같은 것만을 의미하는 것은 아닙니다. 운동에 대한 바른 인식 그리고 태도의 문제를 객관적으로 바라봐야 하기 때문입니다. 인간은 누구나 주관적인 시각과 감정적인 생각에 빠지기 쉽기 때문에 운동에 대해 잘못된 인식을 하게 됩니다. 자기의 수준을 파악하고 트레이닝을 해야 하는데 객관적 자기평가를 하지 못하게 되면 그러한 문제로 인해 잘못된 방향의 트레이닝을 할 수 있기 때문입니다. 그래서 운동은 지도자가 필요하고 지도자는 객관적인 평가 기준을 지닌 지도자를 만나야 하는 것입니다.

한국양궁이 수십 년간 세계정상을 지킬 수 있는 것은 협회가 절대적으로 기록에 의해서만 국가대표를 선발했다고 합니다. 금메달을 아무리 많이 딴 선수도 1점이라도 낮은 점수를 받으면 국가대표에 선발되지 못한다고 합니다. 당연하다고 느껴지는 이러한 행정이 다른 종목에서는 잘 이루어지지 못하고 있습니다. 히딩크 감독이 2002년 기적을 만들었던 것도 어쩌면 객관적 선수평가에 의한 선수평가로 인한 것이었을 수도 있습니다. 그만큼 객관화작업이 중요하고 이것은 심리적인 문제와 연결이 됩니다.

10. 건강관련체력

물론 모든 체력 요소가 건강에 도움이 됩니다. 하지만 지금부터 나열되는 건강관련체력 요소는 더욱 광범위하게 모든 것을 포함하는 기본적인 체력 요소들입니다. 그리고 신체 조성의 변화에 더 큰 변화를 가져오는 요소들입니다. 즉 건강하기 위해서 꼭 가져야 할 기본 조건으로 이해하면 됩니다. 건강관련체력은 근력, 근지구력, 지구력, 유연성으로 나눌 수 있습니다. 물론 학자에 따라 신체 조성을 넣기도 하지만 신체 조성은 근력, 근지구력, 지구력, 유연성을 발달시키려는 노력을 통해 나타나는 그것의 결과물이기 때문에 따로 구분하진 않습니다.

근지구력 〉 지구력 〉 근력 〉 유연성

운동을 거의 하지 않다가 시작하는 경우에 각 체력 요소의 중요도를 나열한 것입니다. 건강 관련 체력을 통해 얻을 수 있는 건강상의 이점을 보면 다음과 같습니다.

〈근력과 근지구력〉
1. 움직임을 원활하게 수행할 수 있도록 한다.
2. 기초대사량 증가 → 에너지 소비 증가
3. 골밀도 향상 → 골절 예방
4. 관절염을 예방, 관절의 부상 방지
5. 모세 혈관 망의 증가, 운동신경 증가.

〈지구력〉
1. 심장혈관계 질환의 예방·심장혈관의 능력이 좋아짐으로 인해서 고혈압이나 심장질환의 위험성이 낮아진다.
2. 체지방 감소
3. 내장지방의 에너지화

유연성
1. 가동범위증가를 통한 운동의 효율성 증가
2. 부상 방지

지금까지 신체적 건강의 중요성과 이를 위해 발달시켜야 할 체력 요인에 대해 알아보았습니다. 이제 트레이닝을 진행할 차례이지만 훈련에 앞서 우리가 기억해야 할 것이 있습니다. 바로 패러다임에 관한 문제입니다.

내츄럴을 위한 패러다임
11. 내츄럴을 위한 몸만들기

　내츄럴이 합법적이라는 이야기가 나오는 비극적인 상황에서 글을 씁니다. 불법이 피와 땀과 합해져 미화되는 이 시대에 전공자이자 학위소지자이고 학생들을 지도하는 입장에서 글을 써야 함을 느낍니다. 왜냐하면 합법적으로 피와 땀을 흘리는 많은 학생들이 있기 때문입니다. 아니면 현실적인 몸만들기라고 해야 할까요? 지금부터 할 이야기는 내츄럴을 위한 몸만들기에 대한 이야기입니다. 약물을 사용하지 않고 위에서 언급한 신체 건강을 발달 시키기 위한, 즉 건강한 몸을 만드는 것에 대한 이야기라고 정의해야 할 것 같습니다.

　그렇다면 약물이 아닌 영양성분의 범주는 어디까지 두어야 할까요? 단백질을 분해한 아미노산은 영양성분입니다. 소고기에 들어있는 크레아틴도 영양성분이고 아미노산 중에 아르기닌도 영양성분입니다. 커피에 있는 카페인은? 이러한 혼란 속에서 제가 선택한 기준은 약물검사 기준입니다. 대한 체육회에서 지정한 약물검사 기준에 어긋나지 않는 영양보조제까지는 허용한 상태에서 건강하게 몸을 만드는 이야기를 하려고 합니다. 아직은 약물을 처방 없이 허용하지 않기 때문에 지금의 기준은 합법적이라는 표현이 가장 적절합니다. 지금이라고 하는 이유는 추후 법률의 변화에 대해 확답할 수 없기 때문이지만, 이 글을 쓰는 현재는 합법적 몸만들기라고 표현해도 무리는 없습니다.

12. 보디빌딩 면허

 이에 앞서 명확하게 해두어야 할 것이 있습니다. 어떤 과제에는 예상할 수 있는 결과가 있다는 것입니다. 극단적인 예로 7일간 물과 음식을 먹지 않으면 죽는 결과를 예측할 수 있는 것처럼 제가 말씀드리는 트레이닝은 예상할 수 있는 결과와 한계치가 있습니다. 약물로 몸을 만드는 것이 쉽다는 의미가 아닙니다. 약물 없이 몸을 만드는 실질적인 방법이기에 예상할 수 있는 결과와 한계치가 있다는 것입니다. 여기서 언급하는 내용은 내츄럴로 미스터올림피아가 되는 것이 아닙니다. 소위 보디빌딩의 면허증에 관한 이야기입니다. "그냥 보디빌딩을 하면 되지 무슨 면허가 필요하냐?"고 묻는 분도 있을 것입니다.

 여기서 말하는 면허란 종잇조각이나 신분증 같은 것이 아닙니다. 운전을 하기 위해 이론시험을 준비하고 실기연수를 받는 것과 같은 준비가 필요한 것처럼 보디빌딩을 하기 위해서는 일정한 기간과 노력이 필요합니다. 그런데 왜 이런 이야기가 많은 이들에게 생소하게 들릴 수 있다는 것일까요? 바로 무면허운전을 해도 가능한 경우가 존재하기 때문입니다. 이러한 경우의 수는 다음과 같습니다.

1. 체육대학 입학을 위해 다양한 입시 체육을 거쳤고 기초체력이 매우 높은 상태
2. 약물의 힘을 빌려서 운동을 하는 것
3. 유전자 상위 1%
4. 체조나 역도선수출신
5. 격투기선수출신

 자신이 위의 사항들 중 2가지 이상 해당한다면 보디빌딩 전문잡지를 매달 보면서 유명 보디빌더의 운동을 따라 하면 됩니다. 전문잡지의 텍스트에서 이야기하는 것은 자신의 기초체력과 근력의 변화에 의한 몸만들기가 아니라 근력과 체력이 같은 상태에서 어떻게 몸을 만들까 하는 것입니다. 즉 벤치프레스 40kg을 겨우 들 수 있는 사람이 100kg을 들게 되어 몸이 좋아지는 것은 '체력 형성' 혹은 '체력관리'라는 표현이 적합할 것입니다. 하지만 벤치프레스 100kg을 들 수 있는 사람이 어떤 훈련을 통해 어떤 몸을 만들 것 인가를 고민하는 것이 보디빌딩입니다. 힘이 똑같아도 트레이닝을 어떻게 하는가에 따라 혹은 종목과 휴식, 빈도의 선택을 어떻게 하는가에 따라 몸이 달라지는 놀라운 마력을 지닌 운동이 보디빌딩입니다.
 인간에게는 일반적으로 도달 가능한 근력 수준이 존

재합니다. 쉽게 이야기하면 키 175cm 정도의 평균치를 가진 사람이 3대 운동(벤치프레스, 데드리프트, 스쾃) 1RM 총합 500kg까지는 누구나 도달 가능한 것 같은 기준을 말합니다.

 물론 개인차에 따라 1-20% 정도 차이가 날 수 있습니다. 그 기준에 도달한 두 명의 대결에서 승리하기 위해서는 보디빌딩의 마력이 필요합니다. 종목, 중량, 반복 세트, 빈도, 분할, 가동범위, 동작속도 등의 요소를 활용하는 보디빌딩의 노하우가 적용되어야만 멋진 몸을 만들 수 있습니다. 그런데 SNS를 보면 체력의 변화에 비중을 두어야 하는 초보 입문자들에게 엄청난 고급 훈련을 시키는 장면을 보게 됩니다. 이렇게 되면 일반인이 운동을 보는 시각이 왜곡됩니다. 이렇게 유명한 선수에게 운동을 배우는데 왜 몸이 안 좋아지냐는 것입니다. 똑같은 방법으로 하는데 왜 몸이 안 좋아지는가를 고민하다가 결국 약물 때문이라고 착각하게 됩니다. 몸이 안 좋아지는 이유는 약물 때문이 아니라 선수와 똑같이 하기 때문입니다.

뒤에서 언급하겠지만 트레이닝의 원칙 중 하나는 개별성의 원칙입니다. 개별성이라는 것은 단계의 개별성을 의미합니다. 유명 축구선수 메시의 훈련과 조기축구의 훈련은 다릅니다. 메시와 똑같은 체형과 똑같은 키를 가지고 있다고 해도 훈련은 달라야 합니다. 개별이 의미하는 것은 눈에 보이는 키나 체형이 아니라 트레이닝의 단계입니다. 훈련의 질이 높고 낮음을 떠나 아무리 좋은 훈련이라도 단계가 맞지 않는다면 효과가 없습니다. 즉 100kg 10회 가능한 사람과 30kg 10회 가능한 사람의 훈련이 같을 수 없는 것이 바로 개별성의 원칙입니다. 다시 본론으로 돌아가겠습니다. 제가 내츄럴의 몸만들기라고 표현하는 부분은 내츄럴을 강조하기보다는 보디빌딩 면허에 관한 이야기입니다. 보디빌딩이 아니라 보디빌딩을 시작할 수 있는 기초단계의 이야기 즉 체력의 변화를 통한 몸의 변화에 관한 이야기입니다. 하지만 이것도 보디빌딩 못지않게 쉬운 작업이 아닙니다. 이 부분의 성과와 한계를 예상한다면 보디빌딩 성인대회 입상 정도입니다. 고등부나 대학생, 혹은 생활 체육대회의 경우에는 1위를 노려볼 만도 합니다. 보디빌딩의 기술인 다양한 종목이나 분할훈련을 사용하지 않고 도달할 수 있는 한계는 분명 존재합니다. 이러한 훈련을 보디빌딩 면허 과정이라고 부르고 싶습니다. 이 정도 수준이 되고 나면 그때부터 진짜 보디빌딩이 시작되는 것입니다.

즉 신체 조성의 변화에 연관된 체력을 객관적인 데이터로 변화시키는 것만으로도 놀라운 전후를 만들 수 있는 단계가 존재합니다. 그리고 이런 단계에서는 보디빌딩 기법으로 자극과 분할 고립 이런 요소보다는 체력적인 요소로 인한 변화가 큰 시기라는 것을 명심해야 합니다. 즉 체력의 변화가 몸의 변화이고 어떤 체력 요소를 변화시키는 것이 건강하고 긍정적인 방향인가를 인지해야 합니다.

13. 운동의 양과 질

 운동의 강도를 바란다면 양(quantity)과 질(quality)을 모두 고려해야 합니다. 이것은 둘 중 하나를 선택해야 한다고 착각하는 것에서 벗어나야 하는 중요한 문제입니다. 드라마에서 배우자가 '일이야 가정이야 선택해!'라고 소리 지르는 장면을 보면 답답함이 느껴집니다. 이 두 가지는 매우 밀접한 연관을 지니고 있으면서 분리하면 안 되는 애증의 관계이기 때문입니다. 개인의 삶 속에서 열심히 일을 해야 가정을 돌볼 수 있고 가정이 화목해야 일이 잘되는 관계와 비슷합니다. 어떻게 보면 이 균형을 유지하는 것이 포인트입니다. 이는 내츄럴을 위한 몸만들기이기 때문에 중요한 것이기도 합니다.

 건강한 인생을 살기 위해서라면 가정과 일의 균형을 모두 중요시해야 합니다. 하지만 가정이 망가지건 말건 일에서 성공하는 법이라는 주제의 세미나가 있다면 내용은 달라집니다. 삶에서 일만 의미가 있다면? 몸만들기에서 운동의 질만 의미가 있다면? 이라는 질문과 같습니다. 결국 몸은 운동의 질과 양의 조합입니다. 운동의 질을 강조하다 보면 양을 잃고 양만 강조하다 보면 질을 잃어버립니다. 운동강도를 구성하는 종목, 중량, 반복, 세트, 빈도, 동작속도, 가동범위에 대한 이해가 중요한 이유가 여기에 있습니다. 운동을 지도하다 보면 종종 저 중의 하나가 최고인 것처럼 착각해서 놓지 못하는 경우를 접하게 됩니다.

14. -Ism의 함정

특히 종교와 정치 분야에서는 이러한 양상이 가속화됩니다. 바로 -Ism입니다. 특정 주의에 빠지기 시작해 그것에서 나오지 못하게 됩니다. 근본은 중요하지만 근본주의자가 되면 문제가 생깁니다. 자유가 중요하지만, 자유주의자가 되면 위험합니다. 지금의 사회는 정보화 사회로 엄청난 지식을 얻을 수 있고 유명한 학자들의 좋은 글들을 매우 쉽게 접할 수 있습니다. 하지만 그러한 글들을 보며 우리가 해야 할 것은 사고의 준거틀. 즉 패러다임을 형성하는 것입니다. 여기에 주관적인 견해가 들어가다 보면 사회를 더 잘 볼 수 있게 해주는 시력 교정용 안경이 아닌 색안경이 되어버립니다. 나의 시각을 얼마나 객관화시킬 수 있는가가 얼마나 좋은 패러다임을 형성하는가에 큰 영향을 미칩니다.

 제가 무분할운동을 즐겨 사용하면 사람들은 저를 무분할주의자로 봅니다. 즉 보이는 것으로만 판단하려는 것이 -주의자들의 특징입니다. 자신만 -주의자가 되는 것이 아니라 다른 사람도 -주의자로 만듭니다. 인간은 본질적으로 -주의가 아닙니다. 인도에서 원숭이를 잡는 법은 구멍이 작은 병에 땅콩을 가득 넣어두는 것입니다. 이때 원숭이가 그것을 놓지 못해 붙잡히는데 이처럼 하나만 보는 어리석음이 발생하는 이유는 병이 넓은 경우가 있기 때문입니다. 주위에 무게만 높게 드는데도 몸이 좋은 사람도 보이고 반복만 하는데 몸이 좋은 사람도 보입니다.

 하지만 그런 예외적인 경우를 보고 자신에게 적용하면 높은 확률로 실패합니다. 특정 방법의 노예가 되는 것이 아니라 변치 않는 어느 것을 찾는 것에서 시작해야 합니다. 이러한 사태를 방지하기 위해 필요한 것은 원칙에 근거한 패러다임입니다. 원칙중심 패러다임은 예외가 없기 때문에 문제가 발생하지 않습니다. 하지만 방법론 중심의 패러다임은 아무리 좋은 방법이라도 예외가 있기 때문에 언젠가는 문제에 직면하게 되는 것입니다. 특정 주의에 함몰된 사람은 방법론 중심의 패러다임을 갖게 된다는 것을 알아야 합니다. 선택의 문제가 아닌 것을 선택의 문제로 착각하게 됩니다. 분할법도 마찬가지입니다. 자신의 상황에 맞게 운동을 배치하면 되는 것을 꼭 몇 분할 혹은 무분할로 해야만 하는 것으로 착각하게 되는 것입니다. 주당 운동강도를 고려해서 운동종목을 배치해야 하는데, 몇 분할이 좋은지 고민하는 것은 어리석은 일입니다.

15. 몸만들기를 위한 패러다임

패러다임은 몸만들기의 경지에 이르기 위한 지도(Map)입니다. 잘못된 지도를 가지면 열심히 효과적으로 찾아가도 실패하게 됩니다. 몸만들기의 지도에는 다양한 변인들이 있습니다. 목적에 도달하기 위해서 영양, 휴식, 종목, 중량, 반복, 세트, 빈도, 분할, 가동범위, 동작속도, 체중 등 다양한 변인을 이용해 지도를 만들어야 합니다. 중요한 것은 이 지도가 고정되지 않았다는 것입니다. 도시의 지도가 변화되는 것처럼 또는 10년 전의 지하철 노선도로는 지금의 지하철을 이용하기 힘든 것과 마찬가지로 몸만들기의 지도 또한 변화되어야 합니다. 몸이 변하지 않을 때 고려해야 하는 것은 영양, 휴식, 종목, 중량, 반복, 세트, 빈도, 분할, 가동범위, 동작속도, 체중입니다. 위에서 언급한 -Ism 즉, 편향된 패러다임을 지니게 되면 즉 영양 위주의 패러다임을 지니면 몸만들기의 실패를 무조건 영양 탓으로 돌리게 됩니다. 또한 반복 위주의 패러다임을 지닌 사람은 몸의 변화가 없는 것을 무조건 반복이 부족한 탓으로 돌립니다. 중량 위주의 패러다임을 지닌 사람은 무조건 중량의 변화 없이는 몸만들기가 불가능하다고 생각합니다. 물론 영양이 부족할 수도 반복이 부족할 수도 중량이 부족할 수도 있습니다. 보디빌딩을 한다는 것은 이 많은 변인 중 무엇이 부족한가를 고민하는 작업입니다. 인간이라면 한 가지 변인을 제외한 모든 것을 완벽하게 충족시키는 것은 불가능합니다. 즉 '영양을 제외한 모든 것은 완벽해'라던가 '휴식을 제외한 모든 것은 완벽해'. 등등의 패러다임은 목적지를 찾아가는데 있어서 편향된 방향으로 진행될 가능성이 있으며 실패할 가능성도 커집니다. 물론 영양도 중요하고 휴식도 중요합니다. 운동도 마찬가지입니다.
 한 가지에 편향된 패러다임보다는 모든 것을 고민하는 자세가 보디빌딩에서 성공할 수 있는 자세가 아닐까 합니다.

16. 패러다임(지도)의 단순화

지도의 중요성은 다시 강조해도 지나치지 않지만 이 지도는 매우 어려울 수 있습니다. 원칙에 기반을 둔 지노라면 찾아가는데 아무런 문제가 없을 것 이라고 생각할 수 있습니다. 하지만 원칙에 기반을 둔 지도라도 매우 어려운 지도입니다. 즉 지도를 단순화하기 위한 노력이 필요합니다. 물론 능력이 타고나서 어려운 지도를 풀어나갈 수 있다면 목적지에 정확한 방식으로 최단 시간에 이를 수 있습니다. 하지만 일반적으로는 지도를 이해하지도 못하고 끝나는 경우가 많습니다. 가장 흔한 실수는 부산에서 서울시 송파구 삼학사로 30 헬스토피아에 가기 위해 경부고속도로에 대해 알아보지 않고 먼저 반포1동의 세부 지도를 구하는 것입니다. 즉 초보자가 올림피아 프로그램을 적용하는 것입니다. 이러한 지도는 아무리 길이 잘 나와 있다 해도 의미가 없습니다. 아직 서울에도 도착하지 못했기 때문입니다. 초보자라면 우선 서울에 가야 합니다. 부산에서 서울로 가기 위해 복잡한 지도는 필요 없습니다. 경부고속도로를 타는 법 혹은 고속버스나 KTX를 타는 방법만 알면 쉽게 갈 수 있습니다. 미리부터 송파구의 세부적인 길을 외워야 할 필요가 없습니다.

 즉 지도의 단순화 과정이 필요합니다. 삼학사로 30번지를 찾기 위해서는 서울의 복잡한 골목과 지하철 노선도 그리고 버스 노선도 등을 알아야 하지만 우선 서울에 도착해야 합니다. 선수들이 다양한 종목과 중량을 다루면서 초보자들에게는 종목과 중량을 제한하여 운동시키는 것을 보고 의아해할 수 있습니다. 하지만 이것은 지도를 단순화하는 과정입니다. 뉴욕에 오래 산 사람들은 복잡한 지도를 매우 유용하게 사용합니다. 골목골목 맛집을 찾거나 클럽을 찾을 수도 있습니다. 하지만 서울에 살다가 난생처음 뉴욕에 도착한 사람은 복잡한 지도보다는 자유의 여신상이나 맨해튼의 주요 건물 등이 간결하게 나와 있는 관광 지도가 어울립니다. 만약 호텔에서 자유의 여신상까지 가는 길이 2가지 있다면(1번: 40분 소요, 3번의 버스 환승이 필요, 2번: 1시간 소요, 직행버스) 처음 뉴욕에 온 사람들은 2번을 택하는 것이 현명합니다. 1번을 선택하면 조금 빠르겠지만 길을 잃을 수 있는 위험 요소가 있기 때문입니다. 하지만 바쁜 뉴욕 사람들은 당연히 1번을 택할 것이고 2번을 택한 여행자들이 멍청해 보일 수도 있습니다.
 일부 선수나 트레이너들은 초보자를 그런 식으로 대합니다. 자신들이 5일 분할을 하니까 초보자도 그래야 한다고 합니다. 자신이 고중량으로 하니까 초보자도 그래야 한다고 합니다. 자신이 4시간 운동하니까 초보자도 그래야 한다고 합니다. 하지만 몇 번 갈아타다가 초보자는 길을 잃을 수 있습니다. 가장 효과적인 방법, 가장 효율적인 방법이 아니더라도 확실하게 목적지에 도달하는 방법이 중요합니다. 당신이 초보자라면 지도를 단순화하는 노력에 집중해야 합니다.

결국 신체적 건강을 위해 우리가 만들어야 할 패러다임은 다음과 같습니다.

1. 약물의 사용 없이
2. 트레이닝으로 예측이 가능한 결과치를 목표로 잡고
3. 운동의 양과 질을 모두 고려하며 －Ism에 빠지지 않는
4. 복잡해 질 수 있는 것을 방지하기 위해 단순한 것부터 접근 하는

그런 패러다임입니다. 이런 패러다임을 명확하게 가지고 있다면 운동강도를 이해하고 강도를 변화시키면서 몸의 변화와 관련된 연결고리를 만들어낼 수 있습니

다. 어렵다고 생각 할 수 있지만 앞으로 설명할 원칙에 근거한다면 충분히 가능합니다.

운동의 원칙

17. 상대성원리와 빛의 속도

현대과학이 폭발적으로 성장한 계기는 바로 상대성이론입니다. 왜 일까요? 상대성이론의 근본은 에너지가 물질과 빛의 속도의 제곱이라는 유명한 공식을 발견한 것에서 시작합니다. 상대성이론, 즉 보는 것이 상대적으로 변하고 세상 모든 것이 변한다는 이 이론은 역설적으로 변치 않는 빛의 속도를 발견했기에 가능했습니다. 아인슈타인은 모든 것이 변하는 어떠한 상황에서도 변치 않는 빛의 속도를 발견했습니다. 결국은 변치 않는 것에 기준을 두어 공식을 만들고 연구했기에 이전의 연구와는 차원이 다른 혁명이 일어날 수 있었던 것입니다. 그렇다면 몸만들기에서 우리가 삼아야 할 변치 않는 그 무엇이 존재할까요?

물론 사람에 따라 쇠 냄새만 맡아도 몸이 좋아지는 사람이 있을 수 있습니다. 즉 이론적인 원칙들을 모르고 운동을 해도 쉽게 몸이 좋아지는 경우가 있습니다. 선수들 중 입문단계에서 그런 경우를 보게 됩니다. 물론 수준 높은 우수선수가 되기 위해서는 이론을 이해해야 합니다. 하지만 입문단계에서 아무 생각 없이 4-5개월 운동을 했는데 시합 나갈 수준이 되어 그때부터 본격적으로 공부에 열정을 보이며 선수의 길을 걷는 경우가 꽤 있습니다. 물론 극소수이지만 아마 선수 중에

1-5% 정도는 타고난 빌더체질일 것입니다. 운동강도를 설정하는 여러 변인으로 조합할 방법의 경우의 수는 수십억 가지가 됩니다. 그중에 가장 잘 맞는 운동이 자신이 처음 접한 어떤 루틴일 확률은 매우 낮습니다. 하지만 성공할 수도 있습니다. 매우 낮은 확률의 로또도 당첨자가 매주 10여 명씩 나오기 때문입니다. 확률이란 것은 낮긴 하지만 우리 주변에도 그런 일은 흔하게 일어나고 있습니다. 하지만 몸만들기를 확률에 거는 것은 모험입니다. 로또 당첨자가 존재한다고 해서 로또에 인생을 거는 것이 매우 어리석은 일인 것과 같습니다.

하지만 대부분의 선수는 물론 거의 모든 일반인들은 근육이 생각보다 잘 늘지 않습니다. 예전에 마이크 크리스찬이란 보디빌더는 시합 시즌에 팔운동을 하지 않는다는 인터뷰를 했습니다. 팔이 너무 커져서 균형이 안 맞는다고 기술했는데 아마 운동해서 몸이 너무 커지는 걱정을 할 수 있는 사람은 전체인구의 2-3% 정도밖에 안 될 것입니다. 20대 초반에 운동에 매진하는 일만 있다면 모를까 친구들도 만나고 학교도 다니며 여러 가지 사회생활을 하다 보면 운동의 끈을 놓지 않고 이어가는 것도 쉬운 일은 아닙니다. 소위 'Hard gainer'라고 불리는 몸이 쉽게 좋아지지 않는 일반인들은 몸만들기의 원칙을 이해해서 Hard gainer에서 벗어날 수 있습니다. 대부분의 사람들이 Hard gainer로 머물렀던 것은 원칙을 정확하게 이해하지 못하고 다양한 오해를 하고 있었기 때문입니다. 기본적인 원칙을 이해하고 새로 운동을 시작하는 초보자들에게 적용해보니 Fast gainer는 힘들더라도 누구나 중간 정도의 성장 속도를 지닐 수 있었습니다.

근육성장이 더디다고 생각되고 자신이 평범한 사람이라면 이론적인 이해를 통해 높은 성취감을 얻을 수 있기를 바랍니다.

18. 웨이더 원칙? 슈퍼세트의 원칙?

원칙을 다르게 설명하면 확률이 100%인 문제입니다. 예외가 100번 중에 한 번 있으면 99%라고 부릅니다. 하지만 원칙적인 부분은 예외가 존재하지 않는 것을 이야기합니다. 100번이 아니라 10000번을 해도 같은 결과를 나타내는 것을 원칙이라고 합니다. 상대성이론에서 빛의 속도는 변치 않는 기준입니다. 이제 우리가 알아야 할 것이 명확해졌습니다. 바로 운동에 있어 필요한 변치 않는 기준, 원칙입니다. 흔히 몸만들기의 원칙이라고 하면 웨이더 원칙을 떠올리기 쉽습니다. 슈퍼세트 원칙을 생각해보면 원칙이라기보다는 한 가지 세트 법일 뿐 원칙으로 인정받기는 힘듭니다. 웨이더 원칙은 다양한 운동법을 정리해 놓았지만 원칙이라고 부르기는 힘듭니다. 몸만들기 원칙은 몇 가지면 충분합니다. 예를 들어 인간이 태어나서부터 뛸 수 있는 능력을 갖추기 위해서는 긴 과정이 필요합니다.

1. 자리에 누워있거나 뒤집는 단계

2. 앉을 수 있는 단계

3. 기어 다니는 단계

4. 걸음마 단계

5. 걷는 단계

6. 뛰는 단계

이처럼 긴 과정을 거쳐야 뛰는 능력을 얻게 됩니다. 이것이 원칙입니다. 즉 누구나 뛰기 위해서는 걷는 단계를 거쳐야 하듯이 몸만들기에도 이러한 원칙이 존재합니다. 슈퍼세트의 경우 슈퍼세트를 하지 않는다고 몸을 못 만드는 것이 아니기에 원칙이라고 할 수 없습니다. 그저 몸을 만드는 데 도움이 되는 방법의 하나일 뿐입니다. 방법론을 원칙으로 착각하게 되면 인간은 문제를 일으키게 되는 것이 아이러니하게도 원칙입니다. 아무리 좋은 방법이라고 해도 원칙의 자리를 차지하는 순간 문제가 일어납니다. 여러 가지 분할법이나 삼대 운동 우리에게 매우 유용하고 좋은 방법론도 원칙과 혼동해서는 안 됩니다. 분할법 중에 자신이 가장 효과적이라고 경험한 방법을 원칙이라고 착각하는 경우도 있습니다. 즉 선택의 문제가 아닌 것을, 방법론 중 가장 좋은 것을 꼭 선택해야 하는 것으로 착각하게 되는 것입니다. 가슴을 주 2회 하는 3분할이 가장 잘 맞는 방법이라고 해서 모든 부위가 그것과 같을 수는 없습니다. 하체는 매일 하는 것을 선택할 수도 있고 등은 일주일에 한 번 운동하는 것을 선택할 수도 있는 것입니다. 하지만 3분할을 원칙이라고 생각하는 사람은 전 부위의 수준과 체력이 다름에도 불구하고 전 부위를 3분할을 해야 하는 것으로 착각할 수 있습니다.

19. 과부하의 원칙

 그렇다면 과부하의 원칙은 어떨까요? 과부하 없이 몸을 만들 수 있을까요? 정답은 '없다 '입니다. 그렇기에 과부하의 원칙은 원칙으로 인정받을 수 있습니다. 이렇게 몸만들기의 원칙으로 인정받을 수 있는 것은 몇 가지 안 됩니다. 점진성의 원칙, 개별성의 원칙 정도를 원칙으로 부를 수 있습니다. 몸 만들기 뿐 아니라 세상 모든 일에서 원칙의 정확한 이해가 중요합니다. 원칙을 이해하지 못하면 기어 다니고 걷고 뛰는 단계를 무시하고 걷지도 못하는 어린아이에게 뛰는 연습을 시키는 실수를 범하게 됩니다. 요즘 사회에서도 원칙을 지켜야 한다는 식의 말들이 많지만 원칙을 이해하지 못하고 마음만 앞서면 좋지 않은 결과를 가져오게 됩니다. 물론 그러한 원칙을 경험적으로 쉽게 알 수 있는 경우가 있습니다. 걷고 뛰는 경우 모든 아이들이 그러한 과정을 거치게 되고 성장하는 과정에서 자연스럽게 알게 됩니다. 이것은 어찌 보면 본능에 가까운 것입니다. 하지만 몸만들기의 경우 대부분 많은 시행착오를 거치고 메커니즘이 더욱 복잡하기 때문에 원칙을 이해하기가 어렵습니다. 그래서 하위개념인 과부하의 원칙을 더 정확하게 이해하고 몸만들기의 전체적인 원칙을 이해해 나가는 것이 필요합니다. 즉 1에서 10을 세기 위해서 2-3-4를 생략하면 아무리 5-6-7로 넘어가 봐야 의미가 없는 것입니다. 1-2-3-4-5-6-7-8-9 모두를 알아야 10에 도달할 수 있는 것처럼 몸만들기라는 10의 목표에 도달하기 위해 알아야 할 원칙들을 기술하도록 하겠습니다.

20. 과부하의 원칙과 항상성

 보디빌딩에서 가장 근본이 되는 원리입니다. 이것을 이해하지 못하면 몸만들기를 이해하지 못한 것이라고 해도 과언이 아닙니다. 과부하라는 것의 의미는 일상의 자극보다 큰 자극으로 근육 속에 있는 근세포의 항상성을 무너뜨릴 정도의 자극입니다.
 항상성은 인간의 모든 세포가 지닌 가장 기본적인 성질입니다. 우리의 몸은 수억, 수조의 세포로 이루어져 있는데 각 세포는 모두 항상성이라는 기본성질을 지니고 있습니다. 이것은 세포 자신이 항상 일정한 상황을 유지하고자 하는 성질이고 인간을 외부 환경으로부터 유지해주는 가장 근본적인 성질입니다. 만약 그러한 성질이 없다면 조그만 자극이나 외부 환경변화에 의해 우리의 몸은 카멜레온이나 영화에서 나오는 외계인처럼 모양이나 색깔을 쉽게 바꿀 것입니다.
 하지만 많은 사람들이 항상성을 다르게 이해하는 경

우도 있습니다. 세포의 특징이 아닌 인간의 특징이라고 착각하는 것입니다. 그것은 또 다른 오해를 가져오게 됩니다. 몸이 잘 변하지 않기 때문에 무리를 해야 변한다는 수준에서 이해하는 것입니다. 이러한 개념은 운동을 고통스럽게 해야 하는 것으로 오해하게 만듭니다. 세포의 항상성은 운동에 대한 개념적인 이해입니다. 근육의 다양한 움직임이 항상성에 영향을 미칩니다. 꼭 고중량을 다루지 않더라도 여러 가지 방법으로 항상성을 무너뜨릴 수 있는 것입니다.

 이러한 인간의 몸을 이루는 기본적인 원리가 운동에도 적용 됩니다. 우리의 세포는 외부 자극에 반응하여 세포 내 환경을 항상 같은 상황으로 유지하려고 노력합니다. 바로 이것이 세포의 항상성입니다. 이것은 인간 세포의 가장 기본적인 성질입니다. 항상성을 근육이 항상 같은 크기를 유지하려는 성질로 잘못 이해하는 경우도 있으나, 근육이 아닌 근세포 내 환경의 성질이고 운동(신체활동)은 세포의 항상성 유지를 방해하는 자극입니다. 운동 강도가 강하면 강할수록 근육세포는 항상성을 유지하기 힘들게 됩니다. 하지만 운동강도는 다양한 변인에 의해서 달라집니다. 중량뿐 아니라 반복, 세트 수, 빈도, 동작속도, 가동범위에 따라 다양한 자극이 세포에 가해지게 되는 것입니다.

 즉 세포 내 환경이 변할 정도의 다양한 자극을 가하면 항상성이 깨지고 세포는 다음에 같은 자극이 왔을 때를 대비해 주변과 자신을 강화합니다. 이것을 우리는 적응이라 하고 이전보다 더 강해지기 때문에 초과 회복이란 단어를 사용하기도 합니다. 즉 근세포의 내부 환경은 유지되지만 더 강해지기 위해 근세포가 커지거나 세포 수가 증가하게 됩니다. 외적으로 근육의 크기가 커져서 항상 같은 모습은 아니지만 근세포 내 환경은 항상 같은 환경을 유지하게 되는 것입니다. 그렇다면 과부하 이외에 근육을 발달시킬 수 있는 방법이 있을까요? 과부하를 통해 근육을 만드는 과정에는 다양한 주변 요인이 필요합니다. 근육을 형성하기 위한 단백질이나 대사 과정에 필요한 미네랄도 있을 것입니다. 이러한 합성을 도와줄 호르몬도 빼놓을 수 없습니다. 하지만 이러한 단백질, 호르몬, 미네랄 등은 과부하를 통한 자극이 있을 때 의미가 있습니다. 그리고 과부하의 정도에 따라 필요량 또한 달라집니다. 그러한 외적 요인들은 모두 인간 세포의 기본성질인 항상성 유지를 위한 보조적인 요소들일 뿐입니다.

21. 과부하=고중량?

과부하의 원칙에서 과부하를 무조건 고중량으로 착각하는 경우가 있습니다. 과부하는 무거운 중량만을 의미하는 것이 아닙니다. 세포 내 환경을 변화시킬 수 있는 자극이라고 이해하면 쉽습니다. 세포 내 환경을 변화시키기 위해서는 일상보다 다른 자극이면 됩니다. 무거운 중량, 많은 반복 수, 가동범위가 큰 동작, 평소에 하지 않는 동작, 많은 운동시간, 짧은 휴식 등등 세포 내 환경을 변화시킬 수 있는 변인은 아주 다양합니다. 그러다 보니 외국에서 들어오는 새로운 운동방법이나 기구들은 어떤 비법이 있는 듯하지만, 자세히 들여다보면 모두 과부하의 원칙에 포함됩니다. 즉 과부하의 원리는 코끼리의 발자국이 모든 발자국을 포함할 수 있는 것과 마찬가지로 운동에 관한 모든 법칙을 포함합니다. 결국 많은 변인을 이해하고 근육에 자극을 가할 수 있는 다양한 방법을 정확하게 이해하는 것이 중요합니다. 즉 특별한 비법은 없습니다. 비법을 찾는 것은 마치 예전의 연금술사들이 돌덩이로 금을 만들려는 비법을 찾아 노력하는 것과 같이 무의미합니다. 금을 찾으려면 금광에 가는 것이 가장 빠른 방법인 것처럼 몸을 만들고 트레이닝을 이해하기 위해서는 과부하의 원칙을 기본적으로 100% 이해해야 합니다. 과부하의 원칙을 모르고 몸을 만들려고 하거나 다른 비법을 찾는 것은 아무리 노력해도 연금술사가 금을 만들어내지 못하는 것과 같은 이치입니다. 단순히 중량의 부하와 관련된 정도의 원리라고 착각을 해서는 안 됩니다. 중량, 반복, 세트, 빈도, 운동시간, 가동범위, 동작속도 등의 운동 강도를 결정하는 원리들을 모두 포함해야 합니다.

즉 운동 강도는 어떤 방법으로 강약을 조절하건 근육에 자극을 주기 위한 것이고 그것이 바로 과부하의 원리이자 근육발달의 기본이 되는 원리입니다. 이 원리를 정확하게 이해한다면 운동 강도의 의미를 중량만으로 착각하고 무거운 중량만 고집하는 실수를 범하지 않을 것입니다. 주위에 보면 자신의 몸에 비해 너무나 무거운 중량을 다루는 것을 흔하게 볼 수 있습니다. 외형적으로 몸 좋은 사람들을 보면 많은 중량을 드는 경우가 있는데 이를 보고 운동의 목표가 고중량이 되어 버린 것입니다. 하지만 몸 좋은 사람들이 고중량을 드는 것은 고중량을 들어서 몸이 좋아진 것이 아닙니다. 몸이 좋아져서 고중량으로 운동을 하게 된 것입니다. 즉 자신에게 맞는 중량으로 열심히 해서 고중량을 다루게 된 것이지 결코 고중량을 들어서 몸이 좋아진 것이 아니라는 의미입니다. 하지만 대부분의 사람들은 몸 좋은 사람들의 중량을 따라 합니다. 정작 몸 좋은 사람들에게서 배워야 할 것은 중량이 아니라 고중량을 안전하게 다룰 수 있는 정확한 자세입니다. 그리고 얼마나 다양한 변인을 적시 적소에 잘 배합하는가가 성공의 열쇠입니다.

22. 점진성의 원칙

 점진성의 원칙은 과부하의 원칙을 더 잘 이해하기 위한 방법으로 생각하면 됩니다. 근육성장의 기본은 과부하의 원칙입니다. 하지만 꾸준하게 운동을 하면 한 달 전의 과부하가 오늘은 과부하가 아닐 수 있습니다. 즉 과부하의 원리가 항상성을 파괴하는 자극에 적응해

나가는 과정이고 같은 자극을 과부하가 아닌 자극으로 만드는 것이 우리 몸이 하는 일입니다. 그런 과정이 진행되다 보면 이전에는 과부하로 느꼈던 강도가 더 이상 과부하로 느껴지지 않게 됩니다.

과부하의 원칙에서 언급했던 적당한 운동에 대해 추가해 보겠습니다. 저는 헬스클럽을 운영했던 8년 정도의 시간 동안 신규회원을 4-5000명 정도 만났습니다. 물론 그분들의 체력 상태를 100% 파악하지는 못했지만, 공통으로 느낀 점이 있습니다. 대부분 적당한 운동을 원하면서도 적당한 운동이 아닌 대충 운동하거나 혹은 너무 무리를 하고 있다는 것입니다. 적절한 혹은 적당한 운동은 말은 쉽지만 어려운 일입니다. 의사들이 성인병으로 고민을 하는 사람들에게 '적당한 운동을 하세요'라고 말합니다. 과연 적당한 운동이 어느 정도 운동을 의미하는 것일까요? 과연 적당한 운동을 이해하고 있는 사람이 몇 명이나 될까요?

제 경험상 적당함의 의미를 대충으로 인식하고 있는 경우가 생각 외로 많았습니다. 조금 어려운 운동이나 강도를 높이려고 하면 '건강을 위해 적당하게 할게요.'라는 말을 듣게 됩니다. 혹은 점진성의 원리를 어디서 들었는지 '무리하면 안 돼요. 점진적으로 조금씩 늘려가야 되는 거 아닌가요?'라고 되묻기까지 합니다. 처음에 맞는 적당한 강도가 존재하지만 사람들은 적당함을 자신만의 개념으로 머릿속에 '대충' 혹은 '쉬운'과 혼동합니다. 그저 쉬운 운동이나 동작이 적당하다는 자기

최면을 거는 것으로 보였습니다. 아니면 과부하를 너무 고통스러운 운동이라고 생각해서 심하게 무리하기도 합니다. 이와 같은 양극화현상은 원칙을 정확하게 이해하지 못하는 데서 원인을 찾을 수 있습니다. 물론 무리해서 억지로는 아니지만 특정 동작을 익히기 위해서는 꾸준한 노력이 필요합니다. 그리고 쉬워지면 그에 따라 더 좋은 자세와 강도를 할 수 있게 된다는 것도 알아야 합니다.

결국 과부하의 원칙의 적용으로 우리는 점점 더 강한 체력을 지니게 된다는 것을 알아야 합니다. 오늘 하루 무리한다고 해서 체력이 향상하는 것도 아니고 꾸준한 반복적 훈련이 우리를 변화시키게 된다는 것을 믿고 기다리는 자세도 필요합니다.

23. 초보자 프로그램이란?

초보자 프로그램은 가장 쉬운 프로그램이 아니라 초보자에게 맞는 프로그램입니다. 하지만 초보자는 무조건 쉽게 하면 되는 것으로 착각합니다. 사실 초보자 때 더 어려운 것이 운동의 본질입니다. 근력운동뿐만 아니라 다른 운동을 할 때도 초보자는 가장 쉬운 기술을 배우는 것이 아니라 가장 중요하면서도 기본적인 기술을 배우기 때문에 초보자 때 제대로 배우는 것이 중요합니다. 운동은 점진적으로 과부하를 주어야 하고 정해진 강도는 존재하지 않습니다. 건강한 상태라는 절대적인 개념이 없는 것처럼 운동강도 또한 점진적으로 끝없이 늘려가야 합니다. 인체의 한계는 우리가 상상하는 것보다 무궁무진한 한계를 지니고 있습니다. 예를 들어 하루에 팔굽혀펴기 1000개의 잠재 능력을 갖춘 사람이 매일 1개만 한다면 과연 그가 건강하게 자신의 몸을 유지 할 수 있을까요? 모든 운동을 배울 때 비슷합니다. 처음에 자세를 배우는 것은 재미도 없고 어렵기 때문에 단계를 건너뛰는 실수를 많이 합니다. 기초동작을 연습하는 것은 재미가 없기 때문이기도 합니다. 스키를 타다 보면 보겐 동작을 몇 번 하고 완성하기 전에 어설픈 패러럴턴을 시도하는 경우를 정말 자주 접합니다. 보겐 동작은 보기엔 초보자 같고 미숙해 보이기 때문에 대부분 어떻게든 보겐 동작에서 벗어나기 위해 몸부림을 칩니다. 하지만 보겐 동작을 완성하지 않은 상태에서 패러럴턴을 시도하면 엉엉 어설픈 동작의 스키어로 살아가게 됩니다. 골프도 똑딱이 과정을 오래 하면 할수록 기초는 탄탄해집니다. 하지만 스크린골프를 즐기기 위해 드라이버, 우드, 유틸, 아이언 대충대충 치다 보면 어느 정도 수준에서 실력이 늘지 않습니다.

몸만들기도 다른 운동과 마찬가지로 기초과정의 지루함과 어려움을 참아내야 합니다. 운동에서 상급자로 진입하지 못하는 대부분의 이유는 기본기의 부족입니다. 기본기는 지루하고 어렵지만 결국 쉽게 만들 수 있는 시간을 가져야 하는 것입니다.

24. 꾸준히 점진적으로

 물론 꾸준히 하려고 노력해도 쉬지 않고 점진적으로 늘려가는 일은 쉬운 일이 아닙니다. 제가 생각하는 적당한 운동이란 꾸준히 점진적으로 운동강도를 늘려가는 것 입니다. 즉 적당한 강도는 과부하의 원리와 점진적 과부하의 원리를 이용한 강도라고 정리해봅니다. 하지만 운동을 생활처럼 한다 해도 일 이나 질병, 휴가, 명절 등의 현실적인 원인으로 인해 운동을 일정 기간 쉬게 되면 다시 체력이 저하됩니다. 그런 기간은 1년에 2-3번 정도 오기 마련이고 그런 체력을 다시 늘려가는 과정을 반복하면서 약간의 발전을 가져오게 됩니다. 종종 헬스클럽 열쇠까지 얻어 가면서 명절 때도 운동하는 회원들을 보게 되는데 쉰 회원보다 장기적으로는 발달이 더딘 것을 발견합니다. 물론 적당한 운동은 꾸준하게 점진적으로 해야 하니까 중간에 자주 쉬면 문제가 생길 수도 있습니다. 그러나 일정 기간의 휴식은 우리의 신체적 능력 발달에 오히려 긍정적인 영향을 미칩니다. 점진적으로 체력을 늘려가는 것은 올바른 방법이기는 하지만 신체에 부담이 쌓이게 되고 너무 오랜 시간 체력을 증가시키는 과정만 있다 보면 부상이나 여러 가지 문제가 발생할 확률이 높습니다.
 부상이 오지 않더라도 일정 기간의 휴식은 더 높은 발전을 가능하게 해줍니다. 즉 운동을 할 땐 강하게 점진적으로 강도를 증가시키고 쉴 땐 쉬어주는 것이 바로 적당한 운동강도입니다. 그러한 이유 중의 하나는 회복능력과 강도의 딜레마 때문입니다. 즉 회복능력과 체력이 너무 좋으면 웬만한 고강도의 운동도 과부하로 느끼지 못하게 되는 경우가 있습니다.

반대로 회복능력이 너무 약하게 되면 어설픈 운동 강도에도 근육통이 5-6일 지속 됩니다. 이러한 회복능력과 운동강도의 균형을 맞추기 위해서 필요한 것이 일정 기간의 휴식입니다. 즉 일시적으로 운동강도에 대한 회복능력을 떨어뜨려 같은 강도의 운동이 새로운 자극으로 받아들여지고 그러한 자극이 새로운 몸을 만들어주게 되는 경우가 있습니다. 물론 이러한 것은 꾸준한 운동을 통해 증가한 강도의 높은 자극이 일정 기간 지속되었던 상황에 해당하는 것입니다. 올림피아 선수들도 1년에 1달 정도는 쉬는 기간을 가진다고 합니다. 과부하를 점진적으로 증가시키는 과정들이 이상적이기는 하지만 명절이나 휴가 등으로 1년에 한두 번은 1-2주 정도의 휴식을 갖는 것이 자연스러운 일입니다.

25. 적당한 강도가 부상을 방지한다?

관절의 상해는 대부분 근력의 약화에서 옵니다. 특히 절대적인 근력이 아니라 개인의 잠재 가능성에 비해 상대적인 근력 약화로 인한 경우가 많습니다. 팔굽혀펴기를 5년간 꾸준히 하는 사람의 예를 들어봅시다. 하루에 100개를 소화할 수 있는 사람이 일주일에 한 번 하루에 50개씩만 했다면, 상대적으로 저강도 운동을 했음에도 팔꿈치에 무리가 오게 될 확률이 높아집니다. 일반적으로 매일 1000개씩 하는 사람이 무리하기 때문에 관절을 다칠 것으로 생각하지만 그 반대입니다. 인간의 관절이나 연골은 근육이 어느 정도 강해질 것을 예상하고 디자인되어 있습니다. 팔꿈치관절은 팔굽혀펴기 10회 정도가 한계라고 상상하고 태어나지는 않습니다. 즉 자신의 발달 가능한 잠재력에 비슷하게 디자인돼서 태어나기 마련입니다.

선천적으로 힘을 타고 난 그 친구들이 꾸준히 운동을 하지 않아서 잠재력을 사용하지 않으면 연골에 이상이 나타나는 경우를 자주 보게 됩니다. 즉 잠재력이 큰 사람들은 잠재력 발휘를 안 했을 때 즉 점진적 발달을 안 시켰을 경우 관절이나 연골의 부상을 쉽게 당하는 것을 볼 수 있습니다. 관절의 상해는 근력이 부족하거나 원래의 기능을 100% 발휘 못할 때 생깁니다. 그 근력은 상대적인 근력으로 점진적인 운동을 하지 않으면 누구나 상해의 위험이 생깁니다. 물론 운동선수의 경우 절대적으로는 매우 강한 근력을 가지고 있지만 완벽한 운동수행을 위해 정말 무리한 운동을 하므로 부상을 입는 경우입니다. 하지만 그 정도 강도는 일반인은 상상도 할 수 없는 초고강도입니다. 월드컵 16강전에서 연장 접전까지 가는 고강도 경기를 마치고 바로 몇 일 후에 8강전을 뛰는 것을 보면 엘리트 선수들의 운동강도가 어느 정도인지 상상 할 수 있을 것입니다.

하지만 일반인들에게 왜 운동을 약하게 하냐고 물으면 '운동선수들 다 골병드는 것처럼 운동은 적당히 해야 합니다'라고 말합니다. 요즘은 트레이닝의 발달로 40세가 넘어도 최적의 운동수행을 하는 운동선수들을 볼 수 있습니다. 운동선수가 골병든다는 것은 이미 옛날이야기이고 이제 일반인의 의식 수준도 높아져야 합니다. 오히려 운동선수들은 고강도의 운동수행을 통해 젊음을 유지 하고 있기 때문입니다.

26. 개별성의 원칙

개별성의 원칙은 개인별 차이가 아닌 개인의 단계별 차이로 봐야 합니다. 흔히 개별성의 원칙하면 개개인의 유전적 혹은 환경 관련 문제가 다르기 때문에 각자가 다른 운동을 해야 한다고 생각하는 경우가 많습니다. 예를 들면 나는 '외배엽이라 고중량만 해야 해' 혹은 '내배엽이라 고반복을 해야' 해 등등 자신의 단계를 생각하기보다는 자신의 특징을 단정 지어 생각하고 운동하는 실수를 많이 범합니다. 물론 개개인의 차이에 따라 다른 트레이닝을 해야 하는 경우도 있습니다. 하지만 그것은 운동 단계가 어느 정도 한계치까지 발달한 후에 거의 같은 수준에 있는 두 선수의 트레이닝 방법이 다른 경우에 해당됩니다. 생각보다 개개인의 차이는 크지 않습니다. 그리고 개개인의 차이를 정확하게 파악하는 것 또한 거의 불가능합니다. 즉 일반인의 경우 개인차가 운동프로그램에 미치는 영향은 크지 않습니다.

 선천적인 문제인 적근과 백근비율이 어떤지, 다양한 호르몬의 분비량이 어느 정도인지 등의 변인은 정확히 판단하기 어려울 뿐 아니라 정확히 파악 한다 해도 운동프로그램 작성에 있어서 중요한 문제가 아닙니다. 차이가 있다 해도 이를 정확히 알기 위해서는 지름이 1cm에 달하는 대바늘을 자신의 대흉근, 삼각근, 팔, 다리, 복부, 광배근, 승모근, 종아리에 꽂아 근생검을 하고 비율을 측정해서 운동을 해야 합니다. 하지만 수많은 보디빌더나 매니아들이 근생검 없이도 멋진 몸을 만들 수 있었던 것은 개개인의 차이에 연연하지 않고 단계에 따른 개별적인 운동을 시행했기 때문입니다. 즉 단계별 구분과 개인적 구분 중에서 중요성을 따지자면 단계별 구분이 더 중요합니다. 아무리 외배엽이라도 동작이 익숙하지 않은데 무조건 고중량을 다루면 될까요? 개인적인 특징의 분류는 어느 정도 단계를 거치고 상급 단계에 이르게 되면 잠재력을 최대치로 끌어내기 위해 필요한 것입니다. 고중량이건 고반복이건 몸에 익숙하게 만든 후 그때부터 자신만의 특성을 파악해나가는 노력을 해야 합니다.

27. 체형별 운동?

 개별성의 원칙을 적용할 때 주의 사항이 있습니다. 자신에 대한 집착을 버리는 것입니다. 즉 자기가 생각하고 있는 '나'에 대한 고정관념을 버려야 합니다. 개별성은 '다른 나'를 위한 것이 아니라 '달라지는 나'를 위한 원칙입니다. 즉 다른 개인과의 구별이 아닌 자신의 몸이 어떤 단계에 있는가를 이해하는 것입니다. 만약 체형에 따른 운동방법이 원칙이라면 체형에 따라 원칙이 적용될 수 있어야 합니다. 하지만 체형이 다르다고 운동방법이 달라지는 것은 원칙으로 보기 힘듭니다. 중배엽이 벤치 100kg 10회 하는 것이나 외배엽이 100kg으로 10회 하는 것이나 결국 그 정도 과부하를 근육에 가하는 것입니다. 중배엽에게 10회가 효과적이라고 해서 외배엽의 100kg 10회가 아무런 의미가 없는 것은 아닙니다. 즉 외배엽은 고중량 저반복이 중요하다고 해서 120kg 3회만 의미 있는 것이 아니라 100kg 10회도 과부하로써의 의미를 지닌다는 것입니다.

 조금 더 효율적인 방법일 수는 있지만 원칙은 아닙니다. 즉 슈퍼세트는 팔운동에 효율적으로 사용될 수 있는 방법이긴 하지만 그것 없이도 몸을 만들 수 있고 체형의 분류 또한 운동을 효율적으로 할 수 있는 방법일지 몰라도 기본원칙은 아닙니다. 앞서 언급했던 과부하의 원리와 점진적 과부하의 원리를 이해했다면 개별성의 원리도 이해한 것이나 마찬가지입니다. 단계에 따라 과부하가 다르고 그 자체가 점진적인 과부하의 원칙에 포함되기 때문에 개별성의 원리는 과부하의 원칙과 점진성의 원칙을 합한 것이라고 볼 수 있습니다. 결국 지금까지 말해온 기본원칙 3가지는 모두 같은 내용이지만 이해하는 방향에 따라 다른 원칙으로 존재합니다. 즉 과부하가 근육성장에 있어서 중요하고 점진적으로 변화되다 보면 단계별 혹은 개별적 강도의 필요성과 연관이 되는 것입니다.

28. 나에게 맞는 운동

자신의 단계와 체력을 정확히 판단할 수 있는 단계가 되면 이제부터는 자신에게 보다 효과적인 운동을 실시할 수 있는 상태가 된 것입니다. 이는 다양한 단계를 겪으면서 자신의 특성을 느껴온 시간이 있어야 가능합니다. 즉 중량을 늘리는 것이 반복을 늘릴 때보다 어려웠던 것과 같은 경험을 통해 자신의 특징을 파악하는 것이 중요합니다. 흔히 내배엽, 중배엽, 외배엽으로 나누는 체형분류법은 소마토타입 방법의 권위자인 carter의 공식을 이용합니다. 다양한 변인을 입력한 후 10점 만점을 기준으로 각 체형당 몇 점이 나오는가를 판단하게 되는데 판정점수가 내배엽 4, 중배엽 6, 외배엽 2라고 나왔다면 일반적으로 내배엽형 중배엽이라는 표현을 사용하게 됩니다. 하지만 이러한 분류와 그에 따른 운동은 몸이 어느 정도 완성된 단계에 가서 시작하는 것이 좋습니다. 체형의 분류에 필요한 변인이 팔 둘레와 손목의 비율, 체중 등등 다양하기 때문에 운동을 함에 따라 변할 수 있는 여지가 있기 때문입니다. 물론 이런 체형을 확인하는 것도 중요하고 그에 따른 운동도 중요합니다. 하지만 그 전에 선행되어야 할 것은 자신의 단계가 어느 정도 인지, 체력 수준이 얼마인지를 파악하기 위한 노력이라는 것을 잊지 말기 바랍니다.

29. 수량화의 원칙

많은 분들이 몸 좋아지는 방법이 무엇인지에 대한 질문을 하곤 합니다. 그때마다 저는 자신을 정확하게 파악하고 목표에 따른 구체적인 계획을 수립하라고 말합니다. 이것은 몸만들기 뿐 아니라 다른 모든 운동 혹은 운동 외 다른 분야에서도 통용될 수 있는 원칙입니다. 그렇다면 자신을 정확하게 파악하기 위해 어떻게 해야 할까요? 자신의 운동량을 한눈에 알아볼 수 있게 하기 위해서는 어떤 방법을 사용해야 할까요?

가슴 운동을 어떻게 하는가에 대한 질문에 '강하게' 혹은 '강하게 하다가 약하게', '중간 정도 강도' 이런 식으로 대답한다면 운동강도를 구체적으로 알 수 없습니다. 자신의 운동강도를 정확하게 이해하기 위해서 편리하게 사용될 수 있는 도구는 바로 숫자입니다. 숫자와 관련해 제가 자주 사용하는 예는 2002월드컵에서 대한민국 대표팀을 이끌었던 히딩크의 일화입니다. 국가대표선수라면 어떤 종목의 선수가 됐건 최선을 다합니다. 그런데 왜 우리나라가 이전의 월드컵에서 체력 문제로 고전을 했던 것일까요? 그것은 축구에 필요한 체력을 수량화시켜서 적용하는 노력이 부족했기 때문입니다.

2002년 월드컵에 대비해서 선수들이 사용했던 훈련방식은 셔틀런 테스트입니다. 단거리 달리기를 시간 내에 반복 완주하는 체력 테스트로 축구에서 사용되는 체력을 단순하게 수량화시킨 테스트입니다. 이때 국가대표의 평균이 40-50회였습니다. 히딩크가 선수들에게 제시한 것은 고도의 체력 훈련 전술이 아니라 유럽과 남미 우수선수의 평균치였던 60-70회였습니다. 그들을 이기기 위해서는 그 정도 수치에 도달해야 한다는 것을 간접적으로 알려준 것입니다.

즉 현재 자신의 체력을 수량화해서 파악하고(40-50회) 목표를(60-70회) 설정하여 훈련하다 보니 국가대표평균치가 유럽 우수선수의 평균치와 비슷해지고 엄청난 체력으로 유명한 차두리 선수의 경우 80 이상을 기록했다고 합니다. 이렇게 숫자화시키는 작업은 자신을 정확하게 파악하고 목표에 따른 구체적인 계획을 수립하는데 있어서 가장 중요한 방법입니다.

30. 웨이트트레이닝에서의 수량화

우리는 운동 강도에 대해 쉽게 이해 하고 표현할 수 있습니다. '오늘 가슴 운동을 벤치프레스 완전가동범위로 80kg 10회씩 10세트 했는데 휴식시간은 1분 정도였고 10세트째에 힘이 빠져서 보조의 도움으로 2개를 채웠습니다.' 혹은 '어제 가슴 운동을 했는데 벤치프레스를 완전가동범위를 이용해서 피라미드 세트로 50kg부터 120kg까지 갔다가 내리면서 최대중량의 70%인 80-90kg으로 15-20회씩 5-6세트 했습니다.' 이와 같은 방식으로 운동강도를 표현할 수 있고 이것이 바로 웨이트 트레이닝에 있어서의 수량화입니다. 웨이트트레이닝에서 수량화를 하기 위해서는 일단 웨이드드레이닝에서 사용되는 운동강도의 요인을 잘 이해해야 합니다. 그리고 초보자일수록 변인의 변화범위를 늘리지 않는 것이 좋습니다. 즉 단일중량과 반복으로 몇 세트를 정해놓고 운동을 실시해서 자신의 운동강도를 한 눈에 파악하게 하는 것이 좋습니다. 초보자단계에서는 자신의 운동강도를 산수 수준 즉 중량과 반복을 고정하는 정도에서 파악이 되지만 상급자가 되면 다양한 중량 반복을 사용하면서도 자신의 운동강도가 전체적으로 파악이 됩니다. 그전까지는 수학보다는 산수에 가까운 방법으로 운동강도를 설정하는 것이 좋습니다.

31. 수량화의 적용

 일단 몸 좋아지는 방법은 앞서 언급한 '자신을 정확하게 파악하고 목표에 따른 구체적인 계획을 수립하라.' 입니다. 자신을 정확하게 파악하기 위해서는 초·중급자라면 되도록 운동강도 설정을 단순화하는 작업이 필요합니다. 물론 이상적인 피라미드 세트나 다양한 세트 법도 좋지만 그것보다 중요한 것은 자신에 대한 정확한 파악입니다. 운동을 6개월 이상 했는데도 20kg 바벨로 벤치프레스 20회씩 10세트를 못하는 경우가 있습니다. 못하는 것은 사실 큰 문제가 아닙니다. 개인의 능력에 따라 못 할 수도 있습니다. 문제는 자신이 그것을 수행할 수 있다고 한 다음 해보면 안되기 때문에 문제가 됩니다.

 중급자들에게 제시하는 최대중량의 50% 20회씩 10세트는 사실 쉬운 과제는 아닙니다. 물론 상급자들에게는 쉬운 과제일 수도 있습니다. 또한 부위별로도 쉬운 부위가 있고 어려운 부위가 있기 마련입니다. 하지만 이런 과제가 중요한 이유는 대부분이 과제를 보고 쉽다고 생각하지만 못하는 경우가 많기 때문입니다. 이러한 단순한 수량화를 통해 자신을 정확히 파악하고 그것에 따른 구체적인 목표를 설정해주는 것을 연습할 수 있습니다. 매일 90-100kg만 다루다가 50kg이라고 하면 우습게 봅니다. 하지만 고중량으로 다양한 범위에서 운동을 한 사람은 자신의 반복 능력이 어느 정도인가를 파악하고 있습니다.

 다양하게 운동한 사람들의 반응은 '요즘 중량 위주로 해서 힘들 것 같기는 한데 해보겠습니다.' 이런 식으로 이야기 합니다. 하지만 자신을 파악하지 못한 경우에는 '50kg은 너무 가볍죠. 벌크빠지는거 아닌가요?' 라는 대답을 합니다. 아이러니하게도 전자가 성공하는 경우가 많고 후자는 실패하는 경우가 많습니다.

32. 원칙, 또 원칙

 다시 한번 강조하지만 '원칙'은 몸만들기뿐 아니라 세상 모든 일에 있어서 가장 중요하게 생각해야 할 문제입니다. 원칙이라고 하면 누구가 정해놓은 것이라고 착각하는 경우가 많습니다. 하지만 원칙은 누군가가 만드는 것이 아닙니다. 인간이 기어 다니다가 걸음마를 하고 걷기 시작하는 것처럼 변하지 않는 것이 원칙입니다. 모든 학문이나 어떤 분야에서건 그 원칙을 알아내기 위해 노력하고 있지만 이러한 원칙을 100% 이해하기는 꽤 어려운 일입니다. 몸만들기의 원칙도 마찬가지 입니다. 감히 이해하기 힘든 인간의 몸만들기에서 기본적인 기전을 찾아내는 것이 원칙을 알아가는 과정입니다. 즉 어떤 방법으로 걸음마를 하는가의 방법론이 아니라 인간은 기어 다니다 걸음마를 하고 걷게 된다는 것이 원칙입니다.

과부하를 주면 근육이 커지는 것은 원칙입니다. 왜냐하면 과부하 즉 일상의 자극보다 큰 자극을 고중량으로 하건 고반복으로 하건 많은 세트를 하건 빈도를 줄이건 동작속도를 조절하건 간에 자극을 주면 크는 것이 근육입니다. 하지만 반복의 원칙은 존재하지 않습니다. 고반복을 해야 근육이 큰다는 것은 맞기도 하지만 틀리기도 하기 때문입니다. 하지만 과부하는 틀리는 경우가 없기에 원칙인 것입니다. 반복만으로 수행하다 보면 한계가 찾아오고 세트를 더하건 중량을 더하건 운동강도를 조절하여 과부하를 가해야 하는 시기가 옵니다. 그리고 고반복 없이도 자극을 가하는 다양한 변인의 조합이 가능합니다. 중량의 원칙도 없습니다. 고중량으로 몸을 만들 수 있지만 분명 중량도 한계가 발생합니다. 마찬가지로 반복이나 세트의 조합을 가해야 합니다. 그리고 고중량 없이 과부하를 주는 다양한 방법론이 있습니다. 원칙이라고 부를 수 있는 것은 아닌 경우가 없어야 합니다. 과부하 없이 근육 만드는 사람은 없지만 고중량 없이 혹은 고반복 없이 근육을 만드는 사람은 있습니다.

트레이닝 방법론

33. 방법론과 원칙에 대한 이해

지금까지 서술한 몸만들기 원칙도 제가 정리하긴 했지만 제가 만든 것이 아닙니다. 저의 역할은 원칙을 이해하고 알기 쉽게 설명하는 것뿐입니다. 원칙을 누군가가 만든다고 생각하면 '원칙' 자체를 이해하지 못하는 것입니다. 웨이더가 정리해놓은 원칙들은 원칙이 아닙니다. 그중에는 물론 원칙도 있지만 슈퍼세트와 같은 것은 원칙이 아닙니다. 슈퍼세트로 몸을 만들 수는 있지만 슈퍼세트 없이도 몸을 만들 수 있기 때문입니다.

 이 글을 읽고 계신 여러분 모두가 방법론과 원칙을 혼동하지 않기를 바랍니다. '6-8회의 반복 가능한 중량으로 운동하라'는 한 가지 방법론일 뿐 원칙으로 착각해서는 안 됩니다. 반대 경우가 성립이 안되는 경우가 없어야 원칙입니다. 즉 과부하와 같은 큰 범위만이 원칙으로 인정 받을 수 있습니다. 과부하 안에는 운동강도의 다양한 변인 즉 중량, 반복, 빈도, 세트, 동작속도, 가동범위가 내포되어있기 때문입니다. 벤치프레스가 최고의 가슴 운동이기는 하지만 벤치프레스 원칙은 없습니다. 벤치프레스 없이도 가슴근육을 만들 수 있기 때문입니다. 물론 원칙이 아니라고 해서 벤치프레스를 하지 말라는 뜻이 아닙니다. 원칙은 아니라는 것입니다. 방법론 중에 중요한 것이 있고 덜 중요한 것이 있는 이유는 개인의 단계가 변하기 때문입니다. 1년 전에는 이 방법이 중요했는데 1년 후에는 다른 방법이 중요할 수가 있습니다. 그것은 정확하게 수량화하기 힘든 체력 요인의 변화에 따른 운동 강도의 변화 때문입니다.

 한 사람이 운동을 처음 시작해서 미스터올림피아가 되기까지 과연 몇 단계의 체력 변화를 가져올까요? 이는 인간이 계산할 수 없을 정도로 많은 단계를 거치게 됩니다. 그때마다 동일 운동에 대한 반응은 다르게 나타납니다. 이것이 개별성의 원칙입니다. 개인과 개인의 차이가 아니라 개인의 단계 차이를 말하는 원칙입니다. 단계별로 다양한 강도의 운동이 요구되며 그것은 다시 과부하의 원칙과 일맥상통하기도 합니다. 과부하로 느끼는 운동강도가 단계에 따라 달라진다는 것이기 때문에 과부하의 원칙은 원칙 중에서도 가장 기본이 되는 원칙인 것입니다.

34. 원칙 안의 트레이닝

 트레이닝 방법론은 트레이닝 원칙 하에서 유효합니다. 트레이닝 방법은 정말 다양하지만 효과를 얻기 위해 필요한 것은 그 방법이 원칙 안에 있는가를 보는 것입니다. 운동을 지도하다 보면 가장 많이 받는 질문이 있습니다. 이런 운동이 효과가 있습니까? 입니다. 질문의 이유는 100명이면 100명 모두 똑같습니다. 효과가 있는 것 같아서 매일 하는데 효과가 없다는 것입니다. 그렇다면 이에 대한 답을 내기 위해 트레이닝 방법론을 객관화시켜보겠습니다. 누군가 여러분에게 벨트마사지 기계를 허리에 대고 덜덜거리는 상태로 10분간 버티는 운동의 효과를 묻습니다. 이때 우리가 할 일은 그것이 트레이닝 원칙 안에 있는가를 보는 것입니다. 그 원칙은 위에서 언급한 과부하의 원칙입니다. 벨트마사지를 하고 나니 살이 빠지는 것처럼 시원할 수 있지만 과부하는 아닙니다. 과부하는 세포 내 환경이 파괴될 정도의 자극입니다. 쉽게 말해 힘이 드는가? 땀도 나고 숨도 차는가? 라는 질문에 그냥 시원하다는 답이 나온다면 과부하의 원칙 안에 없는 것이고 트레이닝효과는 기대할 수 없습니다. 그런데 과부하의 원칙을 단순하게 보면 오해할 수 있는 소지가 있습니다. 과부하이기만 하면 되는 것이 아니기 때문입니다. 팔굽혀펴기 50회라는 트레이닝 방법이 있습니다. 이것이 원칙 안에 있으려면 팔굽혀펴기 50회가 매우 힘든 사람에게 해당됩니다. 그런데 힘들다거나 고되다는 언어로 표현하면 부정확합니다. 트레이닝을 구성하는 1회 운동 즉 set라는 것은 일단 자신의 최대치를 기준으로 합니다. 500회 가능한 사람이 50회를 한 것은 최대의 10%입니다. 과연 이것이 몸에 과부하를 줄 수 있을까요? 또한 50회가 과부하인 트레이닝을 지속하게 되면 어느 순간 50회가 과부하로 인식되지 않게 됩니다. 지난주에는 분명 원칙 안에 있었지만 오늘은 원칙에서 벗어날 수 있는 속성이 있는 것입니다. 그래서 과부하의 원칙과 점진적 과부하의 원칙은 두 가지 원칙이 아니라 연속적으로 연결되는 원칙입니다. 이렇듯 원칙 안에 트레이닝이 있는가를 알기 위해서는 지속적인 평가와 처방이 필요합니다.

35. 확률 싸움

변인의 수가 적으면 적을수록 확률이 높아지기 마련입니다. 우리가 언급하는 몸만들기는 변인을 최소화해서 확률 100%의 몸만들기에 대해 고민하는 것입니다.

매우 좋은 방법이긴 하지만 될지 안 될지 모르는 트레이닝.
VS
이 정도까지 만들 수 있고 확률이 100%인 트레이닝.

둘 중 후자에 대해 말하는 것입니다. 종목을 10종목 이내로 최소화하고 방법적 테크닉을 최소화하기 위해 분할훈련을 하지 않고 일반적으로 체격 좋은 체육과 학생이 40-50일 정도의 몸만들기에 도전할 때 3일 분할과 부위당 4-5종목이 아니라 3대 운동과 추가적으로 3-4개의 운동을 통해 확률 100%의 몸을 만드는 이야기입니다. 물론 목표는 1위가 아니라 예선통과입니다.

내츄럴을 위한 몸만들기는 이러한 변인 최소화와 효과의 극대화가 목표입니다.

36. 이론? 실제?

몸만들기에 있어 필요한 내용을 오해하는 것은 결과에 영향을 미칩니다. 보디빌딩이 좋아서 공부를 시작하지만, 이론을 알아갈수록 몸의 발달은 더뎌지게 됩니다. 본인은 다양한 문제를 제기하지만 정작 작은 것 하나 제대로 하지 못합니다. 엄청난 지식보다 기초적인 것을 정확하게 아는 것이 오해를 줄여줄 수 있습니다. 다양한 이론보다 팔굽혀펴기라는 과제를 완전하게 자기 것으로 만드는 것이 훨씬 더 도움이 됩니다. 운동생리학 박사라 할지라도 팔굽혀펴기 같은 기초운동을 5회 정도 한 다음 팔이 덜덜 떨리는 사람은 운동을 이해하기 힘듭니다. 이해하기 힘든 정도가 아니라 운동을 오해하게 되는 것입니다. 아는 게 독이 되는 심각한 상황은 오해에서 비롯됩니다. 모든 것에 이유를 분석하기 시작합니다. 팔굽혀펴기 6개가 안되는 101가지 이유를 알고 있지만 결국 6개를 못합니다. 아무것도 모르고 지도자가 시키는 대로 하면 5개 하던 사람이 한 달 후에 50회를 하게 됩니다. 오해하고 있는 것이 무엇인지 돌아봐야 합니다.

37. 숫자의 중요성

　위에서 수량화의 원칙을 언급한 것처럼 숫자 없는 트레이닝은 상상하기 힘듭니다. 숫자 없이 운동강도를 표현할 수 있을까요? 벤치프레스 어떻게 하니? 라는 질문에 약간 무겁지만 근육통이 올 정도는 아닌 무게로 혹은 힘들지만, 실패 지점은 아닌 정도로 집에 가기 전까지 해요. 라는 답변이 나온다면 어떻게 받아들여야 할까요? 죽을 때까지 열심히 해요. 이렇게 말하는 학생치고 몸 좋아지는 경우를 보기 힘듭니다. 간단명료하면서도 운동강도를 객관화시킬 수 있는 학생은 자기자신의 능력을 객관화시킬 수 있고 그 인지 자체를 통해 몸이 변화될 확률이 매우 높습니다. 초등학교 수업에 나올법한 이런 이야기를 하는 이유는 무엇일까요? 왜냐하면 소위 '느낌'이나 '열심'을 답으로 착각하기 때문입니다. 운동은 트레이닝효과를 위해서 열심히 노력하는 것이 아니라 트레이닝 원칙을 적용하는 것이라고 언급했습니다. 그리고 이 원칙을 적용하기 위해 우리가 사용할 수 있는 도구는 숫자입니다.

　하지만 숫자를 강조하면서 동시에 관련된 문제를 지적하고자 합니다. 운동과 관련해 우리가 가장 흔하게 접하는 숫자는 '8-12회 5세트'입니다. 사실상 매우 중요한 숫자이지만 사람들은 이 숫자 때문에 오류에 빠집니다. 즉 원칙의 이해 없이 숫자에만 매달린 부작용의 예입니다. 150kg의 중량으로 벤치프레스가 가능한 사람이 만약 30kg의 바벨을 가지고 8회 5세트를 한다면 어떻게 될까요? 이런 낮은 수준의 질문을 하는 이유는 많은 사람들이 실수하는 부분이기 때문입니다. 즉 8-12회가 가지고 있는 의미를 고민하지 않고 무조건 8-12회의 반복이 근육성장에 좋다는 착각을 하기 때문입니다. 8-12회의 의미는 150kg이 1RM인 사람이 근육발달을 위한 트레이닝을 할 때 최대무게의 70-80% 즉 100-120kg의 무게를 사용해서 8-12회의 반복을 지속적으로 구성하라는 의미가 담겨있는 것입니다. 이것은 수많은 체육학연구를 통해 검증된 평균치이고 1RM이 동일하다 할지라도 100-120kg의 반복능력 차이에 따라 근육량이 다르다는 것을 검증한 것입니다. 제가 자주 사용하는 20회 10세트 트레이닝의 경우에도 사람들은 숫자에 집착을 해서 20회 10 세트를 꼭 해야 하는 것으로 착각합니다. 즉 숫자가 내포하고 있는 숨은 의미를 이해하는 것이 중요합니다. 20회 10세트의 의미는 최대의 50% 중량으로 반복할 수 있는 평균치입니다. 20과 10은 큰 의미가 없습니다. 18회씩 8세트? 22회씩 11세트? 8회 8세트? 5회 5세트? 모두 나름의 의미가 있고 그러한 숫자가 의미하는 트레이닝이 무엇인지를 이해해야 합니다.

38. 상대와 절대

숫자가 문제를 일으키는 이유는 상대주의 때문입니다. 상대성이론이 변치 않는 기준 때문에 가능하다는 것을 언급한 적이 있습니다. E=MC2라는 공식의 파급효과는 변치 않는 빛의 속도라는 절대적 기준이 있기에 가능했습니다. 몸만들기와 관련한 숫자에서도 마찬가지입니다. 숫자의 절대치가 가진 의미가 존재하는데 그것을 상대적인 것으로 오해해서 트레이닝에 실패하는 것입니다.

지난번에 언급한 8-12회가 최대치의 70-80% 중량이라는 의미를 버리고 최대중량의 30%임에도 8-12회를 하는 어리석음에 대해 이야기한 것처럼 숫자의 절대기준에 대해 고민을 해야 합니다. 우리는 누구나 신장(키)을 가지고 있습니다. 키에 따른 적정 체중 공식 또한 지니고 있습니다. 예를 들어 175cm의 신장을 가지고 있다면 기본체중은 175-100 곱하기 0.9입니다. 대략 70이라고 생각한다면 이것이 절대기준으로 적용되기 시작합니다. 그 숫자가 69이거나 71인 것이 중요한 게 아니라 특정 숫자를 절대기준으로 잡는다는 것 자체가 의미가 있는 것입니다. 그렇다면 8-12회와 어떻게 연결을 시켜야 할까요?

벤치프레스의 경우 위에서 계산한 70이라는 숫자의 1.5배 중량과 8-12회 조합은 매우 잘 어울리는 조합입니다. 논문을 자세히 연구해보면 키가 175cm 정도인 사람이 100kg의 무게로 8-12회 했을 때 근육이 일반인보다 차이 나게 성장하였음을 보고하고 있습니다. 즉 기준체중({키-100} X 0.9)의 1.5배 정도 무게가 최대근력의 70-80%이고 그것을 8-12회 5세트 정도 했을 때 근력 발달에 매우 효과적이라는 기준을 이해해야 합니다. 스쾃이나 데드리프트라면 체중의 2배로 변경해야 할 것입니다. 그렇다면 최대의 60%는? 50%는? 40%는? 90%는? 61은? 62는? 63%는…. 1세트 2세트 3…. 10세트…. 5회 6회 10회…. 20회 30회 50회…?!

이러한 수많은 숫자의 조합에서 길을 잃지 않기 위해서는 몇 가지 절대기준치에 대한 이해가 있어야 합니다. 다른 분들에 비해 많은 Before After 사진을 가지고 있는 제가 감정이나 느낌으로 트레이닝을 했다면 그런 결과를 가져오기 힘들었을 것입니다. 종목과 자신이 가지고 있는 신체적 정보, 단계별 기준치의 조합이 있었기에 가능한 결과물이고 이것이 트레이닝입니다.

39. 겉과 속

겉으로 보이는 것은 전부가 아니지만 겉으로 보이기 위해 내면에 담긴 의미를 이해하는 것 또한 매우 중요합니다. 몸짱 열풍으로 소위 보이는 근육을 중시하는 것에 대한 비난 여론이 일어난 적도 있지만 보이는 것이 중요하지 않은 것은 아닙니다. 특히 건강이라고 부르는 몸의 상태에 대한 의미를 이해하면 더더욱 그렇습니다. 순발력이 매우 좋은 역도 무제한급 챔피언도 건강이 안 좋을 수 있습니다. 그가 무거운 중량을 들어올리는 과제가 아닌 보이는 근육을 드러내야 했다면 그의 건강은 어떻게 변화 되었을까요? 무거운 중량을 들기 위하여 억지로 체중을 늘리는 과정에서 발생했던 혈압이나 당뇨 심장과 혈관, 관절의 문제들이 어떻게 변화될까요? 즉 트레이닝의 패턴이 순발력과 근력 위주에서 근력과 근지구력, 심폐지구력 위주로 변화된다면 그의 몸은 어떤 방향으로 변하게 될까요? 역도선수에게는 물론 보이는 것이 다가 아닐뿐더러 올림픽을 앞둔 무제한급 선수에게 몸짱은 무가치합니다. 그렇다고 해서 몸짱이 가지고 있는 의미를 깎아내릴 필요는 없습니다. 소위 진짜 체력이라던가 실전 등의 단어를 사용해서 건강관련체력 운동을 하는 사람들을 무시하는 경우를 접하게 됩니다. 네츄럴 트레이닝이나 내츄럴 보디빌딩은 정말 긴 싸움입니다. 특히 저처럼 평범한 몸을 지니고 있어서 운동경력 6개월째에 벤치프레스 60kg을 한 회도 못하고 깔려본 경험이 있는 사람은 평생 처음 벤치를 든 날 60kg으로 10회 이상하는 실전 근육을 가진 사람에게 무시당할 만도 하지만 시간이 지나면 110kg으로 10회를 할 수 있게 되는 것입니다. UFC 상위권 선수들의 이야기를 들어보면 제가 평생 들어보지 못한 벤치 150kg을 첫날 체육관에서 든 선수도 있다고 합니다. 이 글은 그런 사람들을 위한 것이 아님을 다시 한번 강조합니다.

1 다음은 2이고 다음은 3 다음은 4입니다. 여기서 말하고자 하는 것은 1 다음에 3을 갈 수 없다는 데에 있습니다. 간혹 1 다음에 6으로 가는 사람이 있습니다. 다행히도 글을 읽고 있는 당신이 상위 1%이고 상위 1% 선수들의 프로그램을 따라 해서 1 다음 6단계 12단계 18단계로 아무런 문제없이 건너뛰며 간다면 트레이닝을 이해하기 힘들 것입니다. 왜냐하면 트레이닝이라는 것은 계단을 한 칸씩 밟아 올라가는 것처럼 각 단계를 거쳐 가는 것이기 때문입니다. 만약 무작정 어려운 운동을 하는데 성공한다면 사실상 트레이닝이라는 것은 필요하지도 않습니다. 즉 당신이 타고난 1%라서 무엇을 해도 몸이 좋아진다면 트레이닝 방법론을 적용할 필요가 없습니다. 오늘 50kg 5회를 드는데 내일 10회가 되고 모레 20회가 된다면야 고민할 필요도 없이 매일 매일 늘려가면 됩니다. 하지만 트레이닝경력 25년 동안 단계를 뛰어넘어가는 사람은 아직 한 번도 만나보지 못했습니다. 간혹 1에서 3 4를 가는 경우는 보지만 5를 못 가서 결국 2를 다시 하게 됩니다. 트레이닝에서 가장 중요한 부분이 무엇이냐 묻는다면 저는 단계라고 말하고 싶습니다. 100kg 1개를 들고 싶다면 거쳐야 할 단계들이 있습니다. 90kg으로 3개 이상을 한다면 확률이 50% 정도 될 것입니다. 거기에 80kg으로 10회 이상 가능하다면 확률이 70% 이상으로 올라갈 것입니다. 그리고 70kg으로 20회가 가능하다면

확률은 80% 정도 될 것입니다. 그리고 90kg으로 3회씩 5세트 가능하고 80kg으로 10회씩 5세트 가능하고 70kg으로 20회 5세트 가능하다면 확률은 90% 정도로 올라갈 것입니다. 이렇게 조건을 완성해가는 것 혹은 조건들을 채워가는 것이 트레이닝입니다. 목표에 연관된 중량들을 변화시켜서 즉 단계를 거쳐서 100kg을 들게 만드는 것이 트레이닝입니다. 타고난 사람들은 그냥 들면 되지 뭐 저렇게 까지 고민하냐고 할지 모르지만 타고나지 않은 내츄럴 빌더들은 단계를 거치지 않고는 절대 벽을 넘지 못합니다. 트레이닝이란 그 단계들을 얼마나 세분화하고 연계시키는가에 승패가 달려있습니다. 왜 지겨운 반복을 시키고 운동을 많이 하는가 질문할 수도 있을지 모릅니다. 하지만 모든 것은 과정입니다. 저도 올림피아 선수처럼 한 종목에 3세트로 끝내고 4종목 정도로 주 1회 트레이닝 하고 싶습니다. 하지만 단계가 올림피아 선수의 단계가 아니기에 그런 트레이닝은 저에게 맞지 않는 옷입니다. 제 단계에 맞는 운동을 할 때 효과성이 증가하고 성공확률이 증가하는 것입니다.

40. 속성코스의 문제점

단계를 밟지 않으면 생기는 문제는 무엇일까요? 속성코스를 좋아하는 한국의 특성상 그동안의 역사가 보여준 교훈을 우리는 잘 알고 있습니다. 성수대교, 삼풍백

화점의 붕괴와 같은 사고들... 간혹 팔굽혀펴기 100개를 못하는 창피한 체대생들이 수두룩하게 있었습니다. 하지만 일반인들도 한 학기 정도 기간이면 100회를 성공합니다. 비결은 단계를 밟는 것입니다. 1칸에서 100개를 못하면 2칸 못하면 3칸 4칸 여자들이 하는 6칸에서부터 시작하는 것입니다. 첫날 80개를 해도 여전히 90개에서 100개 벽을 넘지 못하는 학생의 문제는 2칸 100개를 안했거나 못했기 때문입니다. 2칸이 안된다면 3칸, 3칸이 안된다면 4칸을 하면 됩니다. 물론 지겨운 과정이고 남자가 허리 높이에서 팔굽혀펴기를 하는 것이 창피할 수도 있습니다. 여자보다 개수를 못하면 창피하기도 할 것입니다. 하지만 1칸에서 진땀을 흘리며 아무리 노력해봐야 단계를 거치지 않으면 결국은 장기간으로 볼 때 더딘 성장을 경험할 것입니다. 저는 지난 25년 동안 수도 없이 단계를 건너뛰기 위한 비법을 연구했습니다. 해외논문이나 잡지 등을 수십 권 구매해서 연구 또 연구했습니다. 주변에 있는 특기생들을 따라잡기 위해서는 단계를 뛰어넘는 비법이 필요했기 때문입니다. 결과는 뛰어넘은 부분을 채우기 위해서는 결국 처음으로 다시 돌아가야 한다는 것입니다. 답은 비결이 없다는 것을 인정하는 것입니다. 지금은 트레이닝 방법론의 고급화 시대입니다. 정말 많은 스터디와 자격증 과정을 통해 엄청난 고급 지식을 공유하고 있습니다. 세계 1위 선수의 운동과 영양노하우도 스마트폰으로 금방 찾을 수 있습니다. 하지만 자신의 길에서 단계를 밟아가는 기본적인 부분을 놓치는 것을 자주 봅니다. 1에 서 있다면 2에 집중해야 합니다. 47은 언젠가 밟을 자리겠지만 지금 그것에 정신이 팔려 있다보면 4도 가지 못할 것입니다. 결국 약물을 하는 이유도 남들보다 빨리 가기 위해서가 아닐까요?

 남들이 거치는 단계를 뛰어넘어 가보려고 하지만 그런 사람은 모든 단계를 거친 사람보다 좋은 트레이너가 되기는 힘들 것입니다. 단기간에 좋은 결과를 가져올 수 있는 방법보다는 장기간에 걸쳐 트레이닝을 몸으로 느끼고 경험할 수 있는 한 단계 한 단계를 모두 경험하는 트레이닝을 함께 하고 싶습니다. 모든 단계를 거치는 유익이 두세 칸씩 건너뛰어 설령 먼저 도달하지 못할지라도 더 큰 유익이 있음을 믿습니다.

41. 인바디를 통한 평가의 문제점

 대부분의 트레이너들이 인바디로 측정을 한 다음 그 자료를 가지고 평가합니다. 예전에 다른 센터에서 5년간 피티를 받고 저에게 온 청년이 있었습니다. 5년이나 PT를 받는데 변화가 없어서 고민 끝에 저를 찾아왔습니다. 이유를 분석해보니 정말 간단했습니다. 평가에 문제가 있었습니다. 매주 인바디 체크를 했지만 구체적인 체력 평가를 하지 않았던 것입니다. 트레이닝이라는 것은 평가와 처방의 반복입니다. 그 뿐 아니라 트레이닝은 평가를 통해 그 이면의 문제까지 유추해야 합니다. 이를 위해서는 다양한 평가를 통해 대상자를 파악해야 합니다. 초보자라면 간단한 4—5가지 테스트를 통해 강도를 설정하고 강도를 기준으로 세트와 휴식을 조절하며 대상자의 반응을 살펴야 합니다. 체력의 요소를 나누자면 한도 끝도 없습니다. 100가지 검사를 해도 전체를 파악하는 것은 어려운 일입니다. 따라서 대표성을 가질 수 있는 검사를 실시해야 합니다. 종합적인 평가가 가능한 평가도구를 사용하는 것이 중요한 것입니다. 아무리 어려운 검사라 할지라도 대상자의 극히 일부만 파악한다면 100% 정확한 검사라도 무가치할 수 있습니다. 몸만들기를 해야 하는데 흉쇄유돌근의 정확한 근육량을 1%의 오차도 없이 측정한다고 해서 도움이 되는 것이 아닙니다. 무엇을 검사할 것인가 어떠한 평가지표를 사용할 것 인가는 그래서 중요한 문제입니다. 이 사람이 초보자인지 중급자인지 경험이 어느 정도 인지를 파악하는 것이 중요합니다. 경력은 어떻게 되고 운동 중에서 어떤 경험을 했는가를 문답으로 평가해야 합니다. 그 후에는 그것을 토대로 평가항목을 결정해야 합니다. 트레이너도 운동 전반에 대한 지식과 생리학에 대한 이해 그리고 자신의 몸만들기 경험과 체력의 단계적 기준을 통해 대상자와 대화를 하면 선문답 같은 테스트임에도 불구하고 그의 문제를 정확하게 파악하고 가야 할 길을 제시해줄 수 있습니다. 소위 '몸꽝 만들기 프로젝트'입니다. 몸에 어떠한 문제가 있는가를 정확한 지표에 의해서 판단하고 평가해야 합니다. 체성분검사를 통해 문제를 드러내려고 하는 것은 억지입니다. 좋고 나쁘고 운동을 하고 안하고의 문제로 회원들을 평가하며 체성분검사를 통해 몸이 나쁘다고 단정 짓는 것입니다. 체력 평가는 좋고 나쁘고의 문제가 아닙니다. 당신의 체력 수준은 지금 이 정도 수준 입니다를 객관적이고 명확하게 보여주면 됩니다. 그 평가에 의해 자신을 절대기준에 대입하고 나아갈 방향을 설정하는 것이 트레이닝입니다. 그래서 수많은 사람들이 연구를 통해 인간의 근력과 근지구력을 평가할 수 있는 대표적인 종목들을 알아낸 것입니다.

벤치프레스(팔굽혀펴기) 데드리프트 스쿼트 턱걸이 윗몸일으키기 이 5가지 동작이 인간의 건강관련체력 중에서 근력과 근지구력 평가에 대표성을 지닐 수 있는 도구입니다. 1970년대에 연구가 마무리된 몇 가지가 있는데 건강관련체력이 근력 근지구력 심폐지구력 이라는 것, 3대 운동의 정립(근력을 대표할 수 있는 3가지 운동), 3대 영양소의 균형의 중요성, 이 3가지는 40년 전 미국의 수많은 연구진들에 의하여 연구가 마무리되고 이 자료들을 기준으로 하는 수많은 양질의 자료들이 넘쳐납니다. 이것을 활용하여 평가를 하는 것이 가장 안전합니다. 4-50년간 수많은 시행착오와 노력을 통해 수많은 데이터를 쏟아냈고 우리는 알파고처럼 그 많은 데이터를 정리해서 필요한 곳에 대입하면 됩니다. 객관적 자료의 다양성은 이미 알파고를 통해 입증되었습니다. 귀납적 시스템인 딥러닝을 활용하여 다양한 자료의 객관화를 통해 상황에 대입하는 단순한 작업이 세계적인 기사를 꺾는 이변을 만들어냈습니다. 우리가 살고 있는 시대는 이미 만들어진 자료를 활용해야 하는 시대입니다. 그것은 지금까지 나온 것을 어떻게 활용하는가에 따라 더 새로워질 수 있는 정보의 시대입니다. 트레이닝도 마찬가지입니다. 이미 수많은 연구를 통해 검증된 것들부터 완파해야 합니다. 새로운 트렌드가, 유행처럼 나오는 신지식이 나에게 유용하기 위해서는 기존 지표에 대한 마스터가 우선입니다.

42. 중량운동의 진정한 의미

필요한 것은 약이 되지만 넘치면 독이 된다는 것은 지극히 상식적인 이야기입니다. 필요할 때 적재적소에 쓰이면 유용하지만 필요 없을 때는 무용지물입니다. 운동에서 나에게 필요한 것이 무엇인지 인식하지 못하면 좋은 운동이 될 수 없습니다. 체력 평가를 통해 자신의 단계를 정확하게 인식하는 것을 통해 우리에게 필요한 것이 무엇인가를 인식해야 합니다.

중량운동 (weight training)은 weight resistance movement(중량 저항 운동)의 약어입니다. 중량운동이 필요하다는 것의 의미는 무엇일까요? 왜 많은 사람들이 중량운동이라는 명칭을 사용하고 있는 것일까요? 중량으로 저항을 가해야 하는 당위성이 있기 때문입니다. 즉 중량으로 저항을 주지 않으면 문제가 있다는 것입니다. 팔굽혀펴기를 10회씩 5세트만 해도 엄청난 근육통이 있었는데 100회씩 5세트를 해도 숨은 차지만 근육통이 없는 순간이 옵니다. 앉았다 일어서기를 30-40회만 빈 몸으로 해도 다음날 다리가 아팠는데 수천 번을 해도 근육통이 생기지 않는 시점이 옵니다. 이것이 바로 중량 저항 운동이 탄생하게 된 이유입니다. 즉 중량 저항 운동이 없으면 안되는 상황이 존재하기 때문입니다. 그런데 이런 상황에 이르지 않은 사람이 중량 저항 운동을 하면 어떻게 될까요? 그런 사람들은 곧바로 벽에 가로막히게 됩니다. 수많은 선수들을 인터뷰해보면 어릴 때 팔굽혀펴기나 철봉 등 맨몸운동을 많이 했던 경험을 가진 사람이 대부분입니다. 그리고 대부분의 트레이너들은 체대 출신이고 체대 입시 과정을 통해 맨몸운동을 수도 없이 경험합니다.

　하지만 일반인들은 그러한 과정 없이 중량운동을 하며 몸에 무리를 가하게 되고 필요 없는 것을 억지로 하기에 효과도 떨어지게 됩니다. 2011년 11학번 학생들이 입학했을 때 보디빌딩 전공수업의 인원수가 초과해 1학년에게 벤치프레스의 기회를 주지 않았습니다. 1학년은 팔굽혀펴기 50회10 세트를 하는 사람만 벤치프레스를 할 수 있는 기회를 주기로 했고 2, 3, 4학년들에 벤치의 기회가 주어졌습니다. 기말고사 결과 50회 10세트 면허를 취득하고 벤치를 입문한 1학년이 어설프게 벤치만 했던 2, 3, 4학년 학생들보다 우월한 몸을 보여줬습니다. 그래서 지금도 11학번에 몸이 좋은 학생이 많습니다. 팔굽혀펴기를 50회 10세트 정도 할 수 있다면 정말 비효율적인 트레이닝입니다. 숨은 차지만 근육에 자극은 크지 않습니다. 그때가 타이밍입니다. 그때부터는 중량으로 저항을 줘야 합니다.

43. 40kg 10회 VS 120kg 10회

 몸만들기에서는 기준이 중요한데 두 가지로 분류할 수 있습니다. 절대적 기준과 상대적 기준입니다. 이 두 가지를 이해 못하면 트레이닝을 혼동하기 마련입니다. 운동강도는 중량, 반복, 세트, 빈도, 동작속도, 가동범위라는 변인들의 합입니다. 운동강도를 정확하게 표현하기 위해서는 이러한 강도의 이해가 필요합니다. 운동강도의 기준이 존재하고 그 기준이 두 가지로 분류되는 것입니다. 벤치프레스를 예로 설명하겠습니다. 50kg 10회 가능한 두 사람의 예입니다.

50kg 10회 5세트 총 50회를 2분 간격 완전 반복 주3일 가능한 A
50kg 10회 5세트 총 50회를 20초 간격 완전 반복 주6일 가능한 B

이 두 사람의 차이는 절대적 기준이 아니라 상대적 기

준의 차이입니다. 이런 차이 때문에 B의 몸이 두 사람 중에 더 좋을 것입니다. 이러한 상대적 차이는 일회성 운동강도와 주당 운동량을 포함한 개념입니다. 이런 것을 소위 보디빌딩 테크닉이라고 부릅니다. 이처럼 보디빌딩에서는 똑같은 중량으로 다른 몸을 만들 수 있는 것을 다룹니다. 왜냐하면 일정 기간 트레이닝을 하게 되면 절대적인 기준에 도달하기 때문입니다. 키 174cm 정도의 평균신장을 지닌 남성의 경우 벤치프레스 120kg 7-10회 정도까지는 평균적으로 도달합니다. 사실상 상대적 강도보다 중요한 것은 절대적 강도입니다. 40kg 10회하는 10000명 중 가장 몸 좋은 사람이 120kg 10회 가능한 10,000명 중 최하위보다 몸이 좋을 수 없다는 것입니다. 이러한 절대적 강도의 우선성을 이해 못 하면 상대적 강도만 신경을 쓰는 실수를 하게 됩니다. 얼마 전 리프팅 식이 아닌 보디빌딩식의 절제된 동작으로 수행하는 한 선수의 260kg 스쿼트 동영상을 보고 감탄했던 적이 있습니다. 만약 절대치는 무시한 채 80kg의 중량으로 동작을 흉내 내면서 그 선수가 지닌 엄청난 다리근육을 원한다면 그것은 무리입니다. 벌크업을 한다며 본인에게 상대적으로 무거운 80kg을 5회 5세트 운동하는 사람들을 자주 접합니다. 덩어리를 키우기 위해 고중량으로 한다고는 하지만 고중량의 개념은 상대적인 것이 아님을 모르는 것입니다. 초보자가 벌크업이 가능하다고 생각하는 것 자체가 난센스입니다. 그런 멋진 자세가 아니더라도 즉 상대적 강도는 떨어지더라도 260kg을 들 수 있어야 즉 절대적 강도는 비슷하게 맞춰야 합니다. 절대적 강도를 확보하지 못하면 비교 자체가 불가능합니다. 그래서 트레이닝의 주기화가 필요한 것입니다. 절대적 강도를 목표로 설정하는 기간과 상대적 강도를 목표로 설정하는 주기가 주기화의 기본 틀이 되어야 합니다. 트레이닝의 초점이 절대적 강도에 있는가 상대적 강도에 있는가에 따라 트레이닝은 달라질 수 있습니다. 절대적 강도와 상대적 강도 둘 다 끝없이 늘지는 않습니다. 두 가지를 번갈아 가며 채워야 하는 것입니다.

 몸에 비해서 힘이 좋다면 힘에 걸맞은 몸을 만드는데 노력하고 반대로 힘에 비해 몸이 좋다면 힘을 늘리는 것에 집중해야 합니다. 결국 자신의 부족한 부분을 채운다는 개념을 강도의 절대성과 상대성으로 이해해서 접근해야 객관적인 트레이닝이 가능한 것입니다.

44. 네츄럴의 믿음

 약물을 한 사람들이 얻게 되는 근성장의 반응이 얼마나 빠른지는 알지 못합니다. 하지만 네츄럴에게는 시간이라는 소중한 자원이 있습니다. 즉각적인 변화가 없더라도 변하지 않고 묵묵하게 운동할 수 있는 이유는 믿음이 있기 때문입니다. 믿음은 인간에게 중요한 부분입니다. 다른 영장류의 동물들 중에서 어린아이보다 지능이 높은 동물들은 흔합니다. 하지만 믿음이 있는 동물은 없습니다. 보이지 않는 것에 대해 인식하고 그것을 인지한다는 것은 인간이 아니면 불가능한 작업입니다. 인간의 믿음에 대해 대표적으로 보여줄 수 있는 것 중의 하나가 바로 운동입니다. 만약 운동 3-4일 후 눈에 보일 정도로 몸이 변한다면 몸만들기에 실패할 사람은 없을 것입니다. 다이어트를 위해 닭가슴살과 고구마를 먹는데 좀처럼 복근은 나오지 않습니다. 3주 정도가 지나고 나니 그제야 되는구나라는 생각이 듭니다. 100kg 벤치를 드는 사람들을 동경해 오다가 100kg 10개를 했는데 원하던 몸이 아닙니다. 100kg 10개를 처음 한 그날 바로 몸이 나오지 않기 때문입니다. 100kg 10개를 처음 한 날과 그 수행능력을 10년 유지한 사람의 몸은 다릅니다. 이것이 내츄럴 보디빌딩만의 매력이자 단점입니다. 20대에 몇 년 운동하고 약물 해서 엄청난 몸을 만드는 사람들을 자주 보게 됩니다. 하지만 변하지 않는 몸을 보는 것이 아니라, 보이지 않는 미래의 변화를 위해 묵묵히 운동하는 내츄럴 보디빌딩의 매력과는 비교할 수 없습니다. 보이지 않는 것을 기다리며 운동초기에 나타난 것과 같은 Before, After가 더 이상 나타나지 않지만 묵묵히 앞으로 가는 것, 이것이 바로 우리가 가져야 할 믿음입니다.

45. 선수들의 고등부 프로그램

 많은 사람들이 보디빌더의 운동을 따라 합니다. 보디빌더를 따라 하는 이유는 그들과 같은 몸을 갖고 싶고 닮고 싶기 때문입니다. 하지만 보디빌더의 패션이나 콧수염, 운동화를 똑같이 한다고 해서 똑같은 몸이 되는 것은 아닙니다. 만약 A라는 보디빌더처럼 되고 싶다면 흉내 내기를 그쳐야 합니다. 당장 짐을 싸서 A에게 찾아가 그에게 지도를 받아야 합니다. 그에게 순종해야 합니다. 그의 지금 운동법을 흉내 내는 것이 아니라 그가 거쳐왔던 단계에 따라 그가 거쳐 왔던 길을 가야만 합니다. 제가 2015년 미스터 크리스천 대회에서 1위를 했을 때 증거하고 싶었던 것은 우수선수의 고등부 시절을 패러디 하는 것이었습니다. 저의 후배이면서 세계적인 보디빌더인 강경원 선수의 고등학교 시절을 거치지 않고 지금 그의 단계에 간다는 것은 어리석은 일입니다. 저에게는 인천대에 입학했던 우수선수들의 고등부 시절에 대한 인터뷰자료가 있습니다. 지도자 생활을 하는 저의 가장 큰 재산입니다. 시합에 출전하는 초보 선수들이 인터넷에 올라온 강경원 선수의 현재 운동프로그램으로 모두 운동하고 있지만 저는 그의 고등부 시절 프로그램으로 시합에 도전했습니다.
 분할도 없고 아무것도 몰라서 무조건 열심히 했다는 그때의 프로그램을 응용해 분할 없이 한 부위에 1시간씩 전 부위를 했습니다. 저는 그의 고등부 시절을 경험하고 싶었고 그가 고등부에서 1위를 거쳐 지금의 자리에 왔기에 그 길을 시도하고 싶었습니다. 보디빌딩을 공부해서 박사학위까지 따고 수많은 외국자료와 외국 선수들을 흉내 내왔지만, 저의 성적은 예선통과를 하면 다행일 만큼 초라했습니다. 보디빌딩 흉내 내기의 결과는 결국 시합도 나가지 못하는 겁쟁이로 만들어 버렸습니다.

보디빌딩은 멋을 내는 것이 아니라 몸의 변화를 의미합니다. 지금 운동을 하는 이유가 몸의 변화를 위함을 잊어버리면 몸은 점점 안 좋아지는데도 화려한 동작과 많은 중량을 자랑하는 자신의 모습에 만족하게 됩니다. 2006년 박사과정 중에는 하루에 한 부위씩 나름 일반인들이 보면 놀라는 중량을 들며 운동했습니다. 그때 한 학생이 저에게 말했습니다. "일반인 몸짱 사진을 올리는 사이트가 있는데 거기 위클리멤버되면 보충제를 준대요." 저는 당연히 체육 전공자이고 도리안의 등 운동과 플렉스휠러의 다리운동, 숀 레이의 가슴 운동을 마스터했기에 너무 쉬운 과제라고 생각했습니다. 그런데 막상 사진을 찍어보니 일반인들이 열심히 운동해서 올린 몸 보다 못한 것을 보게 되었습니다. 시합이야 다이어트해서 어떻게든 나가겠지만 평소에 일반인들이 운동하며 올리는 사진보다 못한 나를 발견한다는 것은 쉽게 받아들일 수 없었습니다. 항상 다이어트만 하면 선명해진다는 허풍만 늘어놓았을 뿐 저의 몸은 일반인들이 시간을 쪼개어 열심히 운동하는 것 보다도 못했습니다.

체력 평가 > 부족한 부분의 인식 > 운동처방을 통한 회복 > 꾸준한 관리 > d day(시합 or 촬영)

세상은 보이는 것이 다가 아니라고 말합니다. 속근육이다 뭐다 하면서 보이는 것 보다 중요한 것이 있다고 말합니다. 하지만 보이는 것은 무시하면서 보이는 것 보다 중요한 것이 있다고 한다면 그것은 본질을 잃은 것입니다. 보이는 것이 다가 아닙니다. 하지만 보이는 것이 중요하기 때문에 보이지 않는 것의 중요성은 더욱 커지는 것입니다. 보이는 것이 무가치하다고 한다면 보이지 않는 것의 가치도 원래 가치를 잃게 됩니다. 몸은 눈에는 보이지 않지만 장기간에 걸친 운동강도의 합입니다. 몸을 무시하고 보이지 않는 것만 중요하다고 생각한다면 매우 중요한 지표를 잃어버리는 것입니다.

46. 네츄럴의 가치관

 인간에게는 가치관이라는 것이 있습니다. 어떤 가치를 두고 살아가는가에 따라 인생이 결정된다고 해도 과언이 아닙니다. 결정의 순간에서 선택은 자신의 가치관에 따라 결정됩니다. 몸만들기에서 약물을 선택하는 것도 가치관의 차이입니다. 어떤 가치를 가지고 몸만들기를 하는가에 따라 불법 약물을 선택하기도 하고 수년에 걸쳐서 몸만들기에 도전하는 지루한 여행을 떠나기도 합니다.

우리의 눈에 보여지는 것은 엄밀히 말하면 보이지 않는 것에서 기인합니다. 다른 말로 눈에 보이는 근육은 이를 뒷받침하는 수행능력에 기인합니다. 이 두 가지는 서로 떼어놓고 생각할 수 없는 관계입니다. 하지만 사람들은 두 가지의 관계를 보지 못하고 한 가지에만 매달립니다. 즉 육체적인 것, 눈에 보이는 것만 좇으면 문제가 생깁니다. 수행능력만 중요하다고 생각해도 마찬가지입니다. 이처럼 극단적인 상태는 결국 건강하지 못한 것입니다.

보디빌딩 전국체전선수들을 예로 들겠습니다. 그들은 엄청난 수행능력을 지니고 있습니다. 그들의 노력이 눈에 훤히 보일 정도의 근육을 가졌음에도 불구하고 그들의 트레이닝을 보면 엄청난 수행능력에 더 놀라게 됩니다. 약물 하는 보디빌더들이야 상상을 초월하는 무거운 무게의 숄더프레스나 레그프레스를 미는 장면이 보이지만 전국체전선수들은 엄격한 자세로 수많은 반복과 세트 수를 수행합니다. 크로스핏 세계대회를 보아도 마찬가지입니다. 그들의 목적은 수행능력입니다. 수행능력을 올리기 위해 총력을 다합니다. 하지만 그들의 몸을 보면 엄청난 근육질의 몸과 낮은 체지방을 지니고 있습니다. 어설픈 보디빌더는 수행능력을 무시하고 보이는 것만 추구하다가 결국 2류에 머물게 됩니다. 어설픈 크로스 피터는 보이는 것을 무시하고 수행능력만 추구하다가 결국 2류에 머물게 됩니다. 우리에게 필요한 것은 균형입니다. 이 균형은 보이는 근육과 운동강도가 똑같이 중요하다고 생각할 때 오는 균형이 아니라 운동강도가 중요하다는 것을 인식할 때 균형이 생깁니다. 보이는 근육은 운동강도의 점진적 증가에 의한 결과물이라는 것을 인식할 때 건강한 방향으로 가게 됩니다. 즉 인과관계를 볼 수 있는 눈이 있어야 합니다. 운동강도만 중요하다거나 외적인 것만 중요한 것은 애당초 존재하지 않습니다. 연관된 톱니바퀴를 따로 떼어내는 실수는 이제 중단해야 합니다. 가치관의 형성은 여러 가지 중에서 한 가지만을 선택하는 것이 아닙니다. 많은 사람들이 선과 악 중 하나를 선택해야 하는 속임수에 빠져 살고 있습니다. 모든 것은 연결되어있고 그것의 균형을 찾아갈 수 있도록 눈을 열어야 합니다. 둘 중 하나를 선택해야 한다는 강박관념에서 벗어나 전체를 바라볼 때 우리가 원하는 진정한 몸만들기를 향해 나아갈 수 있습니다.

47. 권위적 트레이닝의 한계

 트레이닝의 존재 이유는 원칙에 충실하고 변치 않는 기준에 충실할 때 트레이닝의 결과가 도출되기 때문입니다. 즉 원인과 결과 사이에 변인들이 있는데 어떠한 변인을 가했을 때 몸이 변하는가를 고민하고 그러한 변인의 조합을 통해 운동강도 만들어내는 것입니다. 만약 이러한 트레이닝의 힘을 모르는 사람은 막연히 무서운 트레이너가 있으면 변화가 가능하다고 생각합니다. 무섭게 하면 혹은 억지로라도 하면 좋아진다는 식으로 무식함을 정당화합니다. 체대 애들은 좀 맞아야 된다는 식의 생각 등등. 만약에 조금이라도 변화가 생긴다면 그것은 폭력 때문이 아니라 그러한 방식 속에도 원칙이 숨어있었기 때문입니다. 만약 폭력이 가장 중요한 변인이라면 히딩크보다 독재자가 감독을 했을 때 좋은 성적이 나와야 합니다. 물론 축구에 대해 아무것도 모르는 두 사람이라면 무서운 사람이 시키는 것이 효과적일 수도 있습니다. 하지만 본질은 그것이 아닙니다. 내가 왜 변화되었는가를 알기 위해서는 변인을 정확하게 이해해야 합니다. 즉 몸의 변화는 운동강도의 변화이고 운동강도라는 것은 중량, 반복, 종목, 반복 속도, 빈도. 가동범위, 세트의 합이라는 것을 이해해야 합니다. 이러한 변인의 조합인 운동강도에서 어떤 변인을 공략할 것인가를 고민하는 것이 트레이너의 임무입니다. 무조건 한 개 더를 외치고 억지로 한 개 더 시키는 것이 트레이너가 아닙니다. 소리 한 번 안 지르고 억지로 안 시켜도 변화를 일으킬 수 있습니다. 인류의 역사를 변화시킨 것은 억압과 폭력이 아니라 사랑과 용서입니다. 권위적이고 억지스러운 방식은 한계가 있습니다. 아니 부작용에 시달리게 될 것입니다. 억지로 해서 일정 수준까지 올라갈 수 있을지는 몰라도 결코 기적을 경험할 수는 없습니다. 우리 삶 속에는 기적이 존재합니다. 내가 변치 않는 원칙 안에 서서 그 원칙을 적용하다 보면 보이지 않는 힘이 나를 이끌어감을 느낍니다. 경제학자들은 보이지 않는 손이라고 표현하기도 하고 사회학자들도 생명력 있는 사회라고 표현하기도 합니다. 불교에서는 살아있는 진리라고 표현 하기도 합니다. 변치 않는 기준을 고민하고 그 기준에 근거해서 살아갈 때 자유함이 생깁니다. 눈에 보이는 것이 아니라 보이지 않는 운동강도의 합이 몸을 변화 시키는 것처럼 우리를 변화시키는 것은 단순하게 눈에 보이는 것이 아닙니다.

48. 객관화의 중요성

 아무리 유명한 안경사라 할지라도 시력검사의 객관성이 결여된다면 정확한 렌즈를 만들 수 없습니다. 세상에서 가장 정밀한 검사를 했다 하더라도 그것이 주관적인 지표라면 그것을 사용하기 힘든 자료가 됩니다. 운동을 처음 배우러 오는 경우 팔굽혀펴기 테스트를 시킵니다. 하지만 자신이 어느 정도 할 수 있는가를 정확하게 인지하고 있는 경우는 매우 드뭅니다. 그 이유는 어느 정도 높이에서 어느 정도 속도로 어떤 동작으로 하는가를 측정해보지 않았기 때문입니다. 제가 사용하는 방법은 스마트폰 앱에 있는 메트로놈을 이용한 팔굽혀펴기 테스트입니다. 30 bpm(분당 30개의 속도 즉 2초에 한 번의 동작을 완료하는 속도)으로 테스트를 해서 객관적 지표를 형성하는 것입니다. 이처럼 트레이닝의 기본은 객관적인 지표형성 그리고 그것을 통한 평가와 처방이 되어야 합니다. 기준이 불분명하면 평가가 안되고 평가가 되지 않으면 처방도 불확실해집니다. 당연히 결과도 불확실하게 나타나게 됩니다. 운동을 막연하게 객관적인 평가 없이 잘할 수 있다고 생각하는 사람에게 남는 것 하나는 '열심'입니다. 열심히 하면 되겠지 이렇게 열심히 하는데 안되면 말이 안된다고 생각하고 그러다 보면 난 잘못이 없고 분명 문제는 외부에 있다고 결론을 내립니다. 그리고 그 결론이 약물 없이는 안 된다는 유혹으로 변질됩니다. 자신이 객관적인 지표 없이 무조건 열심히 했기 때문에 효과가 없었던 것을 약물이 없어서 그런 것으로 착각하게 됩니다. 이것은 과학적 트레이닝의 결과가 아닙니다.

 내츄럴 트레이닝은 자신의 부위별 능력을 평가할 객관적인 지표를 개발하여 정확하게 평가하고 운동강도를 증가시키기 위한 다각적인 노력이 있어야 가능합니다. 그래서 진짜 운동을 안 하고 약물만을 의존한 사람들이 주장하는 단어가 '열심'입니다. 나도 열심히 했으니 알아달라는 것입니다. 하지만 그것은 트레이닝의 본질을 망각한 것입니다. 약물을 하는 선수 중에 본질을 아는 선수도 분명 있습니다. 몇몇 선수들과의 인터뷰 혹은 대화를 보면 본질을 적용했지만, 어느 정도 한계를 느끼고 그것을 넘기 위해 도전한다는 것입니다. 하지만 이러한 과정 없이 약물에 의존한 빌더들은 막연히 나도 열심히 했는데라는 변명 아닌 변명을 하게 됩니다. 약물을 하고 안하고는 개인의 선택이지만 트레이닝의 객관화된 지표를 통한 평가와 처방이 없다는 것은 트레이닝의 본질을 훼손시킨다는 것을 알아야 합니다.

49. 당신은 HIT를 할 수 있습니까?

HIT는 high intensity training의 약자로 고강도 트레이닝을 의미합니다. 트레이닝의 목적은 객관적인 평가를 통해 운동강도를 산출하고 그것을 점진적으로 증가시키는 것입니다. 즉 모든 트레이닝이 강도를 높이기 위한 고강도 트레이닝이지만 HIT의 개념은 그 강도를 시간당 강도 개념으로 양을 줄이는 대신 밀도를 높이려는 것입니다. 100kg으로 10회씩 5세트 하는 운동을 100kg으로 25개를 한 번에 몰아서 수행하는 방식입니다. 물론 HIT가 이렇게 단순한 방식은 아닙니다. 1980년대 노틸러스라는 기구회사가 신제품을 출시하면서 고강도 훈련에 적합한 웨이트머신을 출시했습니다. 그 기구들의 특징은 기존 웨이트 머신에 비해 육중하며 와이어보다는 체인을 이용해 강도 높은 중량을 쉽게 다룰 수 있게 만들었습니다. 마이크 멘져선수와 합작하여 책을 출판하고 다양한 프로그램을 연구했습니다. 디센딩세트라던가 노틸러스 머신의 장점을 이용하여 중량을 바로바로 변경시키면서 강한 자극을 이끌어내는 트레이닝을 진행했습니다. 예를 들면 100kg 벤치프레스를 10회 한 후 바로 95kg으로 10회, 90kg으로 10회, 85kg으로 10회를 이어가는 방식입니다. 이렇게 몰아치면 한 세트 안에 4-5개의 세트가 들어가고 단시간 안에 근력을 소진시키는 효과를 가져오게 됩니다. 전체 들어 올리는 중량은 100kg으로 40회 한 것보다 적지만 빈도가 줄어들면서 오히려 강도를 증가시키는 효과를 노리는 것입니다. 하지만 이러한 트레이닝은 체력 회복 능력과 최대산소섭취량이 높아야 가능합니다.

보디빌딩이 아시안게임시범종목에 선정되었을 때 보디빌딩 선수들이 태릉선수촌에서 체력 평가를 받은 적이 있습니다. 그때 선수들에게 나타난 두드러진 특징이 전체종목 중 최상위권에 속한 최대산소 섭취량이었습니다. 이것은 심폐지구력의 평가항목입니다. 역도나 투기종목선수들에 비해서 근력이나 근지구력 수준은 비슷한데 다른 점이 바로 최대산소섭취량이었습니다. 근육의 강도는 운동강도와 비례한다는 이론이 맞다면 HIT의 이론도 정확하게 들어맞게 되는 사건이었습니다. 제가 내린 결론은 운동경력이 일정 수준 되면 근력 수준은 비슷해집니다. 운동 10년 해서 벤치 120-130kg을 못 드는 사람은 없습니다. 하지만 몸의 강도는 천차만별입니다. 전국체전 급 선수들의 운동을 보고 느낀 것은 짧은 빈도와 몰아치는 집중력이었습니다. 이것을 생화학적으로 되돌린다면 동일 근력에서 심폐지구력 즉 최대산소섭취량의 차이에서 기인한다고 볼 수 있습니다.

 이렇게 단위 시간당 운동강도를 높이는 것에 집중하게 되면 상대적으로 운동량이 줄어들게 됩니다. 이러한 강도에서 운동량이 줄어들지 않을 수 있는 사람은 일반인보다 높은 최대산소섭취량을 지닌 사람 이외에는 불가능합니다. 시합에 자주 나가는 선수가 왜 몸이 빨리 좋아질까요? 여러 가지 이유가 있겠지만 저는 유산소운동에 있다고 봅니다. 체중을 맞추기 위해 유산소성 트레이닝을 해서 최대산소섭취량이 증가되고 결국 단위 시간당 운동강도를 증가시킬 수 있는 베이스가 만들어지게 되는 것입니다. 단위 시간당 운동강도의 증가를 이루면서 운동량을 떨어뜨리지 않을 수 있는 체력을 갖게 된 사람들이 바로 우리가 전국체전에서 만나볼 수 있는 영웅들입니다. 주기적으로 약물검사를 하면서 이러한 엄청난 몸을 보여주는 선수를 존경하지 않을 수 없습니다. 엄청난 단위 시간당 강도와 많은 운동량을 동시에 유지하는 선수들의 트레이닝을 보면 존경하지 않을 수 없습니다. 이러한 것이 약물의 도움 없이 이루어지기 위해서는 거의 기적과 같은 고된 과정이 필요합니다. 약물 해서 이러한 과정 없이 몸을 만드는 선수들을 존경할 수 없는 이유도 동일합니다.

 그래서 주기화의 중요성이 또 다시 강조가 됩니다. 유산소운동을 많이 하면 근력은 떨어지게 됩니다. 그래서 비시즌에는 근력 트레이닝 위주로 강도 높은 훈련을 해야 하는데 시합을 준비하면서 증가된 일정 수준 이상의 심폐 능력이 있는 사람이 유리하고 이러한 과정의 반복은 결국 전체적인 강도 증가에 긍정적인 영향을 끼치게 되는 것입니다. 즉 서로에게 해가 되는 트레이닝이 시너지를 얻어 서로에게 도움을 주는 주기화가 이루어지는 것입니다. 하지만 초보자에게 이러한 HIT는 사실상 무의미합니다. 근력도 심폐 능력도 부족한 시점에서 이러한 연관된 트레이닝이 시너지를 낸다는 것은 불가능합니다. 초보자가 선택해야 할 것은 이것도 저것도 아닌 근지구력입니다. 심폐 능력을 키우기에는 근지구력이 부족하고 근력을 발휘하기엔 근지구력이 부족한 사람을 가리켜 초보자라고 부릅니다. 고강도 훈련은 우리가 목적지로 삼아야 할 지점입니다. 하지만 목적지가 고강도 훈련이라고 해서 시작도 고강도 훈련처럼 해야 하는 것은 아닙니다. 정확한 목적을 바라보며 단계를 밟는 노력이 필요합니다.

50. 연결고리

 운동을 많이 하는 것은 중요합니다. 하지만 이 기준은 최선의 강도를 도출하면서 할 수 있는 최대한의 양을 의미합니다. 100kg 스쿼트 최대테스트에서 26개가 가능한 사람이 20회씩 5세트 하는 것은 상식적입니다. 하지만 100kg 26회 가능한 사람이 60kg 10회씩 20세트를 한다면 아무리 총량이 많다고 해도 운동이 될까요? 운동이 될 수는 있겠지만 시간 낭비와 강도의 저하는 막을 수 없습니다. 하지만 집중력이 약해서 100kg 20회 5세트를 수행하지 못한다면 욕심을 버리고 100kg 12회 10세트부터 시작하는 것은 다른 문제입니다. 운동 수행능력은 톱니바퀴처럼 다양하게 연결되어있기 때문입니다. 100kg 10회가 가능하면 자연스럽게 90kg은 13-15회 정도 110kg은 3 5회 기능하게 됩니다. 그리고 이러한 연결은 또다시 이어지게 됩니다. 90kg 15회 하면 80kg은 20회.. 70kg... 60kg...50kg...
 이러한 연결고리가 탄탄한 사람과 그렇지 않은 사람이 있습니다. 정상 분포를 그리는 것이 아니라 중량이 강하거나 반복이 강하면 이러한 연결고리가 무너지게 됩니다. 이 연결고리를 탄탄하게 만들어주는 것이 바로 운동량입니다. 근력의 반복적인 수행을 평가하는 지표가 사실상 특별히 존재하지는 않습니다. 근지구력이나 근력 테스트의 경우 대부분 일회성 테스트이기 때문에 일반적으로 이러한 능력을 측정하는 경우는 드묻니다. 예를 들어 "100kg 10회씩 3세트를 한 다음 1분 쉬고 80kg으로 100회를 채우기까지 걸린 시간"이라는 과제를 수행하는 테스트는 보통 하지 않습니다. 무작정 많이 하는 것이 아니라 운동강도에 연결된 중량과 반복을 얼마나 잘 충족시키는가에 관한 고민을 해야 합니다. 혹시 이런 고민을 하지 않고 약물 없이 몸만들기를 원했다면 욕심입니다. 만약 당신이 이러한 고민 없이 그리고 약물 없이 몸을 얻었다면 그것은 상위 1%의 축복을 타고난 것입니다. 상위 1%의 운동신경과 집중력, 타고난 근성장을 누리는 사람을 주변에서 많이 만나 왔습니다. 그들만의 운동법과 따라 하고 싶고 닮고 싶은 트레이닝을 하고 싶습니다. 하지만 저는 알고 있습니다. 저의 유전자는 상위 1%가 아니라는 것을. 운동 20년을 하고 나니 이제야 강경원 선수가 후배로 들어와 운동 3-4년 한 몸을 만들 수 있었습니다. 결국 몸만들기에 성공하게 된(성공이라는 단어를 사용해도 되는지는 모르겠지만 상위 1%의 기준이 아니라 일반적인 기준에서) 결정적인 열쇠는 엘리트 선수들의 초기운동방법에 있었습니다.

 강경원 선수는 후배이기도 하고 워낙 운동에 대한 열정과 성실성 때문에 함께 책을 내고 싶어 일정 기간 작업을 했던 적이 있습니다. 변명 같지만 사실상 저에게 도움을 줄 수 있었던 부분은 그의 고등학교 시절 이야기였습니다. 그 이후의 이야기들은 제가 감당하기에는 너무나 높은 단계의 이야기였습니다. 머리로는 이해가 가지만 제가 체육학박사건 운동경력이 많건 감당하기 힘들었습니다. 결국 강경원 선수와의 집필을 포기하고 강경원 선수의 고등부 몸에 도전하는 것을 목표로 운동을 다시 시작했습니다.

　결과적으로 운동강도를 잘 뽑아내지 못하는 경우 하나의 길은 운동량이었습니다. 머리로는 100% 이해했던 '강도를 높여야 한다.' '질질 끌면 안 된다.'라는 내용들을 적용하기에 저의 몸은 높은 수준이 아니었고 결국 스마트한 트레이닝이 아니라 효과에 집중해야 함을 느꼈습니다. 효율을 포기하고 효과를 얻기까지 많은 시간을 소비했습니다. 운동강도라는 종착역에 이르기 위해 나의 위치가 어디인가? 냉정하게 평가하고 고등부 전국체전 1위 선수를 완전하게 이길 수 있는가? 라는 질문에서 냉정하게 퀘스쳔마크를 던져야 했습니다. 예선에 한 고등부 시합에서 봤던 선수가 있습니다. 당시 아래 체급 전국 1위를 했던 저의 제자와 동갑이기에 직접 볼 수 있는 기회가 있었습니다. 그때 그 학생을 보면서 느꼈던 점은 저의 모든 지식과 노력을 동원해서 지금 몸만들기에 올인하고 시합 준비를 해도 이기기 힘들겠다는 것이 느껴졌습니다. 소문을 들어보니 중량도 중량이지만 엄청난 운동량으로 고등부답게 기초를 쌓아가고 있다는 이야기를 들었습니다. 그 탄탄한 기초는 일반인의 삶 속 역대 최고의 몸보다 높은 수준이라는 것을 다시 한번 알게 되었습니다. 이러한 현실적인 이야기를 통해 강조하고 싶은 것은 자신을 냉정하게 평가해야 한다는 것입니다.

선수들의 운동법을 흉내냈지만 몸을 만들지 못했다면 그들의 고등학교 시절로 돌아가야 합니다. 약물을 한다면 이 단계를 훌쩍 뛰어넘었을 수도 있습니다. 그리고 지금 상태보다 높은 단계에 대해 이해했을 수도 있습니다. 타고나지 못한 부분을 약물로 보충해서 상위 1%의 그들과 경쟁할 수도 있습니다. 하지만 상위 1%를 위한 지도자는 따로 있다고 생각합니다. 고등부 때부터 수십 년간 시합에 매진했던 그들의 자리를 욕심낸다면 그것은 사치에 불과합니다.

51. 자세의 느낌 vs 객관화

초보자 때 어려웠던 부분은 느낌을 강조하는 지도자들이었습니다. 가슴으로 밀어라 혹은 등으로 당겨라 등의 말이었습니다. 틀린 말은 아니지만 지극히 주관적인 기술이기에 지도에는 도움이 되지 않습니다. 트레이닝에서 중요한 것은 수량화이고 객관화입니다. 우리를 객관화에서 멀어지게 한 것은 해부학용어의 암기식 교육에 기인합니다. 대흉근의 기능을 '상완의 내전과 내측회전을 주도하고 흉골과 늑골을 위로 당긴다'라고 표현하기 때문에 실제 적용이 안 되는 것 같습니다. 대흉근은 크게 두 가지 기능을 지니고 있습니다. 해부학적 위치에서 팔꿈치의 후〉전 이동과 외〉내 이동입니다. 후〉전 이동의 대표적인 동작은 벤치프레스가 있고 외〉 내이동의 대표적인 운동은 케이블 크로스오버가 있습니다. 두 가지가 동시에 나타나는 동작은 덤벨프레스입니다. 가슴으로 밀라는 뜻은 프레스시 팔꿈치의 각도 변화는 있는데 위치변화가 적을 때 사용되는 조언입니다. 가동범위가 커 보이지만 정작 팔꿈치의 위치변화가 적다는 것입니다.

 팔을 사용한다는 것의 의미는 위치변화보다 각도의 변화가 클 때 삼두근의 비중이 커지는 것을 객관적으로 평가할 수 있어야 한다는 것입니다. 반대로 대흉근을 사용한다는 것은 동작에서 각도 변화는 적지만 위치변화가 극대화될 때 사용하는 표현입니다. 팔을 구부리고 펴는 것이 목적이 아니라 팔꿈치를 정중면을 기준으로 후면에서 전면으로 보내는 것이 대흉근의 기능이기 때문입니다. 동작분석이라는 것은 느낌으로 하는 것이 아니라 인체를 좌표 위에 놓고 팔꿈치의 위치변화와 각도 변화를 측정해서 이동 경로를 파악하는 것에 그치게 됩니다. 모두 체형이 다르기 때문에 위치변화의 양상이 다르게 표현되는데 그러한 것을 보는 것이 아니라 모양만 흉내 내기 때문에 문제가 발생합니다. 항상 고민하는 것은 모든 대근육의 기능을 객관화하고 수량화해서 평가할 수 있는 지표를 개발하는 것입니다.

52. 확률 100%를 위한 트레이닝

인간에게는 두 가지 문제가 있습니다. 확률 100%의 문제와 그렇지 않은 것입니다. 이 두 가지를 혼동할 때 운동프로그램의 혼동을 가져오게 됩니다. 인간에게 모든 일의 확률이 100%라면 누구나 미래를 예언할 수 있을 것입니다. 하지만 그렇지 않기 때문에 인간은 미래를 예측할 수 없습니다. 보디빌딩에서 식단과 관련한 문제는 인간에게 몇 안 되는 100% 명제입니다. 고구마와 닭가슴살 채소, 과일을 먹으며 가공식품을 먹지 않고 12주를 운동과 병행하면 불필요한 체지방이 빠질 확률은 100%입니다. 고민할 필요가 없습니다. 하지만 운동프로그램은 다릅니다. 100%가 아닙니다. 벤치프레스를 50kg으로 8회씩 4세트 할 수 있는 사람이 80kg 8회씩 4세트에 가기 위한 길은 식단처럼 변치 않는 방법으로 달성 되지 않습니다. 50kg으로 8회씩 4세트 하는 사람이 갈 수 있는 경우의 수는 엄청나게 많습니다. 9번을 도전해볼 수도 있고 세트를 늘릴 수도 있습니다. 또는 40kg으로 줄여서 반복을 늘릴 수도 있습니다. 60kg으로 늘려서 반복을 줄일 수도 있습니다. 주당 빈도를 조절 할 수도 있고 팔굽혀펴기 훈련을 추가할 수도 있습니다. 60kg 8회 8번씩 4세트가 가능하게 되어도 마찬가지입니다. 50kg 때와 같은 방법으로 10kg 증량에 성공할지 아닐지 알 수 없습니다. 하지만 다양한 변인을 적용해서 트레이닝의 목표를 달성하게 됩니다.

 많은 젊은 트레이너들이 이 부분에 있어 반대로 생각하는 경우를 자주 접하게 됩니다. 100%의 문제를 끝없이 고민하며 이론적인 토론까지 하고 계속 방법을 변경합니다. 반대로 경우의 수가 많은 문제에는 확신을 가지고 자신의 방식 자신의 이론 자신의 가치관을 주장합니다. 딥러닝으로 개발된 알파고가 못하는 것 한 가지가 있습니다. 인공지능이 하지 못하는 인간이 할 수 있는 것이 있습니다. 바로 '몰라요'입니다. 100% 문제에 있어 우리는 답을 압니다. 하지만 경우의 수가 많을 때는 '모른다'라는 전제하에 고민을 시작하고 트레이닝을 계획을 시작해야 합니다.

책을 마치며

고통을 강요하는 시대

 인간에게 가장 어려운 문제는 고통의 문제가 아닌가 생각이 든다. 누구도 고통을 원하는 사람은 없다. 하지만 고통은 소위 말하는 '감당하지 못할 고통은 없다'라는 말을 무색하게 만든다. 버틸 수 없기 때문에 '고통'이라고 부르기 때문이다.
 그럭저럭 버틸만한 상황을 고통이라고 부르긴 애매하다. 고통이 유익이라고 말하는 사람에게 묻고 싶다. 혹시 견디지 못할 진짜 고통이라는 것을 겪어본 적이 있는가?
 각설하고 이러한 고통은 우리가 원하는 원치 않든 여전히 우리의 인생에 다양하게 존재한다.
이러한 고통에 대해 우리는 다양한 의견을 지니고 있다. 고통의 필연을 주장하는 사람도 있고 고통의 유익에 대해 강조하는 사람도 있다. 고통 없이는 성장도 없다고 말하기도 한다. 심지어 누군가는 그러한 이유로 고통에 중독되기도 한다. 괴로운 과정을 거치고 그것을 이겨내면 더 강해지기 때문이다. 나도 고통을 이겨냈을 때 유익이 없다고 말하고 싶지는 않다.
 사자는 아기가 태어나면 낭떠러지에서 떨어뜨려서 살

아남은 새끼만 취한다는 일화도 들은 적이 있을 것이다. 어려운 과정을 이겨내지 못하면 어차피 살아남기 힘들기 때문에 고통 속으로 밀어 넣는다는 것이다. 하지만 여전히 드는 의문은 그들에게 고통을 피해서 갈 수 있는 방법이 있었고 그것을 제시했다면 어떻게 됐을까 하는 의문이다. 아기 사자를 죽이지 않고 잘 양육했다면 더 강한 사자가 될 수도 있지 않았을까? 고통이나 고난의 시기를 정할 수는 없을까? 2살 때와 3살 때의 성장곡선이 각기 다르기에 같은 테스트를 해도 다른 결과가 나타날 것이다. 그 테스트를 3살 때 했다면 1살 때와 같은 결과가 나타날까?

예를 들어 1년 동안 운동을 너무 심하게 시켜서 건강에 문제가 생기거나 그것을 버티지 못하고 운동을 포기한다면 그렇지 않고 5년 이상 꾸준히 한 사람에 비해 형편없는 몸을 가지게 될 것이다. 고통을 버티지 못한 사람에게 책임이 있을까 아니면 고통의 원인을 제공한 사람에게 책임이 있을까? 또 고통스러운 1년을 완벽하게 이겨내고 엄청난 성장을 이룬 사람이 자신의 성장 스토리로 세상의 주인공이 되어 나머지 낙오자들에게 실패자라는 낙인을 찍는다면? 또 엄청난 고통의 1년을 이겨낸 사람과 꾸준하게 작은 고통으로 10년을 한 사람과 차이가 있을까?

스키에도 이런 얘기가 있다. '상급자슬로프에 던져지고 무조건 내려오다 보니 어떻게든 되더라.' 하지만 상급자슬로프에 무모하게 갔다가 다친 사람, 타인을 다치게 만든 사람, 두려움 때문에 스키를 포기한 사람, 오히려 재미를 못 느껴서 지속하지 않는 사람들도 많다는 것을 알아야 한다. 어떻게 보면 빠른 방법일 수도 있다. 하지만 실패한 사람은? 어려운 일을 겪은 사람에게 우리는 쉽게 말하곤 한다. '다 성장하려고 그런 거야.' 하지만 우리 주변엔 고통을 견디지 못해서 넘어진 수많은 사람들이 있다. 그것은 정신력의 문제가 아닐 수 있다. 고통의 크기가 감당하지 못할 정도로 크기 때문일 수도 있다. 누군가는 딱 견딜만한 고통의 순간에서 그것을 이겨내서 성장의 열매를 먹어본 경험이 있을 수도 있다. 하지만 누군가는 그보다 큰 고통 때문에 넘어져서 다시는 일어나지 못하고 더 큰 고통으로 이어지는 경우도 있다는 것을 알아야 한다.

 우리는 흔히 No pain No gain을 외치고는 하지만 그것은 원칙이 아니다. 고통 없이 성장하는 과정도 있고 때론 고통을 이겨내면서 성장할 때도 있는 것이 세상의 이치이다. 초보자코스에서 즐겁게 많이 타다 보니 자기도 모르게 늘어 있을 수도 있다. 시간은 조금 더 걸릴지라도 상급자코스의 공포를 이겨내지 못하고 포기하는 것보다 훨씬 좋은 방법일 수도 있다. 상급자코스의 급경사라는 두려움을 가능한 늦게 마주했을 때 그것을 이길 힘이 누적돼 있을 수도 있다. 아무런 준비 없이 급경사를 만나 스키를 포기하는 것과는 다른 이야기이다. 물론 상급자 입장에서 저 단계만 좀 버티면 좋아질텐데라는 생각이 들 때가 있다. 왜냐하면 쉽게 할 수 있는 것 조차 두려움 때문에 피하는 경우가 없는 것은 아니기 때문이다. 예를 들어 100개 할 수 있는 강도를 약간의 근육통이 있다고 해서 40개에 멈춰버린다던가, 숨만 조금 차도 운동을 중단한다던가, 자신의 능력에 못 미치는 강도로 훈련하는 사람을 만날 때가 있다. 고통을 너무 피해 가는 것도 문제가 된다.

결국 우리는 고통을 두려워하지 말고 담대하게 바라봐야 한다. 그리고 가능한 객관적 자기평가를 통해 자신을 바라보아야 한다. 단지 막연한 두려움 때문이 아니라 정말 그 고통의 크기가 너무 커 감당하기 어렵다면 돌아가는 것도 나쁘지 않다. 정신력의 문제니 뭐니 하는 주변의 말에 휘둘리지 말자. 우리는 인생의 여행을 하는 여행자이다. 여행길에서 어려움이 없을 수 없다. 그러나 어려운 길로만 간다고 해서 인생의 여행이 더 멋진 여행이 되는 것은 아니다. 건강한 몸만들기는 매우 긴 여행길이다. 우리는 좋고 나쁘고 혹은 고통이 있고 없고 이러한 것들을 원칙 삼으려는 욕심에 진짜 원칙에서는 멀어져간다. 고통의 문제까지 언급한 이유는 인간이 방법론을 원칙의 자리에 놓으려는 끝없는 시도에 원칙중심 패러다임이 얼마나 중요한가를 마지막으로 강조하기 위해서이다.

이 책을 통해 원칙과 방법론은 구분하고 원칙중심의 패러다임으로 건강한 몸만들기 여행에 참 자유를 누리기 원한다.

진리는 우리를 자유케할 것이다.

부록 1. 식이계획표

체중	특징	체지방추정치	식이계획
키-100의 80% 이하	여윔	남성:6%이하 여성:12%이하	-3대 영양소, 다양한 야채, 과일 -하루 3끼 이상 -주 2회 치팅
이상적인 식단이라면 과식을 해도 살이 찌지 않는 상태입니다. 클린푸드를 다양하게 먹고 운동하면 운동 효과를 최대한 누릴 수 있습니다. 가공 탄수화물마저 건강하게 활용하여 오히려 체력 회복에 도움을 줄 수 있기에 더티푸드도 주2-3회 정도는 문제를 일으키지 않습니다.			

체중	특징	체지방추정치	식이계획
키-100의 80%~90%	마름	남성:7%~12% 여성:13%~18%	-3대 영양소, 다양한 야채, 과일 -주 1회 치팅
가장 원활하게 체력 유지가 가능합니다. 클린푸드를 과식하지 않으면 현 상태를 유지하기 수월합니다. 가장 추천하는 영역대입니다. NBA, 프리미어리그 선수들의 체지방 수준입니다. 샐러드 소스나 초장 정도로는 살이 찌지 않는 수준입니다. 건강식으로 맛있게 신체 조성을 유지할 수 있는 단계입니다.			

체중	특징	체지방추정치	식이계획
키-100의 90%~100%	보통	남성:13%~18% 여성:19%~24%	-가공 탄수화물 금지 -탄수화물 600g 이상 섭취 주의 -월 2회 치팅

근육량이 많다면 문제가 없는 것처럼 보이지만 특정 영양소 과식이나 더티푸드를 연속으로 먹으면 바로 체중이 증가하기 쉬운 상태입니다. 특히 탄수화물의 과섭취만으로도 지방 축적이 가능한 시기입니다. 치팅을 주 1회만 해도 바로 통통 단계로 넘어갈 수 있기 때문에 주의해야 합니다. 가능하다면 유지보다는 체지방 12% 이하로 가기 위해 고민하는 것이 좋습니다.

체중	특징	체지방추정치	식이계획
키-100의 100%~120%	통통	남성:18%~22% 여성:25%~30%	-치팅금지, 가공탄수 금지 -탄수화물 끼니당 100g 이상금지 -주1~2회 무탄

체중감량에 포커스를 맞추는 것이 좋습니다. 건강식 위주나 이상적인 식단보다는 결핍을 해서라도 감량을 하는 것이 건강에 좋습니다. 이 시기부터 체중으로 인해 건강에 문제가 나타날 수 있습니다. 탄수화물에 중독가능성이 높기에 가공탄수를 피하고 무탄식사나 단식을 추가하는 것을 권합니다

체중	특징	체지방추정치	식이계획
키-100의 120%~150%	비만	남성:23%~28% 여성:31%~37%	-주1회 금식 -주1회 1끼 -인스턴트 금지 -탄수화물 하루 200g 이상금지

일정 기간 인스턴트, 패스트푸드, 가공 탄수화물을 끊지 않으면 정상으로 돌아가기 어려운 시기입니다. 생각보다 적게 먹어도 기초대사량이 낮아서 체중감량이 되지 않습니다. 3주 이상 클린푸드 후 단식과 무탄을 병행하지 않으면 체질을 바꾸기 어려운 단계입니다. 감량 이전에 체질을 바꾸지 않으면 안된다고 확신해야 합니다.

체중	특징	체지방추정치	식이계획
키-100의 150% 이상	고도비만	남성:28% 이상 여성:38% 이상	150% 이하까지는 소량의 단백질과 야채로 연명

위험합니다. 100% 클린푸드로 음식을 바꿔야합니다. 탄수화물증상이 심하기에 오히려 닭가슴살과 약간의 야채로 버티는게 불가능합니다. 클린푸드를 먹으며 일단 단백질만 먹을 수 있는 단계로 내려갈 때까지 운동을 병행하며 가야합니다. 가공탄수화물은 절대금지입니다

부록 2. 무분할 아카데미 법전

1. 건강한 삶을 사는 것이 궁극적인 목적이다.

2. 건강한 삶을 위해 가장 기본은 건강한 신체이다.

3. 건강을 유지하면 몸이 좋아지지만 몸짱이라고 건강한 것은 아니다.

4. 건강한 신체를 위해서는 건강관련체력이 필요하다.

5. 건강한 신체를 위해서는 이상적인 영양공급이 도움이 된다.

6. 이상적인 영양공급에서 가장 중요한 것은 클린푸드이다. 살 빠지는 식단이 좋은 식단이라는 착각을 버려야 한다. 보디빌딩 선수의 식단이라고 이상적인 식단은 아니다.

7. 클린푸드는 가공 탄수화물을 피하고 다양한 야채, 과일 곡류, 육류, 어류를 골고루 섭취하는 것이다.

8. 다양한 채소의 섭취는 영양의 구성에서 매우 중요하다. 심즈밀 없이는 다양한 야채를 섭취하기 힘들다.

9. 건강관련체력은 근력, 근지구력, 심폐지구력이다. 3가지 체력의 변화는 신체 조성을 긍정적으로 변화시킨다.

10. 건강관련체력에서 가장 기본이 되는 것은 근지구력이다. (신체 조성에 미치는 영향이 가장 크다)

11. 근지구력의 기반 없이는 근력과 심폐지구력을 발달시키기 어렵다.

12. 근지구력의 발달은 해당 부위의 모세 혈관의 분포와 운동신경망의 분포를 증가시킨다.

13. 근지구력의 발달은 기초적인 근육형성에 도움이 된다.

14. 근력은 근 단면적에 비례한다. 근력의 발달은 근육량을 증가시킨다.

15. 심폐지구력은 심장혈관의 능력을 말하고 심장혈관의 건강에 영향을 미친다.

16. 심폐지구력의 발달은 낮은 체지방을 유지하는데 도움을 준다.

17. 근지구력 기초종목은 팔굽혀펴기, 기둥 스쿼트, 케틀벨 데드리프트, 턱걸이, 윗몸일으키기이다.
18. 근지구력은 20-100회 범위에서 트레이닝 하는 것이 효과적이다.

19. 근력운동 기본종목은 벤치프레스, 인력거, 트랩바(데드리프트, 스쿼트)이다.

20. 트레이닝은 일회성 강도보다는 일주일간 어느 정도의 운동을 하는가가 중요한 요소이고 이것을 주당 강도라고 표현한다.

21. 주당 운동강도는 종목을 몇 kg으로 몇 회씩 몇 세트 했는가에 따라 결정되고 단순한 숫자의 곱이 아니라 심관장의 운동 강도 공식으로 파악할 수 있다

22. 운동은 주당 운동강도가 최소 20세트 이상 하는 것이 효과적이다.

23. 심폐지구력은 달리기가 가장 기본이다. 12분 달리기를 통해 자신의 체력을 테스트하는 것이 기본이다.

24. 신체 조성은 건강을 반영하는 거울이다. 낮은 체지방과 높은 근육량을 목표로 트레이닝하고 영양 섭취를 해야 한다.

25. 체지방 감소를 위해서는 섭취 칼로리보다 소비 칼로리를 증가시켜야 하지만 칼로리 조절만 체중감소가 가능한 것은 아니다.

26. 건강 관련 체력의 변화와 클린푸드로 체지방 감소가 가능하다.

27. 계획적인 신체활동을 통해 신체, 정신, 사회적으로 온전한 인간이 되는 것이 무분할 아카데미의 기본 방향이다.

부록 3. 인슐린 개선 프로그램 14일

1일 차. 24시간 단식을 해서 일단 체내에 있는 영양소를 끌어 사용할 수밖에 없는 환경을 조성한다.

이틀 차. 심즈밀을 3-5회 섭취한다. 20가지 야채를 공급해서 약간이나마 공복감을 해소하고 인슐린의 민감도를 개선한다.

3일 차. 심즈밀과 약간의 야채 과일. 신체에 필요한 최소영양소를 느낄 수 있는 시간. 심즈밀 3-5회 섭취한다. +당근 반개, 오이 1개, 사과 1개+아보카도 1개 (야채, 과일의 종류는 다른 것으로 선택 가능)

4일 차. 심즈밀과 단백질 공급으로 체내에 필요한 필수적 영양소를 공급한다.
 아침 심즈밀+블루베리+무설탕요거트
 점심 심즈밀+당근 반개
 저녁 심즈밀+오이+아보카도

5일 차. 심즈밀과 단백질 공급으로 체내에 필요한 필수적 영양소를 공급한다.
 아침 심즈밀+오트밀+자연산꿀
 점심 심즈밀+당근반
 저녁 심즈밀+오이+아보카도

6일 차. 일반식 추가
 일반식을 추가한다 1끼
 아침 잡곡밥+고등어(생선)+김+김치+미역국+심즈밀
 점심 심즈밀+사과 1개+오트밀+자연산 꿀
 저녁 심즈밀+당근, 오이+아보카도

7일 차. 지금까지 잘 지켜왔다면 체질이 변화하기 시작하는 시점이다.
 아침 잡곡밥 1그릇 나물 비빔밥+심즈밀
 점심 심즈밀+오렌지 1개+오트밀+자연산 꿀
 저녁 심즈밀+당근, 브로콜리+아보카도

8일 차. 일반식 2끼
 최소량이긴 하지만 필수적인 영양소를 공급
 아침 심즈밀+블루베리+무설탕요거트+오트밀+자연산 꿀
 점심 닭가슴살 샐러드 1인분+심즈밀
 저녁 심즈밀+브로콜리+당근+아보카도

9일 차. 일반식 2끼
 아침 잡곡밥 1그릇+고등어(생선)+김치+심즈밀+오렌지
 점심 삼계탕+심즈밀
 저녁 브로콜리+당근+아보카도+오트밀+꿀+심즈밀

10일 차. 일반식 3끼
 아침 잡곡밥 1끼+김+김치+콩나물국+심즈밀
 점심 닭가슴살 샐러드+심즈밀+사과1+오트밀+자연산꿀
 저녁 고기300g+잡곡밥+구운야채+아보카도1

11일 차. 일반식 3끼
 아침 닭죽1인분+심즈밀
 점심 닭가슴살 샐러드+심즈밀+사과+아보카도
 저녁 연어 300g+잡곡밥+구운 야채

12일 차. 휴식 세미 단식
 심즈밀+블루베리+무설탕요거트+오트밀+자연산꿀

13일 차.
 아침 국밥 1인분+심즈밀
 점심 닭가슴살 샐러드+심즈밀
 저녁 고기 300g+잡곡밥+구운 야채+아보카도

14일 차.
 아침 심즈밀+블루베리+무설탕 요거트
 점심 닭가슴살 샐러드+심즈밀
 저녁 연어 300g+잡곡밥+구운야채

헬스토피아
건강의 재건축

심현도 | 지음

초 판1쇄 2025년 4월 28일

발행인 백진성
교정   박환영
발행처 헬스토피아
주소   서울시 강동구 진황도로 59 502호
대표전화 010-6606-7436
팩스   0504-397-7436
출판등록 제2025-000031 호
이메일 healthtopiabooks@naver.com

ISBN   979-11-991831-0-0 03510

헬스토피아 출판사는 독자들의 건강한 삶을 지향합니다
잘못되거나 파손된 책은 구입하신 서점에서 교환해드립니다